# VEMPs

## Tratado para Atuação Otoneurológica



Thieme Revinter

# VEMPs

## Tratado para Atuação Otoneurológica


Aline Cabral
Valdete Alves Valentins dos Santos Filha
Pricila Sleifer



Thieme
Rio de Janeiro • Stuttgart • New York • Delhi

**Dados Internacionais de Catalogação na Publicação (CIP) (eDOC BRASIL, Belo Horizonte/MG)**

C117v

Cabral, Aline

VEMPs: tratado para atuação otoneurológica/Aline Cabral, Valdete Alves Valentins dos Santos Filha, Pricila Sleifer. – Rio de Janeiro, RJ: Thieme Revinter, 2025.

16 x 23 cm

Inclui bibliografia.

ISBN 978-65-5572-297-0
eISBN 978-65-5572-298-7

1. Fonoaudiologia. 2. Otorrinolaringologia. I. Santos Filha, Valdete Alves Valentins dos. II. Sleifer, Pricila. III. Título.

CDD: 617.51

**Elaborado por Maurício Amormino Júnior – CRB6/2422**

**Contato com os autores:**
Aline Cabral
alinecabralphd@gmail.com

Valdete Alves Valentins dos Santos Filha
valdetev@hotmail.com

Pricila Sleifer
pricilasleifer@gmail.com



Thieme Revinter Publicações Ltda.
Rua do Matoso, 170
Rio de Janeiro, RJ
CEP 20270-135, Brasil
http://www.ThiemeRevinter.com.br

Thieme USA
http://www.thieme.com

Design de Capa: © Thieme

Impresso no Brasil por Gráfica Santuário
5 4 3 2 1
ISBN 978-65-5572-297-0

Também disponível como eBook:
eISBN 978-65-5572-298-7

**Nota:** O conhecimento médico está em constante evolução. À medida que a pesquisa e a experiência clínica ampliam o nosso saber, pode ser necessário alterar os métodos de tratamento e medicação. Os autores e editores deste material consultaram fontes tidas como confiáveis, a fim de fornecer informações completas e de acordo com os padrões aceitos no momento da publicação. No entanto, em vista da possibilidade de erro humano por parte dos autores, dos editores ou da casa editorial que traz à luz este trabalho, ou ainda de alterações no conhecimento médico, nem os autores, nem os editores, nem a casa editorial, nem qualquer outra parte que se tenha envolvido na elaboração deste material garantem que as informações aqui contidas sejam totalmente precisas ou completas; tampouco se responsabilizam por quaisquer erros ou omissões ou pelos resultados obtidos em consequência do uso de tais informações. É aconselhável que os leitores confirmem em outras fontes as informações aqui contidas. Sugere-se, por exemplo, que verifiquem a bula de cada medicamento que pretendam administrar, a fim de certificar-se de que as informações contidas nesta publicação são precisas e de que não houve mudanças na dose recomendada ou nas contraindicações. Esta recomendação é especialmente importante no caso de medicamentos novos ou pouco utilizados. Alguns dos nomes de produtos, patentes e design a que nos referimos neste livro são, na verdade, marcas registradas ou nomes protegidos pela legislação referente à propriedade intelectual, ainda que nem sempre o texto faça menção específica a esse fato. Portanto, a ocorrência de um nome sem a designação de sua propriedade não deve ser interpretada como uma indicação, por parte da editora, de que ele se encontra em domínio público.

# APRESENTAÇÃO

O presente tratado tem como objetivo auxiliar os profissionais que atuam no diagnóstico otoneurológico, em especial os fonoaudiólogos, otorrinolaringologistas, neurologistas e pediatras.

Nosso livro versa sobre os potenciais evocados miogênicos vestibulares (VEMPs); são 20 capítulos que abordam parâmetros de estimulação e análise, relatórios para o diagnóstico; permeado pelas principais aplicações clínicas deste procedimento no ciclo vital (desde a população infantil à senescente), na triagem vestibular infantil, em patologias otoneurológicas, no acompanhamento e na evolução da reabilitação da função vestibular.

Diversos capítulos relatam os achados dos VEMPs em alterações, como: Neurite Vestibular, Deiscência do Canal Semicircular Superior, Schwannoma Vestibular, Doença de Ménière, Vertigem Posicional Paroxística Benigna, Vestibulotoxicidade, Perda Auditiva Induzida por Ruído e alterações centrais.

Agradecemos aos autores dos capítulos que compartilharam sua experiência e revisão atualizada sobre os VEMPs.

Aos interessados e amantes do tema, convidamos à leitura desta obra, esperamos contribuir para que outros profissionais, como nós, usufruam desse procedimento na prática otoneurológica. Acreditamos que, ao fornecer subsídios para prática clínica de outros profissionais, poderemos atingir nosso objetivo final, que é o de auxiliar os pacientes. Desejamos boa leitura!

Profa. Dra. Aline Cabral
Profa. Dra. Valdete Alves Valentins dos Santos Filha
Profa. Dra. Prícila Sleifer

# DEDICATÓRIA

À minha filha Maria Luiza e meus familiares.

Aos estudantes e profissionais que atuam em Otoneurologia, para subsidiar a prática clínica, contribuindo no diagnóstico e na terapia, a fim de proporcionar melhora na qualidade de vida dos pacientes com "tontura".

Profa Dra Aline Cabral

À minha filha Luiza, por sua existência, por tornar a minha vida repleta de cor, alegria e leveza; meu amor e energia diários. Ao meu esposo Márcio, por sua presença nos momentos em que precisei abdicar de estar com vocês para me dedicar a esta obra. À minha família, impulsionadores das minhas conquistas – Vocês são tudo!

A todos aqueles que possam ter nesta obra um norte para atuação clínica e acadêmica na Otoneurologia.

Profa Dra Valdete Alves Valentins dos Santos Filha

Ao meu filho Pedro e esposo Eduardo, cúmplices dos meus sonhos e fornecedores da energia propulsora para atingir meus sonhos e ideais.

Profa Dra Pricila Sleifer

# PREFÁCIO

A função dos órgãos vestibulares periféricos é detectar as acelerações da cabeça e realizar a transdução dessa informação para o sistema vestibular central. Para avaliar esta função, existem diversos testes que empregam variados estímulos e tecnologias. Contudo, a maioria desses testes analisa apenas os movimentos oculares resultantes dos reflexos vestíbulo-oculares. Tal, resulta do fato de ser possível medir e caracterizar com precisão os movimentos oculares, através do uso da bobina de pesquisa escleral e modernos sistemas vídeo-oculográficos. Na dimensão coclear, os potenciais evocados auditivos fazem parte do dia a dia de todos os médicos otorrinolaringologistas e audiologistas, sendo também requisitados por outras especialidades, como pediatria, neurologia, medicina geral e familiar. Em contraste, os potenciais evocados vestibulares (VEMPs) ainda são desconhecidos. Isso se deve, em parte, ao fato de terem sido descritos mais recentemente.

Casos clínicos nos quais os VEMPs são particularmente úteis incluem a síndrome de deiscência do canal semicircular superior, esclerose múltipla, neurite vestibular do nervo vestibular superior e nervo vestibular inferior e a hidropisia endolinfática. Todavia, o leque de patologias nas quais os VEMPs têm valor topodiagnóstico não para de crescer e inclui tanto as patologias periféricas quanto as centrais e mesmo as funcionais.

Os VEMPs representam também uma alternativa extremamente eficaz e de rápida execução para a avaliação da função vestibular, especialmente em situações em que a medição através dos movimentos oculares se mostra desafiadora. Esta abordagem é particularmente valiosa em pacientes com deficiência visual, nistagmo congênito, ou em casos em que existe uma limitação na cooperação do doente durante os testes, como é comum em crianças pequenas. Embora até 85% das crianças com perda auditiva neurossensorial profunda apresentem hipofunção vestibular, a maioria não realiza qualquer prova vestibular durante o seu processo diagnóstico ou mesmo na avaliação pré-implante coclear, comprometendo, assim, o seu desenvolvimento psicomotor. Os VEMPs permitem ponderar as vantagens do implante coclear sequencial e ajudar na tomada de decisão sobre qual orelha implantar, especialmente se uma das orelhas apresentar uma função vestibular significativamente melhor do que a outra. A capacidade de realizar dois testes de potenciais evocados em simultâneo (os potenciais evocados auditivos e os VEMPs) pelo mesmo profissional, com o mesmo equipamento, acessórios e estímulos acústicos, é, na nossa opinião, razão suficiente para a sua realização universal.

Quero felicitar todos os autores e as professoras Aline Cabral, Valdete Alves Valentins dos Santos Filha e Pricila Sleifer por esta oportuna iniciativa e por contribuírem significativamente para a disseminação e compreensão desta importante ferramenta diagnóstica na área da otorrinolaringologia e audiologia. Este livro é um recurso valioso para todos os profissionais envolvidos no diagnóstico e no tratamento de distúrbios otoneurológicos.

Prof. Doutor Leonel Luís
*Diretor do Serviço de Otorrinolaringologia do Centro Acadêmico de Lisboa*
*Regente de Otologia e Neurotologia da Faculdade de Medicina de Lisboa*

# ORGANIZADORAS

**ALINE CABRAL**
Fonoaudióloga
Graduada pela Universidade Estadual de Ciências da Saúde de Alagoas (Uncisal)
Pós-Doutorado pela Universidade Federal de São Paulo (Unifesp)
Doutora e Mestre pela Universidade de São Paulo (USP)
Certificada pelo *Audiology-Vestibular International Science Academy*
Professora Associada da Universidade Federal de Sergipe (UFS)
Autora e Organizadora do Tratado de Otoneurologia Infantil

**PRICILA SLEIFER**
Fonoaudióloga
Graduada pela Universidade Federal de Santa Maria (UFSM)
Especialista em Fonoaudiologia pela UFSM
Especialista em Audiologia pelo Conselho Federal de Fonoaudiologia (CFFa)
Mestre e Doutora em Ciências Médicas: Pediatria pela Universidade Federal do Rio Grande do Sul (UFRGS)
Professora Associada, Nível IV, da Universidade Federal do Rio Grande do Sul (UFRGS)
Coordenadora do Núcleo de Estudos e Pesquisa em Eletrofisiologia da Audição, Neuroaudiologia e Otoneurologia da Universidade Federal do Rio Grande do Sul (UFRGS)

**VALDETE ALVES VALENTINS DOS SANTOS FILHA**
Fonoaudióloga
Graduada pela Universidade Estadual de Ciências da Saúde de Alagoas (Uncisal)
Doutora em Ciências pelo Programa de Pós-graduação em Ciências da Comunicação – Comunicação Humana da Faculdade de Medicina da Universidade São Paulo (FMUSP)
Professora Associada do Curso de Fonoaudiologia e do Programa de Pós-Graduação em Distúrbios da Comunicação Humana da Universidade Federal de Santa Maria (UFSM)

# REVISORAS

**ALINE CABRAL**
Fonoaudióloga
Graduada pela Universidade Estadual de Ciências da Saúde de Alagoas (Uncisal)
Pós-Doutorado pela Universidade Federal de São Paulo (Unifesp)
Doutora e Mestre pela Universidade de São Paulo (USP)
Certificada pelo *Audiology-Vestibular International Science Academy*
Professora Associada da Universidade Federal de Sergipe (UFS)
Autora e Organizadora do Tratado de Otoneurologia Infantil.

**CRISTINA LOUREIRO CHAVES SOLDERA**
Fonoaudióloga
Graduada no Curso de Fonoaudiologia pelo Instituto Metodista de Educação e Cultura
Especialização em Fonoaudiologia pela Universidade Federal de Santa Maria (UFSM)
Mestre em Distúrbios da Comunicação Humana pela UFSM
Doutorado em Gerontologia Biomédica no Programa de Pós-Graduação do Instituto de Geriatria e Gerontologia da Pontifícia Universidade Católica do Rio Grande do Sul (PUCRS)
Professora Associada, Nível I, do Departamento de Fonoaudiologia da Universidade Federal de Ciências da Saúde de Porto Alegre
Atua na Área de Fonoaudiologia, com Ênfase em Audiologia Clínica e Otoneurologia

**DAYANE DOMENEGHINI DIDONÉ**
Fonoaudióloga
Mestre em Distúrbios da Comunicação Humana pela Universidade Federal de Santa Maria (UFSM)
Doutora em Saúde da Criança e do Adolescente pela Universidade Federal do Rio Grande do Sul (UFRGS)
Professora Adjunta do Curso de Fonoaudiologia e do Programa de Pós-Graduação em Distúrbios da Comunicação Humana da UFSM

**FÁTIMA CRISTINA ALVES BRANCO BARREIRO**
Fonoaudióloga
Mestre em Fonoaudiologia pela Pontifícia Universidade Católica de São Paulo (PUCSP)
Doutora em Neurociências e Comportamento pelo Instituto de Psicologia da Universidade de São Paulo (USP)
Docente do Curso de Fonoaudiologia e Orientadora do Programa de Pós-Graduação em Distúrbios da Comunicação da Universidade Federal de São Paulo (Unifesp)
Diretora Secretária da Academia Brasileira de Audiologia – Gestão: 2023-2025

### LUCIA KAZUKO NISHINO

Fonoaudióloga
Doutora e Mestre em Ciências da Saúde pela Faculdade de Ciências Médicas da Santa Casa de São Paulo (FSMSCSP)
Professora Instrutora da FCMSCSP
Coordenadora do Curso de Especialização em Otoneurologia pela Faculdade Inspirar
Supervisora do Curso de Especialização da Santa Casa de São Paulo

### MARIA DA GLÓRIA CANTO DE SOUSA

Fonoaudióloga
Graduada pela Universidade Católica de Pernambuco
Especialista em Audiologia e Voz pelo Conselho Federal de Fonoaudiologia (CFFa)
Mestre em Fonoaudiologia pela Pontifícia Universidade Católica de São Paulo (PUC-SP)
Doutora pelo Programa de Pós-Graduação em Processos Interativos de Órgãos e Sistema da Universidade Federal da Bahia (UFBA)
Doutorado Sanduíche na Universidade do Porto – Portugal
Pós-Doutorado em Plataformas Digitais Gamificadas em Saúde pela UFBA
Professora Adjunta do Curso de Fonoaudiologia da UFBA

### MARIANA AMARY

Fonoaudióloga
Especialista em Audiologia pelo Conselho Federal de Fonoaudiologia (CFFa)
Especialização em Eletroacústica e Eletrofisiologia da Audição pela Faculdade Inspirar
Certificada em Reabilitação Vestibular pelo The American Institute of Balance
Mestranda em Ciências da Reabilitação/Instituto Multidisciplinar de Reabilitação e Saúde pela Universidade Federal da Bahia (UFBA)
Atuação Clínica em Otoneurologia, Audiologia e Reabilitação Vestibular

### PRICILA SLEIFER

Fonoaudióloga
Graduada pela Universidade Federal de Santa Maria (UFSM)
Especialista em Fonoaudiologia pela UFSM
Especialista em Audiologia pelo Conselho Federal de Fonoaudiologia (CFFa)
Mestre e Doutora em Ciências Médicas: Pediatria pela Universidade Federal do Rio Grande do Sul (UFRGS)
Professora Associada, Nível IV, da Universidade Federal do Rio Grande do Sul (UFRGS)
Coordenadora do Núcleo de Estudos e Pesquisa em Eletrofisiologia da Audição, Neuroaudiologia e Otoneurologia da Universidade Federal do Rio Grande do Sul (UFRGS)

### VALDETE ALVES VALENTINS DOS SANTOS FILHA

Fonoaudióloga
Graduada pela Universidade Estadual de Ciências da Saúde de Alagoas (Uncisal)
Doutora em Ciências pelo Programa de Pós-Graduação em Ciências da Comunicação – Comunicação Humana da Faculdade de Medicina da Universidade São Paulo (FMUSP)
Professora Associada do Curso de Fonoaudiologia e do Programa de Pós-graduação em Distúrbios da Comunicação Humana da Universidade Federal de Santa Maria (UFSM)

# AUTORES

**ALINE CABRAL**
Fonoaudióloga
Graduada pela Universidade Estadual de Ciências da Saúde de Alagoas (Uncisal)
Pós-Doutorado pela Universidade Federal de São Paulo (Unifesp)
Doutora e Mestre pela Universidade de São Paulo (USP)
Certificada pelo *Audiology-Vestibular International Science Academy*
Professora Associada da Universidade Federal de Sergipe (UFS)
Autora e Organizadora do Tratado de Otoneurologia Infantil

**CARLOS KAZUO TAGUCHI**
Fonoaudiólogo
Mestre e Doutor em Ciências dos Distúrbios da Comunicação Humana pela Universidade Federal de São Paulo (Unifesp)
Pós-Doutorado em Biotecnologia pela Universidade Estadual de Ciências da Saúde de Alagoas (Uncisal)
Professor Associado IV da Universidade Federal de Sergipe (UFS)

**DENISE UTSCH GONÇALVES**
Médica Otorrinolaringologista com Especialização em Otoneurologia pela Universidade de Maastricht, Holanda
Professora Titular do Departamento de Otorrinolaringologia da Faculdade de Medicina da Universidade Federal de Minas Gerais (UFMG)
Professora Permanente do Programa de Pós-Graduação em Ciências Fonoaudiológicas da UFMG

**JESSICA MIRANDA LEMOS**
Médica pela Faculdade de Medicina Nova Esperança
Otorrinolaringologista Formada pela Santa Casa de Misericórdia de Maceió
*Fellow* em Otoneurologia e Eletrofisiologia pelo Hospital Paulista

**JOEL LAVINSKY**
Professor da UFRGS
Livre-Docente pela Faculdade de Medicina da Universidade de São Paulo (USP)
Preceptor de Otologia da Santa Casa de Porto Alegre
Mestre e Doutor pela UFRGS
Pós-Doutorado na *University of Southern California*

**LUDIMILA LABANCA**
Fonoaudióloga
Especialista em Audiologia pelo Conselho Federal de Fonoaudiologia (CFFa)
Mestre e Doutora em Ciências da Saúde pela Universidade Federal de Minas Gerais (UFMG)
Pós-Doutorado em Biofísica Neurossensorial pela Université Clermont-Auvergne, França
Professora Adjunta do Departamento de Fonoaudiologia da UFMG
Professora Permanente do Programa de Pós-Graduação em Ciências Fonoaudiológicas da UFMG

**MARIA CECÍLIA GRECO**
Fonoaudióloga
Mestre em Fonoaudiologia pela Pontifícia Universidade Católica de São Paulo (PUC-SP)
Doutoranda em Distúrbios da Comunicação Humana pela Universidade Federal de São Paulo (Unifesp)
Professora do Curso de Fonoaudiologia da Faculdade de Ciências Médicas da Santa Casa de São Paulo (FCMSCSP)

**MARIA DA GLÓRIA CANTO DE SOUSA**
Fonoaudióloga
Pós-Doutora em Plataformas Digitais Gamificadas em Saúde pela Universidade Federal da Bahia (UFBA)
Doutora em Processos Interativos de Órgãos e Sistema pela UFBA
Mestre em Fonoaudiologia pela Pontifícia Universidade Católica de São Paulo (PUC-SP)
Especialista em Audiologia pelo Conselho Federal de Fonoaudiologia (CFFa)
Professora Adjunta da Universidade do Estado da Bahia (UNEB)

**MARIANA AMARY**
Fonoaudióloga
Especialista em Audiologia pela Conselho Federal de Fonoaudiologia (CFFa)
Mestranda em Ciências da Reabilitação pela Universidade Federal de Bahia (UFBA)
Atuação Clínica em Eletrofisiologia da Audição e Otoneurologia (Avaliação e Reabilitação Vestibular)
Certificada em Reabilitação Vestibular pelo The American Institute of Balance

**MARTA DE VARGAS ROMERO**
Fonoaudióloga
Doutora e Mestre em Distúrbios da Comunicação Humana pelo Programa de Pós-Graduação em Distúrbios da Comunicação Humana da Universidade Federal de Samta Maria (UFSM)
Fonoaudióloga Assistencial do Hospital Universitário de Santa Maria

**MAURÍCIO NOSCHANG LOPES DA SILVA**
Otorrinolaringologista do Programa de Implante Coclear do Hospital de Clínicas de Porto Alegre (HCPA)
Mestre e Doutor em Cirurgia pela Universidade Federal do Rio Grande do Sul (UFRGS)

**MILENA QUADROS SAMPAIO ANDRADE**
Médica Otorrinolaringologista pela Associação Brasileira de Otorrinolaringologia e Cirurgia Cervicofacial (ABORL-CCF)
Graduada em Medicina pela Escola Bahiana de Medicina e Saúde Pública
Otorrinolaringologista pela Escola Paulista de Medicina da Universidade Federal de São Paulo (EPM-Unifesp)
*Fellow* em Otoneurologia e Eletrofisiologia pelo Hospital Paulista

**NATHALIA FLORES OLIVEIRA**
Fonoaudióloga
Mestre e Doutoranda em Saúde da Criança e do Adolescente pela Universidade Federal do Rio Grande do Sul (UFRGS)
Pesquisadora do Núcleo de Estudos e Pesquisa em Eletrofisiologia da Audição, Neuroaudiologia e Otoneurologia da UFRGS

**NICOLE CISLAGHI SARTOR**
Médica
Otorrinolaringologista pelo Hospital de Clínicas de Porto Alegre (HCPA)
*Fellowship* em Otoneurologia pelo HCPA

**PAULO ALMEIDA ROCHA**
Médico Otorrinolaringologista
*Fellowship* em Eletrofisiologia da Audição da Disciplina de Otorrinolaringologia da Faculdade de Medicina da Universidade de São Paulo (FMUSP)

**PEDRO LUIS CÓSER**
Médico pela Universidade Federal de Santa Maria (UFSM)
Otorrinolaringologista do Hospital Ibirapuera, SP
Doutor em Distúrbios da Comunicação Humana pela Universidade Federal de São Paulo (Unifesp)
Professor Associado de Otorrinolaringologia e Audiologia da Universidade Federal de Santa Maria (UFSM)
Otorrinolaringologista da Clínica Cóser Otorrino

**PIETRO SCOLMEISTER PERUFO**
Graduando em Medicina na Faculdade de Medicina da Universidade Federal do Rio Grande do Sul (UFRGS)
Bolsista de Iniciação Científica

**PRICILA SLEIFER**
Fonoaudióloga
Graduada pela Universidade Federal de Santa Maria (UFSM)
Especialista em Fonoaudiologia pela UFSM
Especialista em Audiologia pelo Conselho Federal de Fonoaudiologia (CFFa)
Mestre e Doutora em Ciências Médicas: Pediatria pela Universidade Federal do Rio Grande do Sul (UFRGS)
Professora Associada, Nível IV, da Universidade Federal do Rio Grande do Sul (UFRGS)
Coordenadora do Núcleo de Estudos e Pesquisa em Eletrofisiologia da Audição, Neuroaudiologia e Otoneurologia da Universidade Federal do Rio Grande do Sul (UFRGS)

**PRISCILA FELICIANO DE OLIVEIRA**
Fonoaudióloga
Doutora em Ciências da Saúde pela Universidade Federal de Sergipe (UFS)
Mestre em Fonoaudiologia pela Pontifícia Universidade Católica de São Paulo (PUC-SP)
Coordenadora do Laboratório de Audiologia na Oncologia pela UFS
Professora Associada do Departamento de Fonoaudiologia da UFS

**RAFAELA DE MELO MENESES MAIA**
Médica Otorrinolaringologista pela Associação Brasileira de Otorrinolaringologia e Cirurgia Cervicofacial (ABORL-CCF)
Mestre pela Santa Casa de Misericórdia de São Paulo (SCMSP)
*Fellowship* em Otoneurologia e Eletrofisiologia Vestibular pelo Hospital Paulista
*Fellowship* em Neurologia dos Distúrbios do Equilíbrio pelo Hospital das Clínicas da Faculdade de Medicina da Universidade de São Paulo (HCFMUSP)

**RICARDO SCHAFFELN DORIGUETO**
Médico Otorrinolaringologista pela Associação Brasileira de Otorrinolaringologia e Cirurgia Cervicofacial (ABORL-CCF)
Doutor e Mestre em Ciências pela Universidade Federal de São Paulo (Unifesp)
Coordenador do *Fellowship* em Otoneurologia e Eletrofisiologia do Sistema Vestibular do Hospital Paulista

**ROBERTO MIQUELINO DE OLIVEIRA BECK**
Médico Otorrinolaringologista
Doutor pela Faculdade de Medicina da Universidade de São Paulo (FMUSP)
Médico-Assistente da Disciplina de Otorrinolaringologia do Hospital das Clínicas da FMUSP

**RUDIMAR DOS SANTOS RIESGO**
Médico
Neuropediatra e Especialista em Epilepsia e EEG Pediátrico
Mestre e Doutor em Pediatria pela Universidade Federal do Rio Grande do Sul (UFRGS)
Professor Titular do Departamento de Pediatria da UFRGS
Professor do Programa de Pós-Graduação em Saúde da Criança e do Adolescente da UFRGS

**SADY SELAIMEN DA COSTA**
Médico Otorrinolaringologista
Chefe do Serviço de Otorrinolaringologia e Cirurgia de Cabeça e Pescoço do Hospital de Clínicas de Porto Alegre (HCPA)
Chefe do Programa de Implante Coclear do HCPA
Professor Titular da Universidade Federal do Rio Grande do Sul
Mestre e Doutor em Otorrinolaringologia pelo USP-RP.

**SIGNE GRASEL**
Médica Otorrinolaringologista
Doutora pela Faculdade de Medicina da Universidade de São Paulo (FMUSP)
Médica-Assistente da Disciplina de Otorrinolaringologia do Hospital das Clínicas da FMUSP

**TATIANA ROCHA SILVA**
Fonoaudióloga
Especialista em Audiologia pelo Conselho Federal de Fonoaudiologia (CFFa)
Mestre em Ciências Fonoaudiológicas pela Universidade Federal de Minas Gerais (UFMG)
Doutora e Pós-Doutoranda em Ciências da Saúde pela UFMG

**THIAGO SILVA ALMEIDA DE SOUZA**
Fonoaudiólogo
Especialista em Audiologia pelo Conselho Federal de Fonoaudiologia (CFFa)
Mestrando da Universidade de São Paulo (USP-FOB)

**VAGNER ANTÔNIO RODRIGUES DA SILVA**
Médico
Otorrinolaringologista e *Fellowship* em Cirurgia Otológica pela Universidade Estadual de Campinas (Unicamp)
Mestre e Doutor pela Unicamp
Professor Colaborador da Faculdade de Ciências Médicas da Unicamp

**VALDETE ALVES VALENTINS DOS SANTOS FILHA**
Fonoaudióloga
Professora Associada, Nível III, do Curso de Fonoaudiologia e do Programa de Pós-Graduação em Distúrbios da Comunicação Humana da Universidade Federal de Santa Maria (UFSM)
Doutora em Ciências pelo Programa de Pós-Graduação em Ciências da Comunicação Humana da Faculdade de Medicina da Universidade São Paulo (FMUSP)

**VIVIANN MAGALHÃES SILVA BORGES**
Fonoaudióloga
Graduada pela Universidade Federal do Rio Grande do Sul (UFRGS)
Mestranda em Saúde da Criança e do Adolescente pela UFRGS
Pesquisadora do Núcleo de Estudos e Pesquisa em Eletrofisiologia da Audição, Neuroaudiologia e Otoneurologia da UFRGS

# SUMÁRIO

# PRANCHA EM CORES

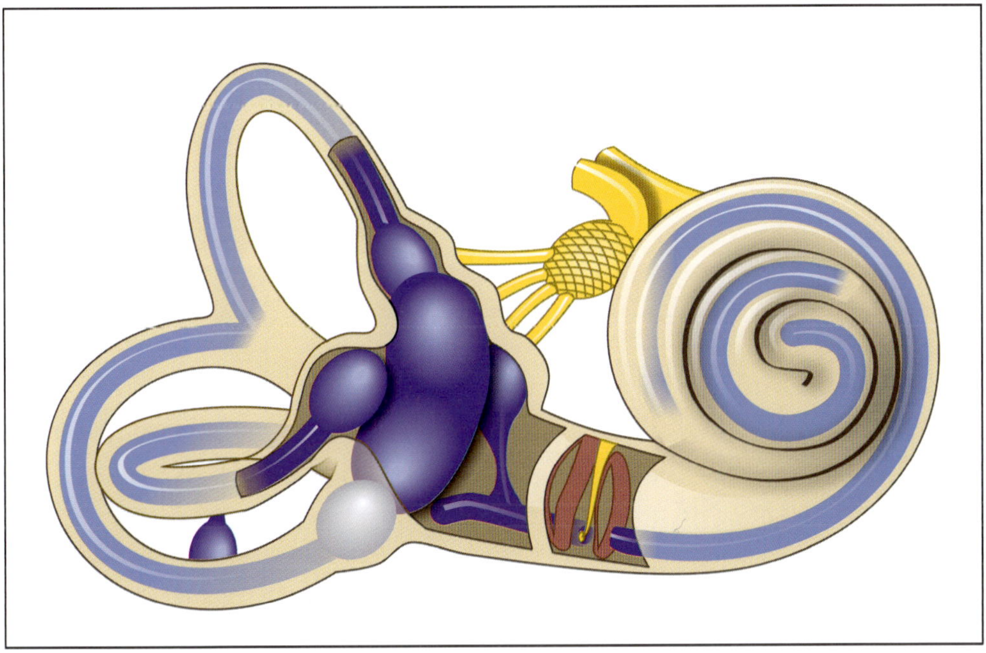

Fig. 1-1. Representação dos labirintos ósseo e membranoso com canais semicirculares, ampolas, utrículo e sáculo.

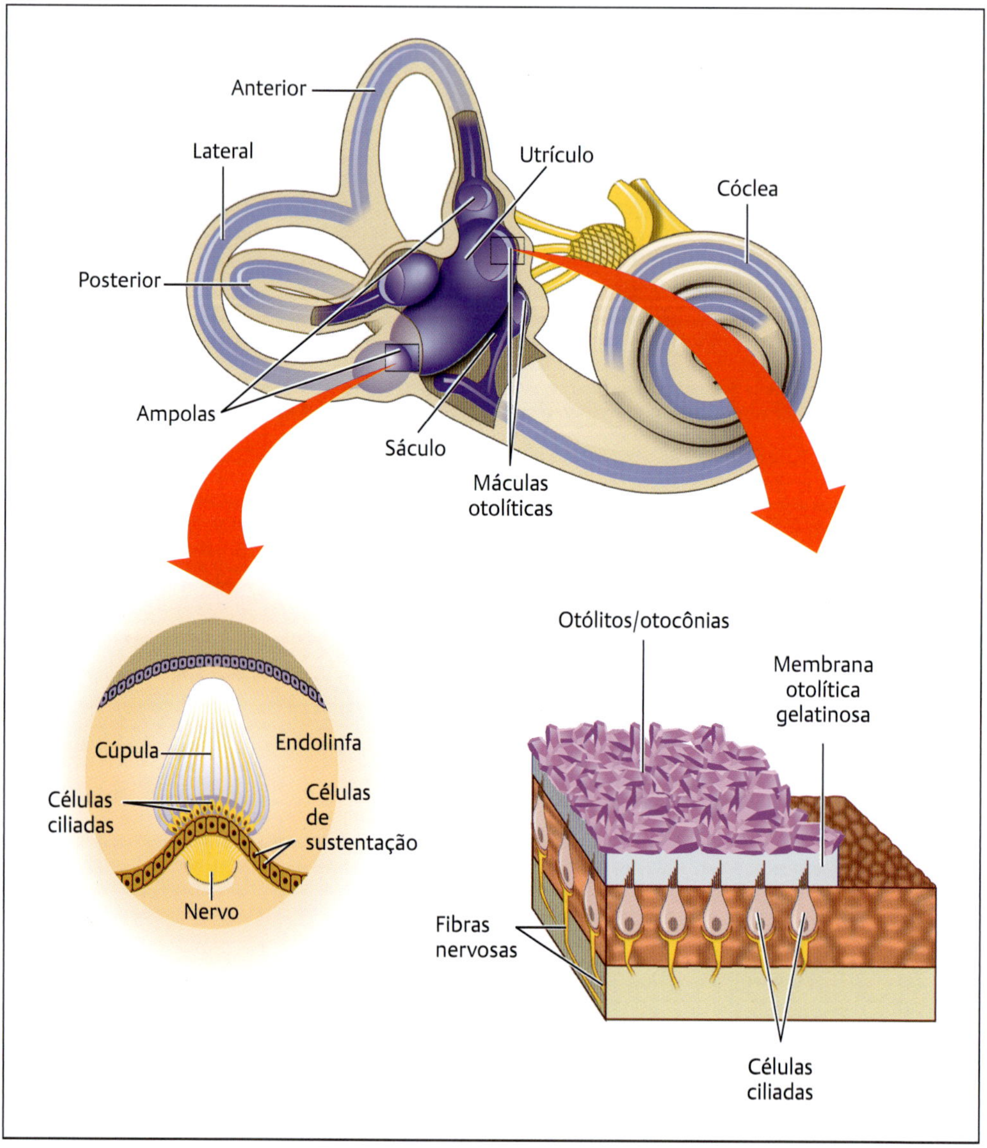


**Fig. 1-3.** Representação dos sensores gravitacionais e de posição de cabeça.

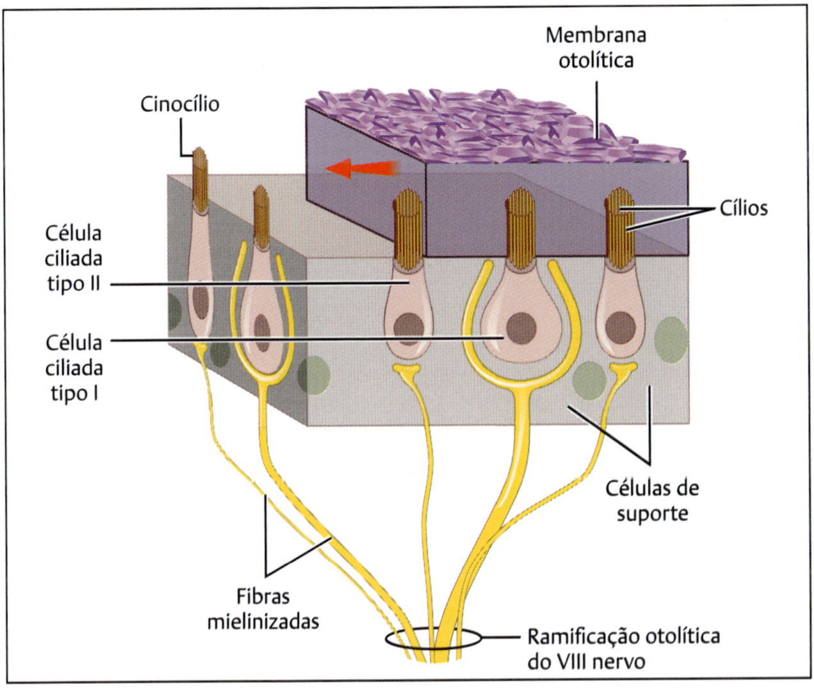


**Fig. 1-5.** Representação de mácula otolítica.

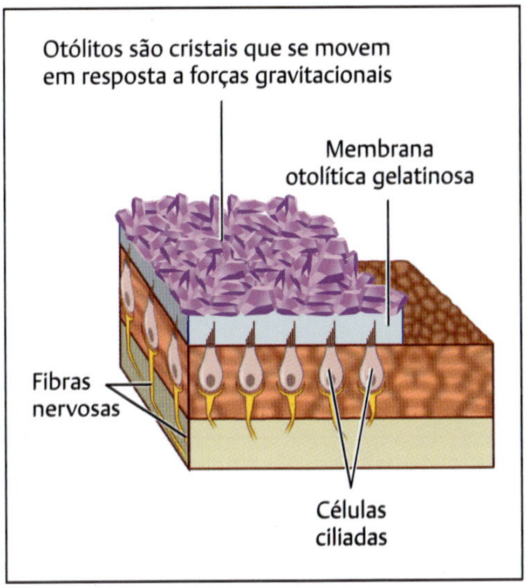


**Fig. 1-6.** Representação de mácula otolítica. Destaque para a membrana otolítica.

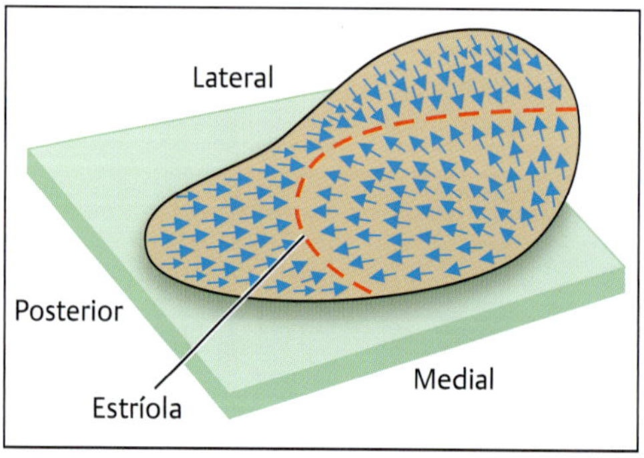


**Fig. 1-7.** Estríola da mácula do utrículo e disposição vetorial das células ciliadas ao redor da estríola.

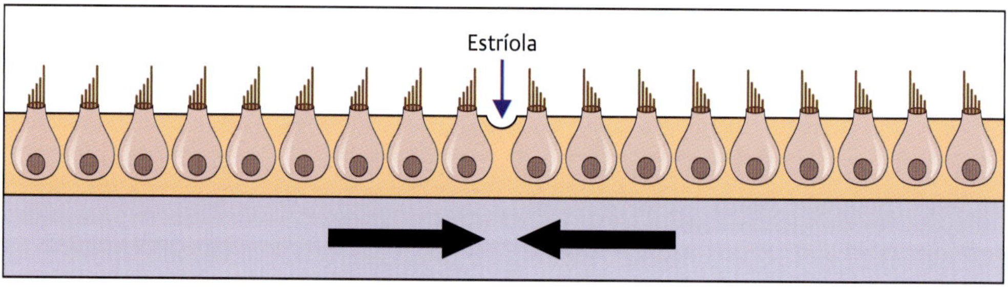


**Fig. 1-8.** Representação da estríola dos órgãos otolíticos.

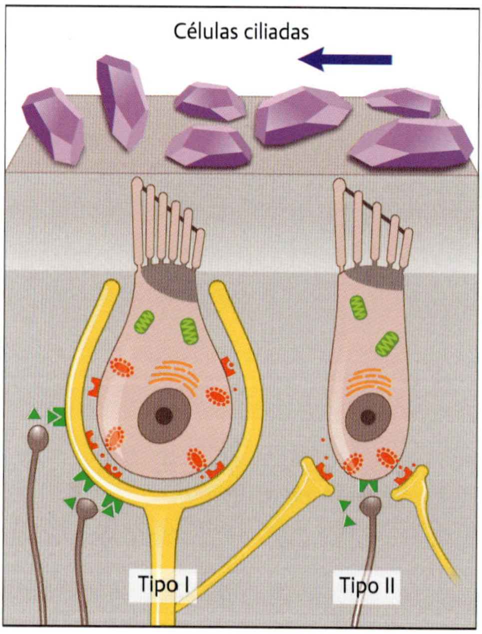


**Fig. 1-9.** Diferenças estruturais entre as células de tipo I, de formato arredondado e envolto por várias terminações nervosas, e tipo II, de formato cilíndrico e com uma única terminação nervosa.

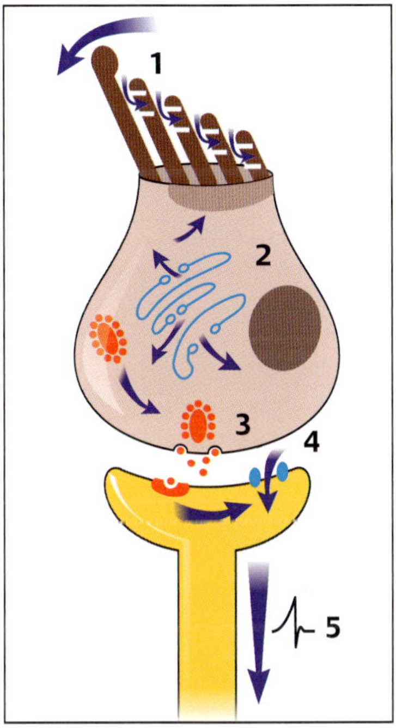


**Fig. 1-10.** Esquema da mecanotransdução de células ciliadas vestibulares em cinco estágios. *(1)* A deflexão na direção da despolarização celular induz a abertura dos canais de transdução de potássio e o aparecimento de uma corrente de mecanotransdução IMET. *(2)* A corrente de mecanotransdução IMET causa despolarização celular que abre canais de cálcio dependentes de voltagem no retículo endoplasmático (em laranja). *(3)* O aumento do cálcio citosólico induz a fusão da vesícula sináptica na membrana e liberação de glutamato na sinapse. *(4)* O receptor de glutamato pós-sináptico é ativado, abrindo canais de sódio dependentes de voltagem. *(5)* A entrada de sódio na fibra nervosa provoca o aparecimento do potencial de ação (PA).

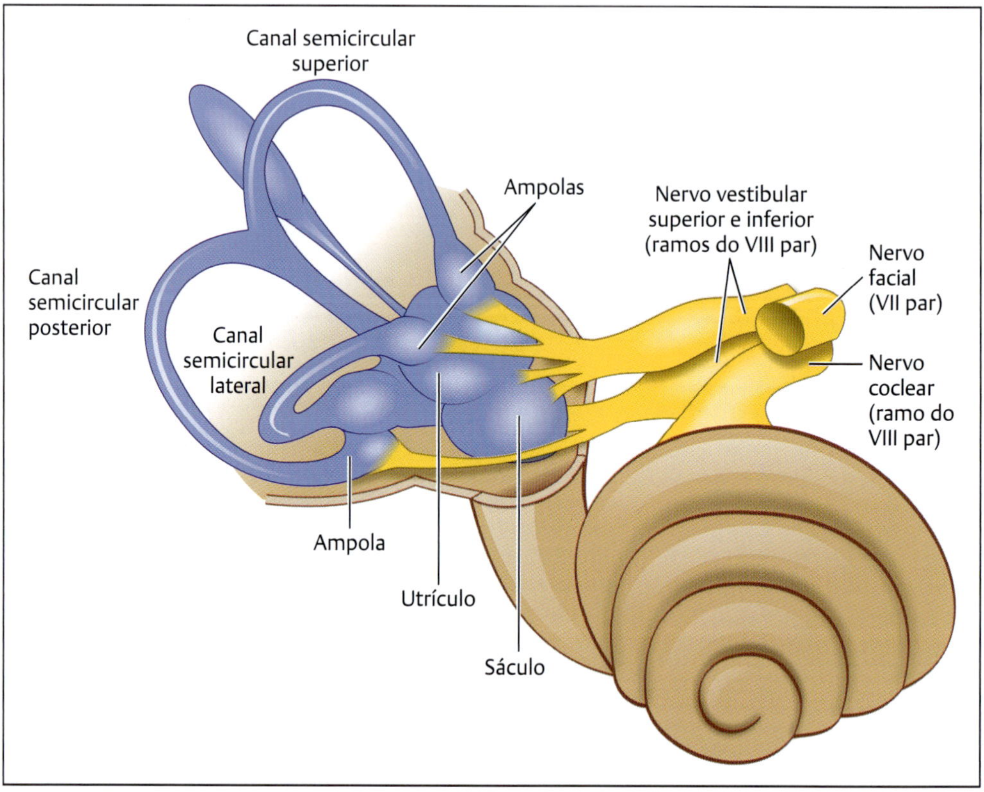


**Fig. 1-11.** Formação do VIII par craniano. Nervo vestibular superior (aferências ampulares dos canais semicirculares anterior e lateral e aferências do utrículo); nervo vestibular inferior (aferência ampular do canal semicircular posterior e aferências do sáculo); nervo coclear. Em corte, relação anatômica com o nervo facial (VII par craniano).

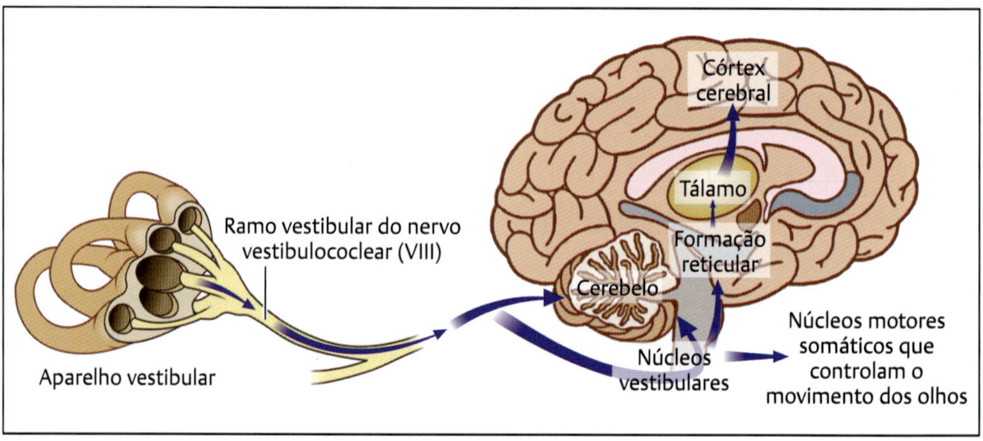


**Fig. 1-12.** Parte das projeções neurais das vias vestibulares.

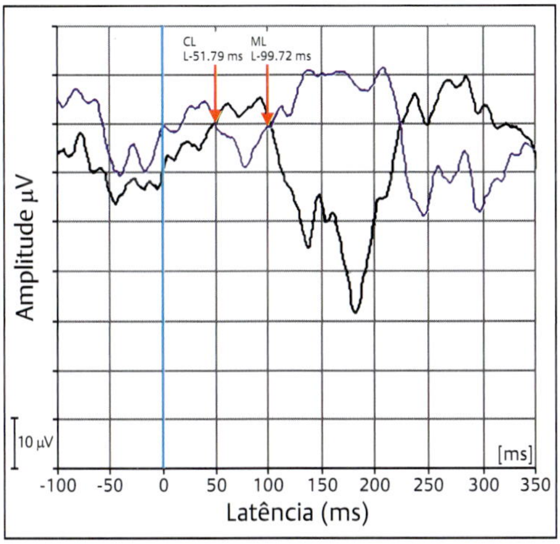


**Fig. 4-3.** Exemplo de traçado normal obtido pelo VEMP galvânico com captação em membro inferior. Os registros foram feitos com indivíduo com cabeça girada para esquerda e resposta captada no músculo gastrocnêmio direito. A linha azul indica o traço registrado com o cátodo à direita e o anodo à esquerda; a linha preta indica a polaridade oposta à estimulação. CL (resposta de curta latência) = 51,79 ms, ML (resposta de média latência) = 99,72 ms. (Fonte: próprio autor.) –

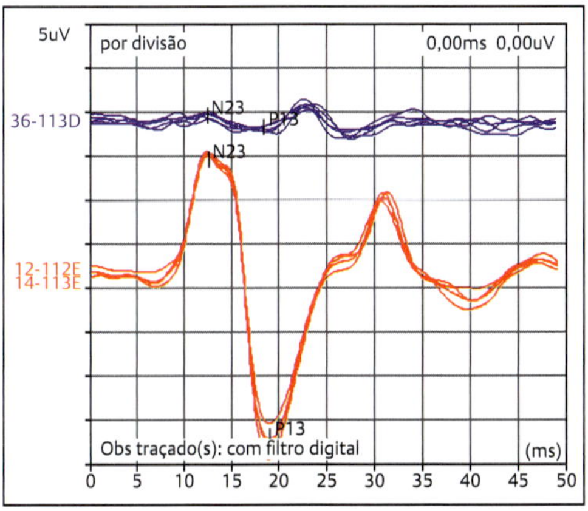


**Fig. 8-4.** Exame de oVEMP de SBCT. Nos traços superiores observa-se o oVEMP em resposta a 50 estímulos com tone burst de 500 Hz apresentados do lado direito, repetidos 4 vezes, sendo marcadas as respostas na soma deles (aqui com a cor azul, contralateral). A amplitude interpicos foi de 2,76 uV em resposta ao tone burst de 500Hz, envoltória Blackmann, 5 ciclos (10 ms de duração) a 113 dBNPS. No traço inferior está a resposta do lado esquerdo com DCSS (aqui com a cor azul, contralateral) com amplitude de 63,86 uV, 23 vezes maior que no lado normal. A assimetria foi de 92% em favor do lado com DCSS. Gráfico feito com janela de 50 ms de duração e com amplitude na escala de 10 uV/div. (equipamento MASBE Contronic).

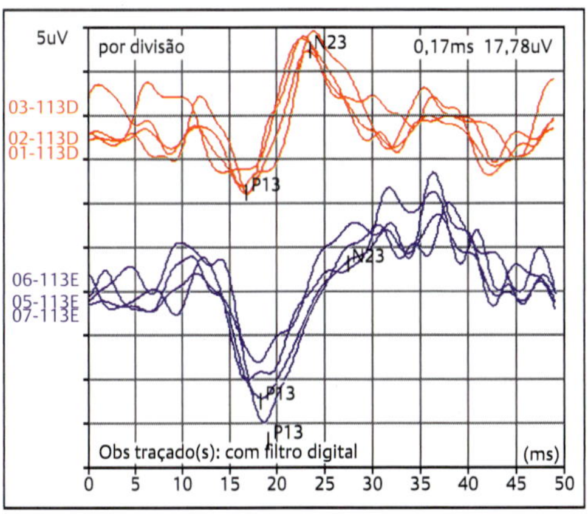


**Fig. 8-5.** Exame de cVEMP de SBCT. No traço inferior cVEMP esquerdo (aqui com a cor azul, ipsilateral) com 57,40 uV em resposta ao tone burst de 500Hz, envoltória Blackmann, 5 ciclos (10 ms de duração) a 113 dBNPS. No traço superior está a resposta do lado direito (aqui com vermelho, ipsilateral) com 48,32 uV. O exame é normal mesmo na presença de DCSS. O índice de assimetria foi de 1,47%. A janela é de 50 ms e a sensibilidade de 15uV por divisão (equipamento MASBE Contronic).

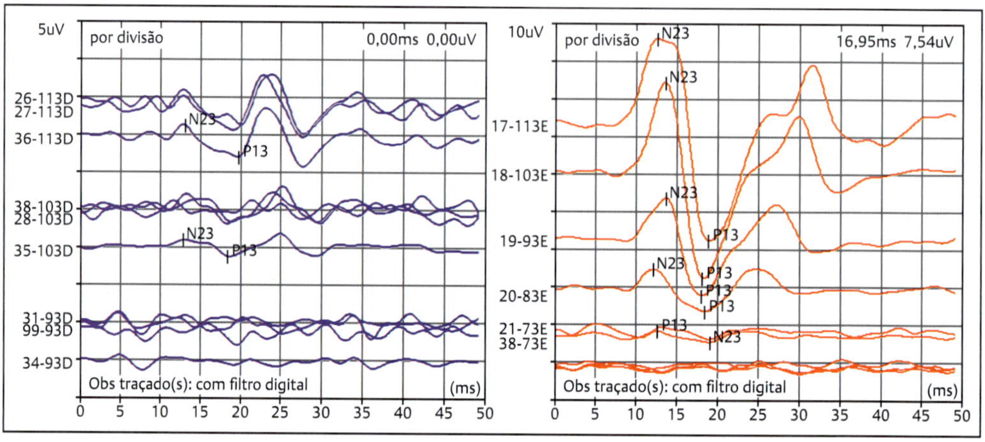


**Fig. 8-6.** Exame de oVEMP de SBCT, pesquisa de limiar. No lado direito oVEMP esquerdo (aqui em vermelho, contralateral) com limiar em 73 dBNPS (49,5 dBNA) em resposta ao tone burst de 500Hz, envoltória Blackmann, 5 ciclos (10ms de duração). No lado esquerdo está a resposta do lado direito (aqui com a cor azul, contralateral) com limiar de 103 dBNPS (79,5 dBNA). Note que escala é 10 uV/div no lado esquerdo e de 5 uV/div no lado direito, a janela é de 50 ms.(equipamento MASBE Contronic).

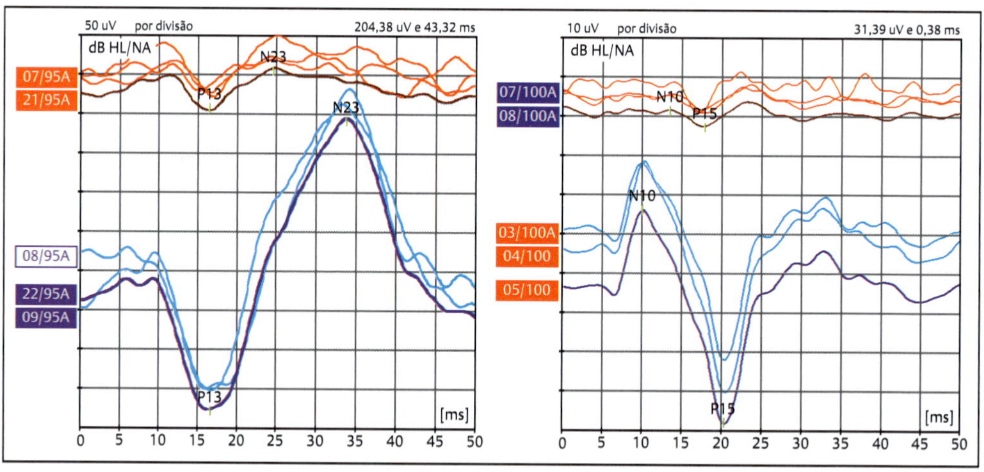


**Fig. 8-8.** A direita o cVEMP em resposta ao tone burst de 500 Hz (2 ciclos, envelope Blackmann) com 118,5 dBNPS (95 dBNA) de intensidade, observa-se a resposta do lado esquerdo que teve amplitude de 369,15 uV (Azul) e do lado direito 51,69uV(vermelho) ficando a assimetria da resposta de 68% em favor do lado esquerdo (escala de 50 uV por divisão). No gráfico a esquerda, oVEMP em resposta ao mesmo estímulo, mas com 123,5 dBNPS (100 dBNA), observa-se a resposta do lado esquerdo que teve a amplitude de 54,03 uV e do lado direito 4,18 uV ficando assimetria da resposta em 84,33% em favor do lado esquerdo (escala de 10 uV/div). (Equipamento Contronic Evokadus).

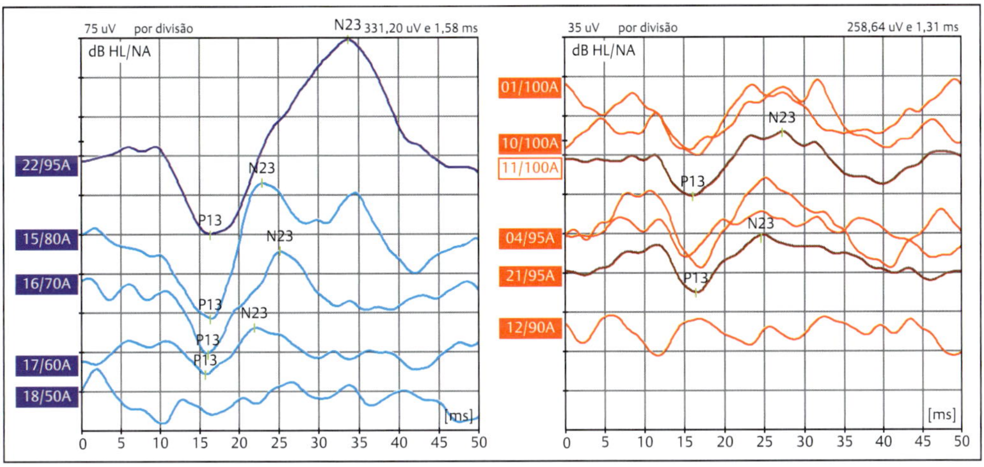


**Fig. 8-9.** No gráfico à esquerda (em azul) está a pesquisa de limiar do cVEMP em resposta ao *tone burst* de 500 Hz (2 ciclos, envelope Blackmann), do lado esquerdo. Observa-se resposta até a intensidade de 83,5 dBNPS (60 dBNA). Exame na escala de 75 uV por divisão. No gráfico à esquerda observa-se respostas do lado direito (em vermelho) que foram detectadas até 118,3 dBNPS (95 dBNA). Exame na escala de 15 uV/div. (Equipamento Evokadus Contronic).

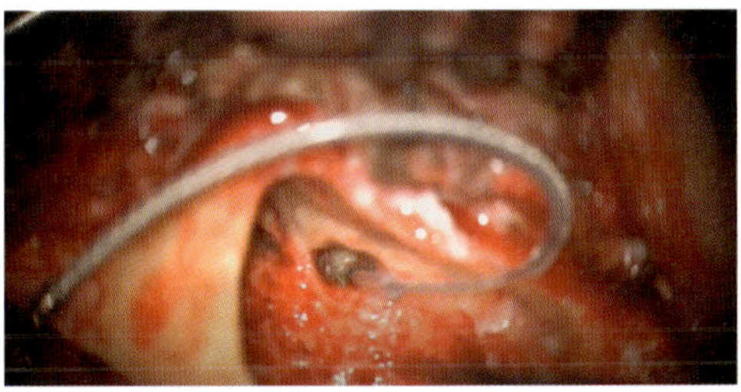

**Fig. 10-1.** Imagem de transoperatório após a inserção do eletrodo do implante na cóclea.

# VEMPs

Tratado para Atuação Otoneurológica

Thieme Revinter

# CAPÍTULO 1

# ANATOMOFISIOLOGIA DOS ÓRGÃOS OTOLÍTICOS E SUAS RELAÇÕES NEURAIS

Maria da Glória Canto de Sousa ▪ Mariana Amary

## INTRODUÇÃO

A primeira menção de tontura como um sintoma foi identificada em um papiro escrito por volta do ano de 1500 a.C. Diversas personalidades científicas da antiguidade descreveram aspectos relacionados com zumbido, tontura e perturbações visuais, sendo a Claudius Galenus (129-200 d.C.) atribuída a nomeação de "labirinto" aos canais da orelha interna, após o mito de Creta (Dasgoupta, 2021).

Do ponto de vista filogenético, o sistema vestibular é a parte mais antiga da orelha interna. Está presente em organismos primitivos e é essencial para o controle do movimento e do deslocamento corporal, o que lhe confere a responsabilidade de codificar o movimento da cabeça nos três planos do espaço e seus seis graus de liberdade, tanto no plano linear como angular, e enviar essas informações ao sistema nervoso central (Lévêque *et al.*, 2009).

A orelha interna está localizada na parte interna dos ossos temporais (Fig. 1-1), dentro da cápsula ótica, descrita como o osso mais resistente do esqueleto humano. É composta pelo labirinto ósseo, por um conjunto de estruturas membranáceas e pelos órgãos sensoriais propriamente ditos que se conectam ao SNC pelo VIII par craniano (England; Shamil, 2018).

A ciência vestibular evoluiu bastante, desde a descrição dos labirintos por Galeno, atingindo o seu ápice nos séculos XVIII e XIX, quando grande parte da anatomia e fisiologia relacionadas com a audição e o equilíbrio foram estabelecidas. No século XX, os estudos de Santiago, Rámon Y Cajal (conexões do nervo vestibular aos núcleos vestibulares), Gustav Alexander (Lei de Alexander), Rafael Lorrente de Nó (descrição do arco reflexo vestíbulo-ocular) e Robert Bárány (prova calórica e prova rotatória) foram fundamentais para embasar pesquisas e favorecer o avanço na compreensão da fisiologia e dos métodos de avaliação (Dasgoupta, 2021).

Ao final do século XX e início do século XXI, surgiram novas possibilidades de avaliação do sistema vestibular, dentre as quais os potenciais evocados miogênicos vestibulares (VEMPs) (Murofushi; Kaga, 2009), tema desta publicação.

A seguir, descreveremos de forma detalhada a anatomofisiologia dos órgãos otolíticos, sua embriologia e os aspectos relacionados com malformações, características anatomofisiológicas e conexões neurais relevantes para a compreensão da fisiologia aplicada aos VEMPs. Este é um exame útil na avaliação de indivíduos com sintomas otoneurológicos em todas as faixas etárias, em diversos contextos clínicos, como será amplamente discutido ao longo do livro.

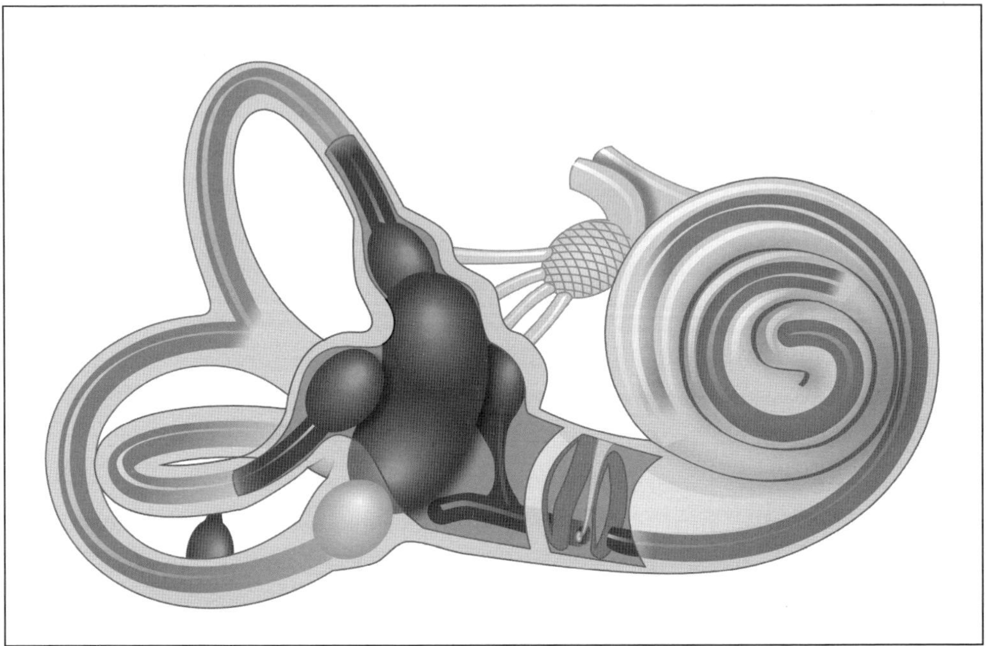

**Fig. 1-1.** Representação dos labirintos ósseo e membranoso com canais semicirculares, ampolas, utrículo e sáculo. (Ver Prancha em Cores.)

## EMBRIOLOGIA

Na evolução das espécies, diversas classes de seres vivos desenvolveram mecanismos de percepção da aceleração gravitacional, desde órgãos simples, como os estatocistos de algumas plantas, que orientam seu crescimento, até órgãos complexos e bastante especializados, com grupos de células distintas, organizadas para a captação de diferentes frequências de movimento, como as células da orelha interna humana. A força gravitacional é constante na Terra, o que pareceu ser um critério fidedigno para a evolução das espécies em relação a outros parâmetros, como temperatura, umidade e pressão do ar, ou mesmo níveis de oxigênio. No reino animal, o estatocisto, e, posteriormente, o surgimento de uma estrutura macular conjunta a um canal semicircular, há 419 milhões de anos, foram os precursores do desenvolvimento da orelha interna tal como a conhecemos na atualidade; enquanto a cóclea teve o surgimento em espécies há cerca de 200 milhões de anos. Assim, podemos considerar que o sistema auditivo é parte do sistema vestibular, e não o oposto (Ramos de Miguel *et al.*, 2020).

A orelha é anatômica e fisiologicamente subdividida em três porções: externa (pavilhão auricular e meato acústico externo), média (membrana timpânica, ossículos e cavidade média) e interna (cóclea, órgãos otolíticos, canais semicirculares, aqueduto vestibular e saco endolinfático), sendo a orelha interna a primeira a se desenvolver (Cochard, 2012).

Os órgãos sensoriais têm origem embrionária comum, no placoide ótico ectodérmico, cuja formação inicia-se por volta da 3ª e 4ª semanas de gestação. O labirinto ósseo constituirá um molde ósseo compacto que abriga e envolve o labirinto membranoso, o qual é formado embriologicamente a partir do mesênquima que envolve a vesícula ótica (otocisto). É formado por cavidades interconectadas muito complexas e ambas as estruturas, óssea e membranosa, são separadas pelos espaços perilinfáticos (Pablo, 2018).

O mesênquima que envolve o otocisto evolui para a formação de cartilagem, que posteriormente se tornará osso. O mesênquima que envolve o labirinto membranoso diferencia-se a partir da 6ª semana em duas camadas: a profunda, denominada pré-cartilagem temporal, que constitui o contorno dos espaços perilinfáticos e seu conteúdo líquido, e a superficial, localizada fora da anterior, contorno do modelo cartilaginoso que constituirá o labirinto ósseo (Pablo, 2018).

Na 5ª semana, a cápsula auditiva mesenquimal começa a se tornar cartilaginosa. Suas faces profundas e superficiais são revestidas por uma camada conjuntiva pericondral, que sofrerá completa transformação óssea. No interior da cartilagem, surgem pequenas lacunas, cuja confluência dará origem ao espaço perilinfático que separa o labirinto membranoso do ósseo (Pablo, 2018).

Esse fenômeno de transformação do tecido mesenquimal que envolve a vesícula auditiva não ocorre nos cólons, nos quais o mesênquima embrionário persiste no adulto na forma de duas ilhotas. A partir da 20ª semana, ela para de crescer e a cartilagem começa a se transformar em cápsula óssea. A dupla origem, intra e pericondral, confere à cápsula ótica constituição óssea única no corpo e é a explicação para que este osso não tenha capacidade regenerativa após sua fratura, não sendo capaz de fabricar osso calcificado (Pablo, 2018).

A formação dos canais semicirculares (CSCs) ocorre na 5ª semana do desenvolvimento embrionário, quando aparecem duas abas que se projetam da porção vestibular do otocisto. À medida que esses cílios se expandem lateralmente, suas paredes epiteliais opostas se aproximam, formando um placoide de fusão, que se transformará em canais graças à morte celular programada na área central de fusão epitelial e migração das células epiteliais. Quando os CSCs aparecem, eles o fazem como bolsas achatadas da porção utricular da vesícula auditiva. As porções centrais da parede dessas invaginações vão dar origem aos três canais semicirculares. Neste processo, enquanto uma extremidade de cada ducto se dilata e forma a ampola, a outra extremidade não se alarga, e é chamada, neste caso, de ramo comum não ampular. No entanto, como duas das extremidades retas estão fundidas (cruz comum), apenas cinco ramos são vistos penetrando no utrículo: três com ampola e dois sem ampola (Rubio; Canduela; Nicolás, 2009).

A porção elevada e modificada do epitélio de uma ampola, na qual penetram as fibras terminais de um nervo ampular, é conhecida como crista ampular. Assim como ocorre na mácula, a diferenciação das células do epitélio se dá com a formação de uma dobra em forma de crista. À medida que ocorre a diferenciação das cristas, o tecido mesenquimal circundante torna-se a parede cartilaginosa do labirinto e tecido periósteo vascularizado do feto ao final de 15 semanas. Quando a crista quase atinge o tamanho adulto, no feto de 23 semanas, a parede capsular se forma e o labirinto ósseo está bem estabelecido (Rubio; Canduela; Nicolás, 2009).

A crista ampular, formada a partir das células da ampola, contém as estruturas sensoriais responsáveis pela manutenção do equilíbrio. Do mesmo modo, áreas sensíveis ao movimento aparecem nas paredes do utrículo e do sáculo, conhecidas como pontos acústicos. Todo impulso gerado nas células sensoriais das cristas, como resultado de uma mudança na posição do corpo, é conduzido ao cérebro pelas fibras vestibulares do oitavo par do nervo craniano (Rubio; Canduela; Nicolás, 2009).

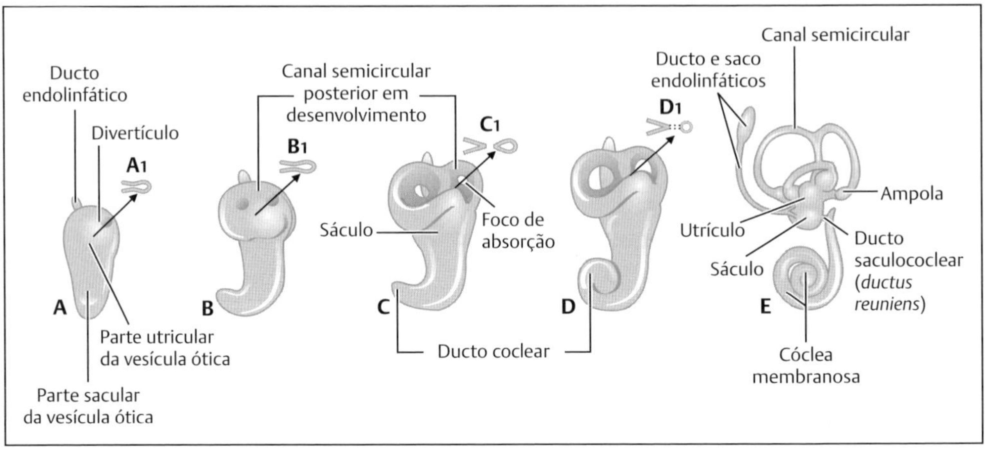


**Fig. 1-2.** Representação da embriogênese da orelha interna.

A formação do utrículo e do sáculo se dá quando o otocisto estreita-se em seu ponto médio, entre a parte que se origina dos canais semicirculares e a origem da cóclea. Já os receptores maculares desenvolvem-se medialmente pela diferenciação do epitélio ectodérmico que reveste o utrículo e o sáculo.

As máculas são formadas a partir do epitélio que reveste as áreas onde os nervos entram na parede do sáculo e do utrículo. Existem dois tipos de células: as sensíveis, que possuem borda em pincel livre, e as de sustentação. As células de sustentação secretam uma substância gelatinosa que forma uma membrana almofadada, a membrana otolítica, que recobre o epitélio modificado e contém depósitos calcários superficiais, conhecidos como otocônias, otólitos ou cristais de cálcio. O processo de formação da membrana otolítica se dá por volta da décima a 12ª semana gestacional, quando os tipos distintos de células são reconhecidos. Por volta da 14ª a 16ª semana, os fetos já têm as partes individuais das máculas bem formadas e semelhantes às do adulto (Rubio; Canduela; Nicolás, 2009). A Figura 1-2 ilustra fases da embriogênese da orelha interna.

O desenvolvimento do sistema nervoso (SN) ocorre paralelamente à formação das estruturas descritas anteriormente. Entre a quarta e oitava semanas, as vesículas encefálicas primárias (prosencéfalo, mesencéfalo e rombencéfalo) diferenciam-se originando o telencéfalo e o diencéfalo (prosencéfalo), mesencéfalo (mesencéfalo), metencéfalo e mielencéfalo (rombencéfalo). Estes três últimos darão origem às principais áreas e núcleos relacionados com o equilíbrio, que são os núcleos dos III, IV, VI e VIII pares cranianos, cerebelo, dentre outros (Cochard, 2012). Contudo, é importante destacarmos a relevante correlação do sistema vestibular com praticamente todo o SNC (Lopez; Borel; Lacour, 2005).

## Malformações

Devido ao desenvolvimento da orelha interna, a partir do ectoderma, diferentemente das estruturas da orelha média e externa, é possível que as malformações na orelha interna possam ocorrer isoladamente, sem sinais externos que facilitem a identificação clínica destas alterações morfológicas. Assim, os programas de triagem neonatal auditiva e vestibular são ferramentas úteis na intervenção precoce, evitando prejuízos ao desenvolvimento infantil decorrentes da privação sensorial auditiva e vestibular. Estima-se que cerca de 1 em cada 3.800 neonatos possua algum tipo de malformação de orelha, sendo uni ou bilaterais, combinadas ou não a outras malformações e síndromes (Bartel-Friedrich; Wulke, 2007).

Dentre algumas possíveis classificações para identificar as malformações de orelha interna, nos exames de imagem, citaremos a de Sennaroglu, sumarizada no Quadro 1-1 (Brotto *et al.*, 2023).

As falhas no desenvolvimento do sistema nervoso central ou periférico podem impactar negativamente o estabelecimento de diversas funções; destacamos as agenesias e displasias do nervo vestibular (VIII par), nervos oculomotores (III, IV e VI par) e nervo acessório (XI), por estarem diretamente relacionados com os reflexos estudados nos VEMPs (Dlugaiczyk, 2020).

**Quadro 1-1.** Tipos de malformações pela classificação de Sennaroglu

| | | |
|---|---|---|
| **Aplasia labiríntica completa (aplasia de Michel)** | Com aplasia ou hipoplasia da porção petrosa | Ausência de todos os elementos da orelha interna (cóclea, vestíbulo, canais semicirculares, aqueduto coclear e aqueduto vestibular) |
| | Com cápsula ótica | |
| | Sem cápsula ótica | |
| **Otocisto rudimentar** | -------- | Pequeno cisto ovoide com cápsula ótica incompleta sem conduto auditivo interno |
| **Aplasia coclear** | Com labirinto normal | Ausência de cóclea; vestíbulo e canais semicirculares podem estar presentes normais ou alterados |
| | Com vestíbulo dilatado | |
| **Cavidade comum** | -------- | Única cavidade, oval ou redonda, representando tanto cóclea quanto vestíbulo/canais semicirculares, sem diferenciação entre eles |
| **Hipoplasia coclear (dimensões externas da cóclea menores que o normal)** | Hipoplasia coclear I | Cóclea semelhante a um pequeno cisto; vestíbulo e canais semicirculares presentes com formato normal ou anormal |
| | Hipoplasia coclear II | Modíolo e septo entre escalas defeituosos; formato externo normal e vestíbulo/canais semicirculares presentes com formato normal ou anormal |
| | Hipoplasia coclear III | Modíolo reduzido e com menos de duas voltas; redução do comprimento do septo interescalar e vestíbulo/canais semicirculares presentes com formato normal ou anormal |
| | Hipoplasia coclear IV | Espira basal normal; espiras medial e apical hipoplásicas e localizadas anteriormente e medialmente, e vestíbulo/canais semicirculares presentes com formato normal ou anormal |

*(Continua.)*

**Quadro 1-1.** *(Cont.)* Tipos de malformações pela classificação de Sennaroglu

| | | |
|---|---|---|
| **Partição incompleta da cóclea (diferenciação entre cóclea e vestíbulo; dimensões externas normais)** | Partição incompleta tipo I | Modíolo e septo interescalar ausentes resultando em uma cóclea cística. Vestíbulo e canais semicirculares estão claramente distintos da porção coclear |
| | Partição incompleta tipo II | Ausência da porção apical do modíolo e septo interescalar correspondente; giro medial e apical parecem fundidos. Vestíbulo pode também estar alargado. Canais semicirculares frequentemente normais |
| | Partição incompleta tipo III | Modíolo ausente, mas com septo interescalar completo. A cóclea parece estar "vazia". Vestíbulo e canais semicirculares normais |
| **Malformações do vestíbulo** | -------- | Vestíbulo ausente, hipoplásico ou alargado. Cóclea normal |
| **Malformações dos canais semicirculares** | -------- | Canais semicirculares ausentes, hipoplásicos ou alargados. Cóclea normal |
| **Malformações do conduto auditivo interno** | -------- | Conduto auditivo interno ausente, hipoplásico ou alargado. Cóclea, vestíbulo e canais semicirculares normais |
| **Aqueduto vestibular alargado** | -------- | Larguras vertical e axial maiores que 1,5 mm no ponto médio entre labirinto e o opérculo |

Fonte: Brotto D, Ariano M, Sozzi M, Cenedese R, Muraro E, Sorrentino F, *et al.* Vestibular anomalies and dysfunctions in children with inner ear malformations: A narrative review. Frontiers in Pediatrics. 2023;11:1-13.

## ANATOMOFISIOLOGIA DA ORELHA INTERNA

O sistema vestibular, essencial para a manutenção do equilíbrio, é a parte mais antiga da orelha interna, está presente em peixes primitivos e é essencial para regulação de movimento e controle de deslocamento (Lévêque *et al.*, 2009).

A porção auditiva da orelha interna, conhecida como cóclea, detecta e codifica vibrações sonoras; enquanto a porção vestibular, denominada conjuntamente de labirinto, detecta e codifica o movimento e/ou posições corporais. Os sinais advindos dos receptores periféricos são enviados ao SNC, sendo informações cruciais para a manutenção da fixação ocular e postural por meio de respostas motoras reflexas, bem como para a orientação espacial e estabilidade de olhos, cabeça e corpo durante os movimentos.

O labirinto posterior é formado pelos canais semicirculares, cuja disposição em ângulos perpendiculares entre si permite a captação de movimentos angulares da cabeça, e pelos órgãos otolíticos (sáculo e utrículo), que detectam a movimentação linear e a modificação da posição corporal com relação à força da gravidade, além das vias endolinfáticas (England; Shamil, 2018; Neves, 2019).

Para manter a homeostase, incluindo a regulação osmótica da endolinfa, as células escuras vestibulares, as células transicionais e as células do saco endolinfático secretam ativamente íons K+, Cl-, Ca+2, auxiliando também na manutenção do pH em 7. Além destas, há células imunocompetentes, que participam da resposta imune na orelha interna, e macrófagos, evitando que resíduos metabólicos tornem a endolinfa mais espessa. A composição do líquido endolinfático é praticamente a mesma da endolinfa coclear, rica em potássio (K+) e pobre em sódio (Na+). Contudo, o potencial de repouso coclear é mantido em torno de 80 a 90 mV; enquanto, no vestíbulo, esse potencial está em torno de 4 a 5 mV, devido ao fluxo permanente de íons K+ através das membranas celulares. A regulação da pressão da endolinfa parece estar ligada a mecanismos que envolvem o saco endolinfático e as células liberadoras de íons (Lévêque *et al.*, 2009; Moravec; Peterson, 2004).

Na espécie humana, cada um dos labirintos é formado por três canais semicirculares (CSCs), dois órgãos otolíticos (sáculo e utrículo) e pelas vias endolinfáticas. Os CSCs são sensíveis à aceleração angular, e os órgãos otolíticos são sensíveis à aceleração linear e à ação gravitacional, ilustrados na Figura 1-3. São orientados de forma que cada CSC tenha ângulo de 90° entre si, havendo, portanto, um horizontal ou lateral, um anterior ou superior e um posterior. Cada CSC tem uma dilatação na porção mais distal utricular, chamada de ampola, que contém as células ciliadas que formam a crista ampular e uma cobertura gelatinosa, a cúpula, e uma outra porção, denominada não ampular. Nos CSCs anterior e posterior, a porção não ampular é fundida, originando a cruz comum (Peres, 2019; Muller, 2020). A Figura 1-4 mostra, em detalhes, os planos anatômicos dos canais semicirculares.

Os órgãos otolíticos, constituídos pelo sáculo e pelo utrículo, contêm células de sustentação e um neuroepitélio composto por células ciliadas dispostas sobre a mácula otolítica. Estas células são cobertas por uma camada de mucopolissacarídeos, denominada membrana otolítica, recoberta por cristais de carbonato de cálcio, denominados otólitos ou otocônias (Vollrath; Kwan; Corey, 2007).

## Órgãos Otolíticos

Na região central do labirinto posterior, encontra-se o utrículo. Quando o indivíduo está na posição ortostática, a mácula do utrículo, que tem um formato ovoide e ligeiramente convexa para baixo e para cima, encontra-se praticamente no plano horizontal. Conectam-se à mácula utricular os CSCs, e, por um estreitamento do epitélio, ao sáculo, de forma a permanecerem praticamente isolados. Das células ciliadas do utrículo, partem as ramificações nervosas que formam o ramo utricular do nervo vestibular superior. A mácula do sáculo, menor que a do utrículo, tem forma de gancho e é convexa no sentido anteromedial. Encontra-se no plano vertical, quando o indivíduo está em posição ortostática, e é perpendicular em relação à mácula utricular. Das células ciliadas do sáculo, partem as fibras nervosas que compõem o ramo sacular do nervo vestibular inferior. O sáculo comunica-se com o ducto coclear, por meio de um canal estreito, o ducto *reuniens* e o ducto endolinfático. Este origina-se das porções sacular e utricular, sendo também denominado ducto utrículo-sacular, que se estreita ao adentrar no aqueduto vestibular. O saco endolinfático é a porção terminal deste ducto, e constitui um prolongamento intracraniano do labirinto membranoso.

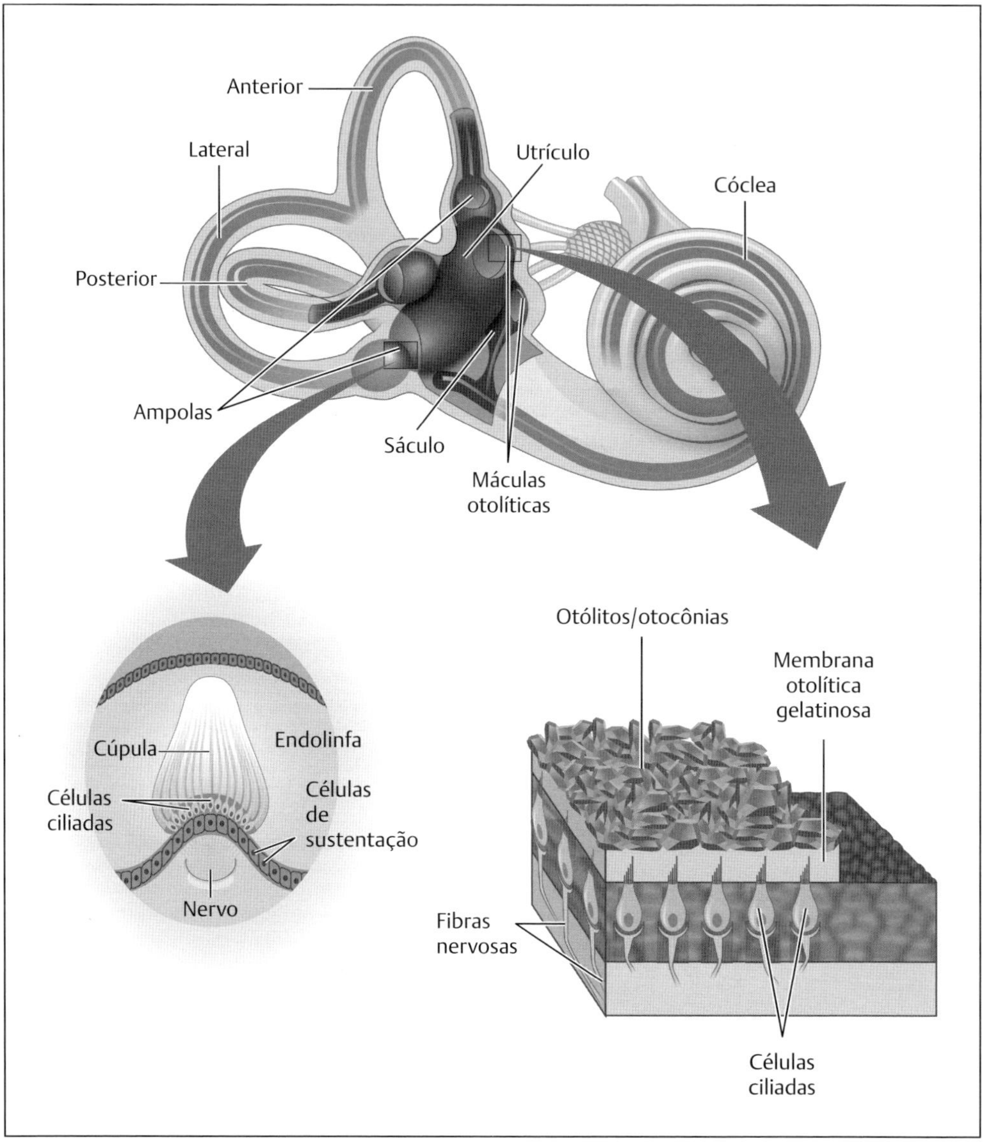


**Fig. 1-3.** Representação dos sensores gravitacionais e de posição de cabeça. (Ver Prancha em Cores.)

Os órgãos otolíticos são sensíveis à força inercial gravitacional e aos deslocamentos lineares do corpo no espaço, codificando essa movimentação ao SNC, por meio de mecanismos de transdução mecanoelétrica das células ciliadas. A presença dos otólitos, sobre a membrana otolítica, constitui uma massa inercial que favorece o deslocamento ciliar das células do neuroepitélio macular, ilustrado nas Figuras 1-5 e 1-6 (Peres, 2019; Lévêque *et al.*, 2009; Uchino; Kushiro, 2011; Curthoys, 2020; Kossowski, 2022).

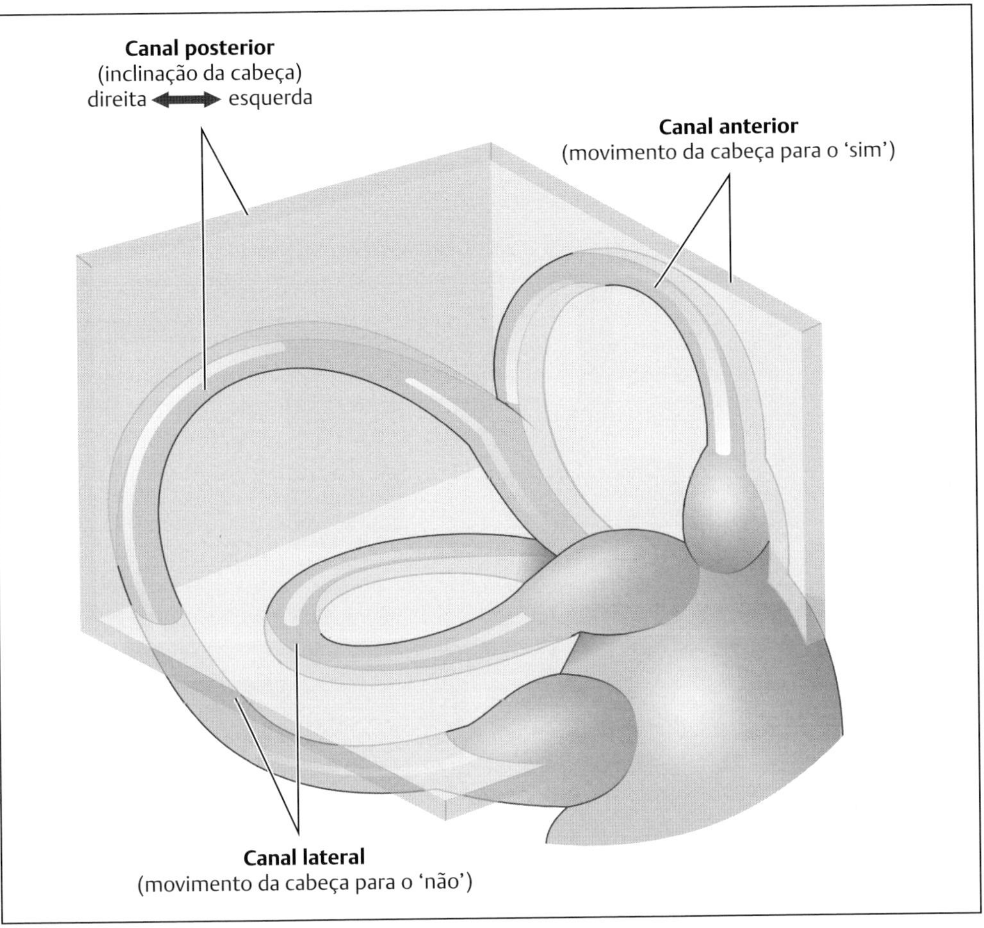


**Fig. 1-4.** Representação dos canais semicirculares.

As máculas otolíticas possuem fileiras de células ciliadas, arranjadas em torno de uma linha de polaridade reversa (LPR), onde as células de um lado da linha estão dispostas em direção oposta às células do outro lado da linha. Isso gera um padrão que permite que o mesmo lado/mácula otolítica seja estimulado ou inibido com o mesmo movimento, princípio que auxilia na codificação do movimento para o SNC, amplificando os sinais recebidos nos núcleos vestibulares. A fina faixa de receptores que margeia a LPR é denominada estríola. Assim, um grupo de células de um lado da estríola está com os cinocílios direcionados para a estríola, enquanto o grupo de células do outro lado encontra-se disposto de forma espelhada a este, conforme ilustrado nas Figuras 1-7 e 1-8 (Pereira, 2015; Tideli, 2020).

Os otólitos são formados durante o período embrionário, e não se regeneram em caso de perda otolítica. Há hipóteses etiológicas que a vertigem postural paroxística benigna (VPPB) seja uma doença utricular, em que rupturas da membrana otolítica, redução da viscosidade da mácula utricular induzida por alterações na composição bioquímica da endolinfa e degradação da rede proteica, que forma uma das camadas da membrana otolítica, sejam as responsáveis pela liberação de otólitos que migram para os CSCs (Lévêque *et al.*, 2009).

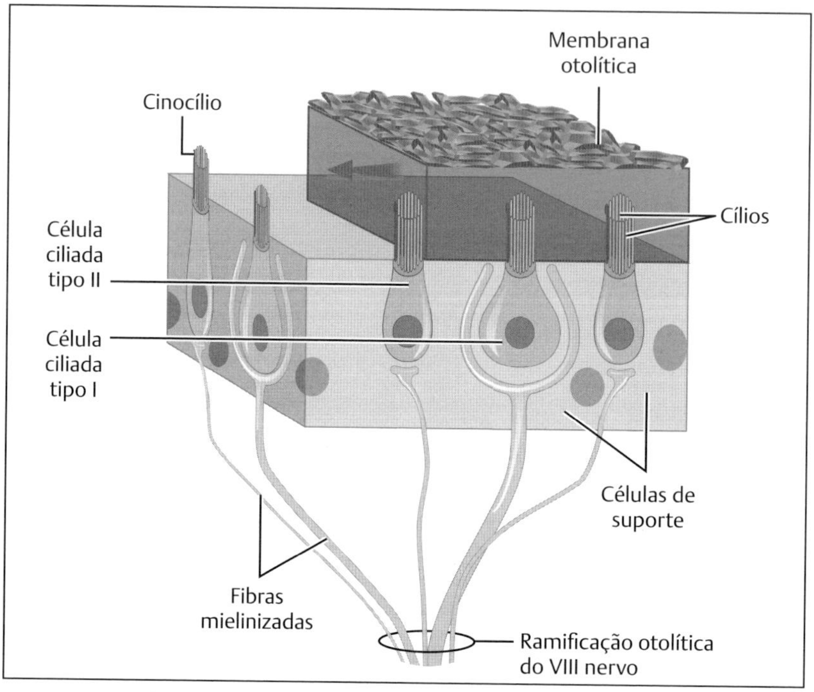


**Fig. 1-5.** Representação de mácula otolítica. (Ver Prancha em Cores.)

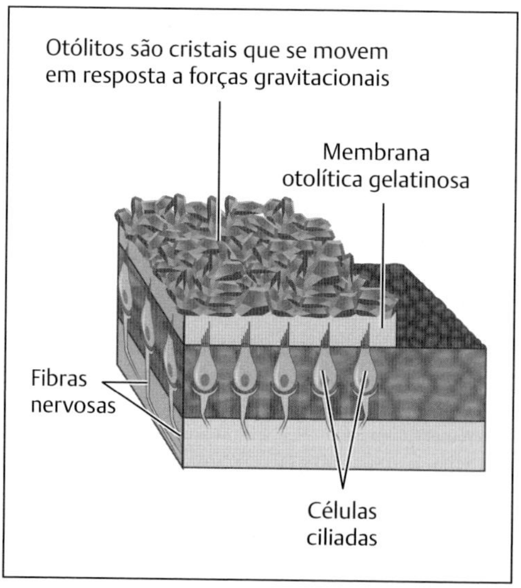


**Fig. 1-6.** Representação de mácula otolítica. Destaque para a membrana otolítica. (Ver Prancha em Cores.)

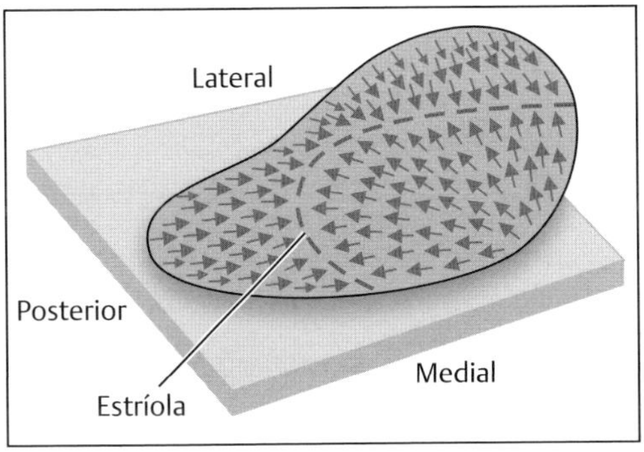


**Fig. 1-7.** Estríola da mácula do utrículo e disposição vetorial das células ciliadas ao redor da estríola. (Ver Prancha em Cores.)

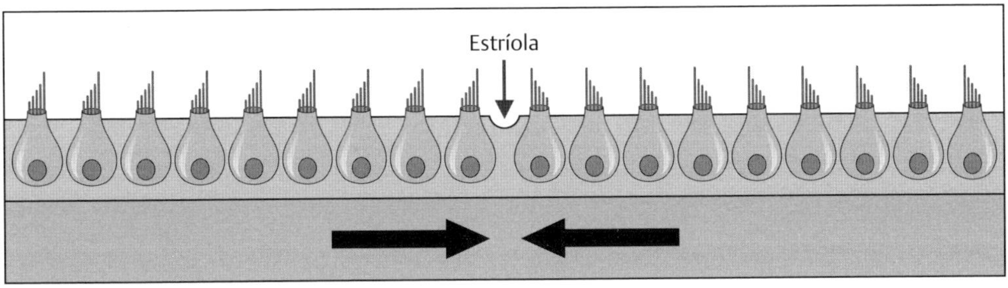


**Fig. 1-8.** Representação da estríola dos órgãos otolíticos. (Ver Prancha em Cores.)

## Células Ciliadas

As células ciliadas vestibulares detectam movimentos, em escala nanométrica, induzidos pela movimentação da endolinfa, em posições estáticas ou por movimentos de cabeça. São capazes de converter os estímulos mecânicos em sinais eletroquímicos que são transmitidos e interpretados pelo SNC. Embora os órgãos sensoriais da orelha interna tenham uma origem evolutiva comum e compartilhem muitas características, esses dois órgãos, auditivos e vestibulares, também são munidos de diferenças que os especializam na codificação de diferentes modalidades sensoriais (Sadeghi; Géléoc, 2022; Curthoys *et al.*, 2021).

Graças a diferenças estruturais e fisiológicas encontradas em tipos celulares distintos (I e II) nas máculas otolíticas e nas ampolas dos CSCs, diversas frequências de movimento podem ser percebidas pelos labirintos. As células ciliadas vestibulares possuem de 40 a 100 estereocílios, formados por filamentos de actina, e um cinocílio, maior, formado por microtúbulos, cuja orientação irá caracterizar a polaridade celular; ocorre despolarização quando os estereocílios vão em direção ao cinocílio, e inibição/hiperpolarização quando os estereocílios se afastam do cinocílio.

As células ciliadas do tipo I (fásicas) possuem corpo com formato de cálice e terminação nervosa irregular, em forma de cálice também, que circunda o corpo celular, respondendo a frequências mais altas de movimentos. Possuem fileiras de estereocílios amplas e densas. As células do tipo I não estão em contato direto com as fibras eferentes que se projetam sobre o cálice, e têm potencial de repouso em torno de -70 mV; localizam-se na porção mais próxima da estríola, nos órgãos otolíticos, e mais próximas ao ápice da crista ampular dos CSCs.

As células ciliadas do tipo II (tônicas), mais antigas do ponto de vista filogenético, possuem corpo cilíndrico e terminações nervosas regulares, com estereocílios menores e menos densos, com um cinocílio alargado. Fazem sinapses diretas, tanto aferentes quanto eferentes, na porção basal da célula, e respondem a frequências mais baixas de movimento e manutenção de posições estáticas. Possuem potencial de repouso em torno de 45 mV e localizam-se mais na periferia das máculas otolíticas e das cúpulas dos CSCs (Curthoys, 2020; Curthoys *et al.*, 2017; Lévêque *et al.*, 2009).

A Figura 1-9 representa, esquematicamente, as células ciliadas vestibulares dos tipos I e II encontradas nas máculas otolíticas.

A codificação do movimento dependerá dos pulsos elétricos gerados pelo conjunto das células ciliadas, que, devido às suas características estruturais, serão despolarizadas ou hiperpolarizadas, de acordo com o fluxo endolinfático e às características físicas de deformação e retorno à posição natural da cúpula dos CSCs e das membranas otolíticas, durante e após os movimentos da cabeça. Essas deformações nas cúpulas e membranas otolíticas podem ocorrer por velocidade constante ou por impulsos de aceleração, representando um modelo sem frequência de ressonância, o que permite a detecção de respostas, e, por conseguinte, a avaliação de múltiplas faixas de frequência, numa espécie de "tonotopia" vestibular. A Figura 1-10 representa esquematicamente os estágios de transdução mecanoelétrica do movimento em pulsos neurais, por uma célula ciliada do tipo I localizada na crista ampular. Mecanismo semelhante ocorre nas células maculares. As diferenças estruturais nas sinapses das células do tipo I e II e sua regularidade de transmissão dos pulsos elétricos são fundamentais para ambos os sistemas de percepção dos movimentos: tônico e fásico. Na realização dos VEMPs com o uso de estímulo acústico, por via aérea ou óssea, as respostas referem-se principalmente às células de tipo I (Dlugaiczyk, 2020; Curthoys, 2010; Curthoys *et al.*, 2017, 2021; Halmagyi; Curthoys, 2018; IM, 2013; Lévêque *et al.*, 2009).

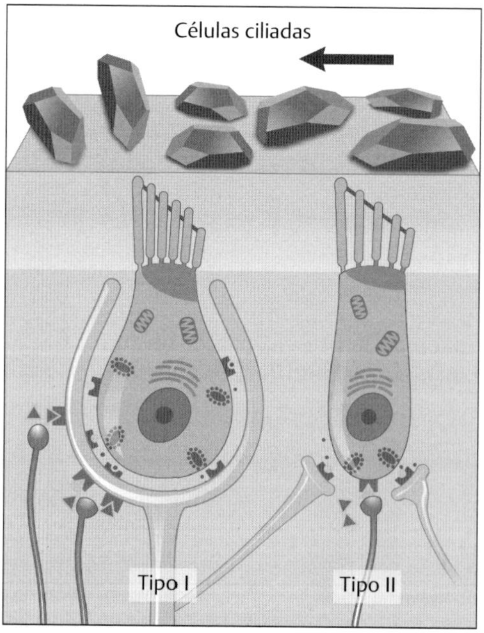


**Fig. 1-9.** Diferenças estruturais entre as células de tipo I, de formato arredondado e envolto por várias terminações nervosas, e tipo II, de formato cilíndrico e com uma única terminação nervosa. (Ver Prancha em Cores.)

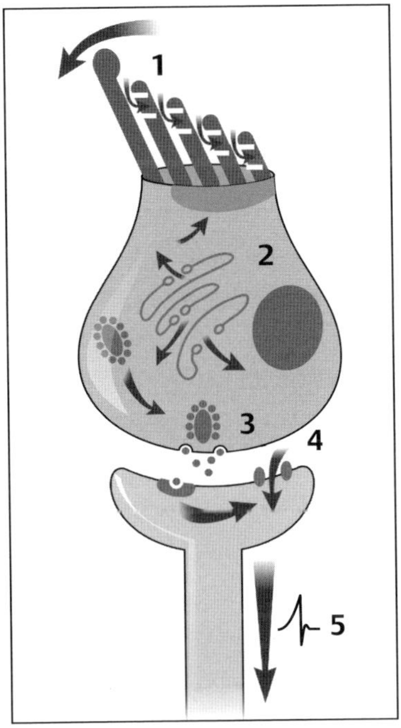


**Fig. 1-10.** Esquema da mecanotransdução de células ciliadas vestibulares em cinco estágios. *(1)* A deflexão na direção da despolarização celular induz a abertura dos canais de transdução de potássio e o aparecimento de uma corrente de mecanotransdução IMET. *(2)* A corrente de mecanotransdução IMET causa despolarização celular que abre canais de cálcio dependentes de voltagem no retículo endoplasmático (em laranja). *(3)* O aumento do cálcio citosólico induz a fusão da vesícula sináptica na membrana e liberação de glutamato na sinapse. *(4)* O receptor de glutamato pós-sináptico é ativado, abrindo canais de sódio dependentes de voltagem. *(5)* A entrada de sódio na fibra nervosa provoca o aparecimento do potencial de ação (PA). (Ver Prancha em Cores.)

É importante destacar que as máculas otolíticas possuem, aderidas à membrana gelatinosa que recobre as células ciliadas, inúmeros fragmentos de carbonato de cálcio, denominados cristais de cálcio, otólitos ou otocônias. A presença dos otólitos nas máculas constitui uma massa inercial que favorece o deslocamento dos cílios, fundamental para o pleno funcionamento das máculas otolíticas. A transdução mecanoelétrica ocorre com a ativação dos canais de cálcio, induzidos pelo deslocamento dos estereocílios em direção ao cinocílio, levando à liberação de vesículas de neurotransmissor glutaminérgico nas sinapses. Contudo, há uma diferença entre o funcionamento elétrico das células ciliadas de tipo I (fásicas) e II (tônicas). Embora ambas sejam polarizadas quando os estereocílios se dirigem ao cinocílio, nas células de tipo II ocorre descarga elétrica em repouso, e a mobilidade do penacho ciliar aumenta no sentido da polarização e diminui no sentido contrário, refletindo na atividade elétrica da célula. A própria distribuição das células ciliadas ao redor da estríola compõem um arranjo vetorial que inicia a codificação do movimento (ou posição) para o SNC. Embora seja creditado às máculas otolíticas a função de detecção dos deslocamentos horizontais da cabeça, o SNC é incapaz de identificar se houve rotação ou apenas inclinação lateral da cabeça. É a integração das informações otolíticas e das cristas dos CSCs que resolve a ambiguidade e permite o ajuste correto da posição da cabeça e dos olhos nas translações cefálicas (Angelaki *et al.*, 2004; Angelaki; Yakusheva, 2009; Halmagyi *et al.*, 2017; Merfeld, Zupan, Gifford, 2001; Shaikh *et al.*, 2005; Day; Fitzpatrick, 2005).

Durante as acelerações, o deslocamento da membrana otolítica, modificando a posição dos estereocílios, induz a abertura de canais de cálcio e os mecanismos bioquímicos que irão despolarizar as células ciliadas. É um *modus operandi* similar a um acelerômetro. Contudo, esse modelo não explicaria a possibilidade de estimulação das máculas otolíticas com estímulos sonoros, já que os otólitos compõem uma massa inercial, cuja resistência interferiria no deslocamento da membrana otolítica induzida pelo som. Assim, estudos levaram à análise biomecânica do funcionamento otolítico induzido por som e propuseram um modelo similar a um sismógrafo para o funcionamento otolítico em altas frequências. Por conseguinte, concluíram que a camada de células ciliadas vibra em ressonância com o estímulo sonoro por via aérea ou óssea, e a movimentação das células em relação às otocônias (imóveis pela inércia) induz o movimento relativo dos cílios em relação à membrana otolítica, gerando a abertura dos canais de cálcio e toda a cascata de eventos subsequentes (Dlugaiczyk, 2020; Moravec; Peterson, 2004).

## PROJEÇÕES NEURAIS

Além dos botões sinápticos aferentes (em forma de cálice nas células tipo I e distribuídos na porção basal das células de tipo II), o neuroepitélio das máculas recebe fibras eferentes provenientes, em sua maioria, de um núcleo adjacente dos núcleos vestibulares no tronco encefálico, bem como de células cerebelares, com a interação das aferências visuais e proprioceptivas, sabidamente envolvidas no mecanismo de equilíbrio corporal. O neurotransmissor predominante no sistema vestibular eferente é a acetilcolina, e terá efeito excitatório ou inibitório de acordo com a localização, estado de excitação da célula e o tipo de receptor (nicotínico, com efeito inibidor, ou muscarínico, com efeito excitatório) (Day; Fitzpatrick, 2005; Lévêque *et al.*, 2009).

A atividade elétrica gerada pela estimulação sonora (por via aérea ou óssea), na porção vestibular da orelha interna, promove modificações nas descargas neurais das fibras aferentes dos órgãos otolíticos, enquanto os CSCs não têm atividade elétrica modificada. Esse mecanismo se dá provavelmente pela pequena intensidade do fluxo endolinfático nos CSCs induzidos pelas vibrações sonoras transmitidas à endolinfa, que são incapazes de deslocar a cúpula e os estereocílios das cristas ampulares. Ao contrário, na existência de uma terceira janela, além das janelas oval e redonda, a biomecânica das correntes endolinfáticas é alterada, gerando fluxo suficiente para o deslocamento da crista ampular do CSC anterior. Esse fluxo gera uma atividade elétrica despolarizante "adicional", captada pelos eletrodos durante a realização dos potenciais evocados miogênicos vestibulares, o que explica o porquê de as amplitudes elevadas deste potencial estarem relacionadas com o diagnóstico de deiscência do canal semicircular superior. Outras patologias, como aqueduto vestibular alargado e as denominadas síndromes da terceira janela, teriam achados semelhantes (Curthoys *et al.*, 2018; Dlugaiczyk, 2020; Ota; Sakagami; Kitahara, 2021).

Evidências anatômicas e neurofisiológicas indicam que as aferências utriculares projetam-se predominantemente para os neurônios vestíbulo-oculares no tronco encefálico, enquanto as aferência saculares dirigem-se principalmente aos neurônios vestibuloespinhais na medula. Há predominância nessa divisão funcional que não é completa: 10% das aferências saculares seguem juntamente com as aferências utriculares no nervo vestibular superior. Porém, foi demonstrado em estudos em pacientes com neurite vestibular que há especificidade clinicamente relevante que nos leva à distinção clínica entre o potencial evocado miogênico vestibular ocular – oVEMP – para avaliação da função utricular contralateral e o potencial evocado miogênico vestibular cervical – cVEMP – para a avaliação da função sacular ipsilateral (Curthoys *et al.*, 2018; Dlugaiczyk, 2020; Ota; Sakagami; Kitahara, 2021).

As informações elétricas, advindas dos CSCs e dos órgãos otolíticos, são transmitidas por meio do ramo superior e inferior da porção vestibular, pertencentes ao nervo vestibulococlear – VIII par craniano – até os núcleos vestibulares no tronco cerebral. O ramo superior irá transmitir informações dos CSCs anteriores, laterais e do utrículo. O ramo inferior da porção vestibular do VIII par craniano irá transmitir as informações do canal semicircular posterior e do sáculo. A Figura 1-11 mostra a relação anatômica entre os ramos superior e inferior do nervo vestibular, que em conjunto com o ramo coclear, irão compor o VIII par craniano. O VIII par, nervo vestibulococlear, segue paralelamente ao nervo facial (VII par), adentrando o meato acústico interno (Drake, 2009; Curthoys *et al.*, 2018; Dlugaiczyk, 2020; Ota; Sakagami; Kitahara, 2021; Site Vestibular First).

Assim como na cóclea, as células ciliadas vestibulares estão tonicamente ativas e liberam neurotransmissores nas sinapses dos neurônios sensoriais primários do ramo vestibular do nervo vestibulococlear. As fibras aferentes do tipo I são irregulares e nelas ocorre descarga elétrica induzida pelos movimentos; existem axônios mais calibrosos e com velocidade maior de condução do impulso nervoso, quando comparada à das fibras de tipo II. Neurônios/fibras tipo I são encontrados em maior número na região central das máculas e vértices das cúpulas dos CSCs. Os neurônios/fibras irregulares possuem mecanismo contínuo de descarga elétrica advindo das células tipo II, que é modulada de acordo com

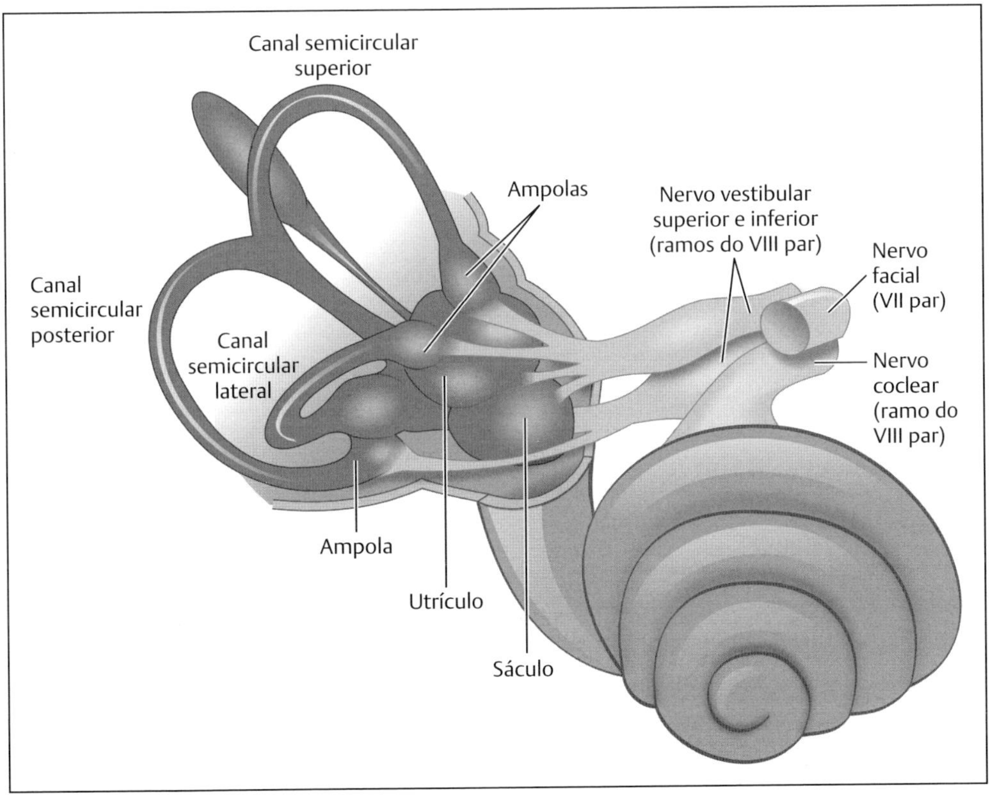


**Fig. 1-11.** Formação do VIII par craniano. Nervo vestibular superior (aferências ampulares dos canais semicirculares anterior e lateral e aferências do utrículo); nervo vestibular inferior (aferência ampular do canal semicircular posterior e aferências do sáculo); nervo coclear. Em corte, relação anatômica com o nervo facial (VII par craniano). (Ver prancha em Cores.)

os movimentos dos estereocílios. As fibras são menores que as de tipo I e encontram-se prioritariamente nas periferias das máculas e cúpulas dos CSCs (Lévêque *et al.*, 2009; Curthoys *et al.*, 2018; Dlugaiczyk, 2020; Ota; Sakagami; Kitahara, 2021).

A via neural do cVEMP é avaliada por meio de uma resposta inibitória captada no músculo esternocleidomastóideo (ECM), ativamente contraído, cujo início é a mácula sacular. O sinal elétrico segue caminho pelo nervo vestibular inferior, complexo nuclear vestibular e, com contribuições de fibras do trato vestibuloespinhal medial, alcança o núcleo do nervo acessório (XI par craniano), que inerva o músculo ECM. As respostas do cVEMP referem-se, então, ao funcionamento sacular e de toda a via ipsilateral (Papathanasiou *et al.*, 2014; Colebatch; Halmagyi, 1992).

A via neural do oVEMP é uma resposta excitatória, captada no músculo extraocular do músculo oblíquo inferior, cujo caminho neural se inicia na mácula utricular, projeta-se pelo nervo vestibular superior até os núcleos vestibulares, e, por meio do fascículo longitudinal medial (FLM), alcança o núcleo oculomotor (III par craniano), que inerva o músculo oblíquo inferior contralateral à orelha estimulada (Mcangus Todd; Rosengren; Colebatch, 2003; Todd, 2001; Todd *et al.*, 2007; Todd; Rosengren; Colebatch, 2008).

Os neurônios sensoriais vão fazer sinapses nos núcleos vestibulares do bulbo ou podem seguir diretamente para o cerebelo, onde se dá o processamento do equilíbrio. Estímulos seguem, ainda, por meio de vias colaterais, do bulbo para o cerebelo ou podem também ascender pela formação reticular e pelo tálamo, até alcançarem o córtex cerebral, como indicado na Figura 1-12. É importante destacar que grande parte das informações vestibulares não são percebidas conscientemente pelo indivíduo, dada a natureza da função vestibular e sua importância para a preservação do organismo como um todo (Silverthorn, 2010; Bertolini *et al.*, 2012; Cullen, 2012; Lopez; Borel; Lacour, 2005; Shaikh; Manto, 2022).

Em nível cervical, as vias otolíticas aferentes conectam-se aos músculos extensores ipsilaterais ao lado da via excitatória. Enquanto as vias utrículo-espinhais, relacionam-se principalmente à estabilização da cabeça nas mudanças de aceleração linear no sentido anteroposterior e lateral, as vias sáculo-espinhais relacionam-se bilateralmente na estabilização do pescoço durante os movimentos verticais (para cima e para baixo). Como dito anteriormente, embora haja predominância das projeções utriculares para os músculos

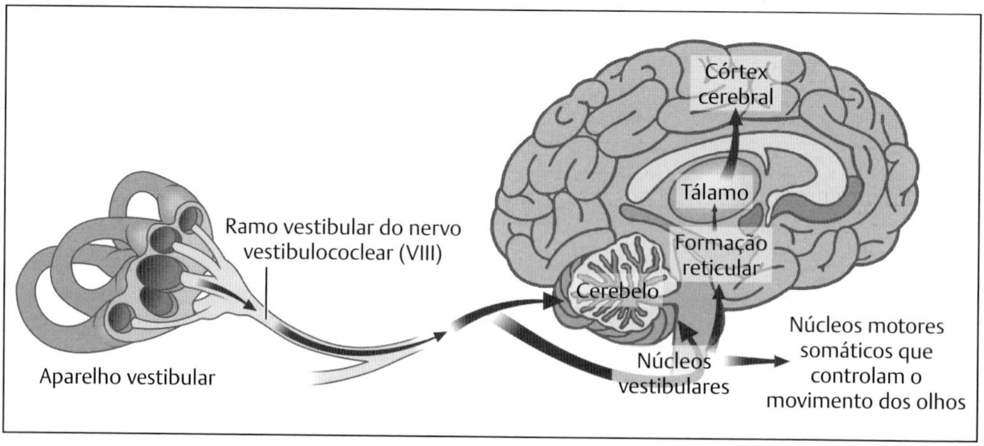


**Fig. 1-12.** Parte das projeções neurais das vias vestibulares. (Ver Prancha em Cores.)

estabilizadores dos olhos, uma pequena parte das aferências das máculas saculares participa das respostas oculomotoras por meio da ativação dos músculos reto superior e oblíquo superior ipsilaterais e do reto inferior contralateral. Existem ainda projeções para os núcleos que inervam os músculos oblíquos superior e inferior, o que explica a torção ocular apresentada por pacientes com lesões nas vias otolíticas e ou alterações da vertical visual subjetiva (Ramos De Miguel *et al.*, 2020).

O processamento vestibular central ocorre em diversas instâncias, por meio de mecanismos de redundância e *mismatch* sensorial, proporcionando ajustes contínuos dos sistemas envolvidos (Shaikh; Manto, 2022).

## MATURAÇÃO DAS VIAS NEURAIS

As evidências indicam que o controle postural ocorre a partir do amadurecimento dos sistemas sensoriais individuais e dos mecanismos de integração sensorial (Foudriat; Fabio; Anderson, 1993). Embora já existam respostas motoras reflexas ao nascimento, a maturação das vias neurais relacionadas com a manutenção da postura e demais funções do sistema vestibular continuam até aproximadamente a adolescência. Os marcos no desenvolvimento motor são de grande valia na identificação de possíveis prejuízos ao sistema vestibular, devendo ser utilizados como indicadores para a avaliação vestibular em crianças. O aparato fisiológico para execução dos reflexos vestíbulo-oculares amadurece ao redor de um ano de idade; enquanto o aparato para execução dos reflexos vestibuloespinhais continua se desenvolvendo até os quinze anos de idade (Lefrèvre,1976; Caovilla, 1998; Kaga, 1999; Herdman, 2002; Brandt, 2009; Carvalho, 2021).

A função somatossensitiva parece surgir entre os 3 e 6 anos de idade, e, só a partir dos quatro anos, a criança consegue se manter em posição ereta com os pés juntos e sem controle visual, visto que os estímulos proprioceptivos conscientes fornecem informações suficientes, uma vez que a criança já se encontra madura do ponto de vista funcional (Lefrèvre,1976).

Crianças menores de sete anos e meio apresentam as funções dos sistemas visuais e vestibulares ainda imaturas (Foudriat; Fabio; Anderson, 1993).

A maturação da integração sensorial para o equilíbrio ocorre entre os sete e os quinze anos de idade. Déficits de integração central podem impactar o desenvolvimento motor, psicológico, de linguagem, de aprendizagem e, até mesmo, do sono (Caovilla, 1998).

A capacidade do indivíduo de ser e agir, do ponto de vista neuropsicomotor, depende da integração e interações sociais, cognitivas, emocionais, simbólicas e físicas. O desenvolvimento motor é a base para habilidades psicológicas, sendo determinante para a aquisição adequada de áreas psicomotoras básicas, como esquema corporal, postura, equilíbrio, habilidades motoras finas, espaço, tempo e ritmo (Peñeñory *et al.*, 2016). Assim, o desenvolvimento do controle postural é primordial para o desenvolvimento psicossocial da criança, sendo este com início a partir dos cinco anos de idade nas crianças do sexo feminino, e dos seis anos nas crianças do sexo masculino (Fujiwara; Kiyota; Yaguchi, 2011).

A percepção de lateralidade, navegação espacial, referencial vertical gravitacional, profundidade, direção, dentre outras, permite a correlação entre o mundo exterior e o planejamento motor, influenciando aspectos cognitivos por meio da interação com o ambiente, e depende também da informação vestibular proveniente das máculas otolíticas, motivo pelo qual os VEMPs podem ser amplamente utilizados para a avaliação da população pediátrica (Lefrèvre,1976; Caovilla, 1998; Kaga, 1999; Herdman, 2002; Brandt, 2009; Carvalho, 2021).

## CONCLUSÃO

Embora o termo "equilíbrio" seja utilizado indistintamente para a manutenção da estabilidade corporal, durante os movimentos, o sistema vestibular também está envolvido no ajuste postural (estático). A literatura descreve vias neurais distintas, eventualmente compartilhadas entre os dois processos, bem como a influência do tônus muscular e oscilações de força aplicada aos músculos e articulações. A integração com as demais informações de equilíbrio/posturais envolve mecanismos não lineares e não puramente reflexos. Os processos de aprendizagem do indivíduo ocorrem por meio de experiências corporais e/ou posturais prévias para fins da correta orientação corporal em relação à gravidade. Esse processo é desenvolvido ao longo de milhares de anos de evolução da espécie humana. O processamento dessas informações ocorre em diversas regiões do SNC, inclusive no córtex, compondo uma habilidade motora complexa que envolve, necessariamente, métodos diversos para sua correta avaliação (Angelaki; Cullen, 2008; Cullen, 2012; Ferrè; Walther; Haggard, 2015; Green; Angelaki, 2003, 2010; Ivanenko; Gurfinkel, 2018).

Assim, o estudo da anatomofisiologia vestibular, direcionada aos métodos de avaliação, facilita a compreensão de como ocorre a integração do vestíbulo ao sistema mais complexo de percepção postural e dos movimentos no ambiente, o que é fundamental para a correta interpretação dos exames. Neste contexto, a partir das informações sobre a fisiologia vestibular, é possível relacionar os achados no processo de diagnóstico, viabilizando a correta abordagem para o tratamento dos transtornos do equilíbrio quanto às suas causas, o que se traduz em assertividade na abordagem do paciente com tontura.

**Palavras-chave:** sistema vestibular; órgãos otolíticos; canais semicirculares; nervo vestibular; vias vestibulares centrais.

## REFERÊNCIAS BIBLIOGRÁFICAS


ANGELAKI, D. E. *et al.* Neurons compute internal models of the physical laws of motion. **Nature,** v. 430, n. 6999, p. 560-564, 2004.

ANGELAKI, D. E.; CULLEN, K. E. Vestibular system: The many facets of a multimodal sense. **Annual Review of Neuroscience**, v. 31, p. 125-150, 2008.

ANGELAKI, D.E., YAKUSHEVA, T.A. How vestibular neurons solve the tilt/translation ambiguity: Comparison of brainstem, cerebellum, and thalamus. Annals of the New York Academy of Sciences. **Anais Blackwell Publishing Inc.,** v.1164, p.19-28, 2009.

BARTEL-FRIEDRICH, S.; WULKE, C. Classification and diagnosis of ear malformations. **GMS current topics in otorhinolaryngology, head and neck surgery**, v. 6, p.05, 2007.

BERTOLINI, G. *et al.* Is Vestibular Self-Motion Perception Controlled by the Velocity Storage? Insights from Patients with Chronic Degeneration of the Vestibulo-Cerebellum. **PLoS ONE**, v. 7, n. 6, p. e36763, 2012.

BRANDT, T. **Vertigo: its multisensory sydromes**. 2 ed., Londres: Springer-Verlag, 2009.

BROTTO, D. *et al.* Vestibular anomalies and dysfunctions in children with inner ear malformations: A narrative review. **Frontiers in Pediatrics**, v. 11, p. 01-13, 2023.

CAOVILLA, H.H. **O equilíbrio corporal e os distúrbios da comunicação humana**. In: GANANÇA, M. M.; VIEIRA, R. M.; CAOVILLA, H. H. Princípios de otoneurologia. São Paulo: Atheneu, 1998. p. 1-2.

CARVALHO, M.P.F. *et al.* Estratégias de análise do desenvolvimento motor em crianças com dificuldade de aprendizagem: uma revisão integrativa. **Research, Society and Development**, v. 10, n. 16, p. e530101623932-e530101623932, 2021.

COCHARD, L. R. **Netter's Atlas of Human Embryology**. 7a ed. Philadelphia: Elsevier, 2012. p. 105-110.

COLEBATCH, J. G.; HALMAGYI, G. M. Vestibular evoked potentials in human neck muscles before and after unilateral vestibular deafferentation. **Neurology**, v. 42, n. 8, p. 1635-1636, 1992.

CULLEN, K. E. The vestibular system: multimodal integration and encoding of self-motion for motor control. **Trends in Neurosciences**, v. 35, n. 3, p. 185-196, 2012.

CURTHOYS, I. S. A critical review of the neurophysiological evidence underlying clinical vestibular testing using sound, vibration and galvanic stimuli. **Clinical Neurophysiology**, v.121, n. 2, p.132-144, 2010.

CURTHOYS, I. S. *et al.* Otolithic receptor mechanisms for vestibular-evoked myogenic potentials: A review. **Frontiers in Neurology**, v. 9, n. 366, p.1-15, 2018.

CURTHOYS, I. S. *et al.* Similarities and Differences Between Vestibular and Cochlear Systems – A Review of Clinical and Physiological Evidence. **Frontiers in Neuroscience**, v. 15, 2021.

CURTHOYS, I. S. *et al.* Sustained and Transient Vestibular Systems: A Physiological Basis for Interpreting Vestibular Function. **Frontiers in Neurology**, v. 8, a. 117, p. 1-15, 2017.

CURTHOYS, I. S. The Anatomical and Physiological Basis of Clinical Tests of Otolith Function. A Tribute to Yoshio Uchino. **Frontiers in Neurology**, v. 11, 2020.

DASGOUPTA, S. **History of Vestibular Medicine**. 2021. Disponível em: https://www.intvest.org/history-of-vestibular-medicine. Acesso em 21abr2023.

DAY, B. L.; FITZPATRICK, R. C. The vestibular system. **Current biology**, v. 15, n. 15, p. R583-R586, 2005.

DLUGAICZYK, J. Evidence-based diagnostic use of VEMPs. **HNO**, v. 68, n. S2, p. 69-78, 2020.

DRAKE, R. L. **Regional anatomy: Ear.** In: Gray´s anatomy for students. 2nd edition. Elsevier, 2009, p. 278-1305.

ENGLAND, R. J. A.; SHAMIL, E. (Ed.). **Scott-Brown's Otorhinolaryngology Head and Neck Surgery**. Eighth edition. Boca Raton: CRC Press, 2018.

FERRÈ, E. R.; WALTHER, L. E.; HAGGARD, P. Multisensory Interactions between Vestibular, Visual and Somatosensory Signals. **PLOS ONE**, v. 10, n. 4, p. e0124573, 2015.

FOUDRIAT, B. A.; DI FABIO, R. P.; ANDERSON, J. H. Sensory organization of balance responses in children 3-6 years of age: a normative study with diagnostic implications. **International Journal of Pediatric Otorhinolaryngology**, v. 27, n. 3, p. 255-271, 1993.

FUJIWARA, K.; KIYOTA, T.; YAGUCHI, C. Age-related changes and sex differences in postural control adaptability in children during periodic floor oscillation with eyes closed. **Journal of Physiological Anthropology**, v. 30, n. 5, p. 187-194, 2011.

GREEN, A. M.; ANGELAKI, D. E. Internal models and neural computation in the vestibular system. **Experimental Brain Research**, v. 200, n. 3–4, p. 197–222, 24 jan. 2010.

GREEN, A. M.; ANGELAKI, D. E. Resolution of Sensory Ambiguities for Gaze Stabilization Requires a Second Neural Integrator. **The Journal of Neuroscience**, v. 23, n. 28, p. 9265–9275, 2003.

HALMAGYI, G. M. *et al.* The video head impulse test. **Frontiers in Neurol.,** v. 8, n.9. 2017.

HALMAGYI, G. M.; CURTHOYS, I. S. The video head impulse test in clinical practice. **Neurology**, v. 35, n. 1, p. 1-5, 2018.

HERDMAN, S.J. **Reabilitação vestibular**. São Paulo: Manole; 2002.

IM, S. Anatomy and Physiology of Balance. **Brain & Neurorehabilitation**, v. 6, n. 2, p. 47, 2013.

IVANENKO, Y.; GURFINKEL, V. S. **Human postural control. Frontiers in Neuroscience** Frontiers Media S.A. 20 mar. 2018.

KAGA, K. Vestibular compensation in infants and children with congenital and acquired vestibular loss in both ears. **International Journal of Pediatric Otorhinolaryngology**, v.49, p.215-224, 1999.

KOSSOWSKI, M. Exploración de las estructuras otolíticas. **EMC - Otorrinolaringología,** v. 51, n. 2, p. 1-10, 2022.

LEFRÈVRE, A.B. **Exame Neurológico Evolutivo do pré-escolar normal.** São Paulo: Sarvier, 1976.

LÉVÊQUE, M. *et al.* Fisiología vestibular: bases anatómicas, celulares, inmunohistoquímicas y electrofisiológicas. **EMC - Otorrinolaringología**, v. 38, n. 4, p. 1-15, 2009.

LOPEZ, C.; LACOUR, M.; BOREL, L. Perception de la verticalité et représentations spatiales dans les aires corticales vestibulaires. **Bipédie, contrôle postural et représentation corticale**, p. 35-86, 2005.

MCANGUS TODD, N. P.; ROSENGREN, S. M.; COLEBATCH, J. G. A short latency vestibular evoked potential (VsEP) produced by bone-conducted acoustic stimulation. **The Journal of the Acoustical Society of America**, v. 114, n. 6, p. 3264-3272, 2003.

MERFELD, D. M., ZUPAN, L. H., GIFFORD, C. A. Neural Processing of Gravito-Inertial Cues in Humans. II. Influence of the Semicircular Canals During Eccentric Rotation. **Journal of Neurophysiology**, v. 85, n. 4, p.1648-1660, 2001.

MORAVEC, W. J.; PETERSON, E. H. Differences Between Stereocilia Numbers on Type I and Type II Vestibular Hair Cells. **Journal of Neurophysiology**, v. 92, n. 5, p. 3153-3160, 2004.

MULLER, M. Mechanical aspects of the semicircular ducts in the vestibular system. **Biological Cybernetics**, v. 114, n. 4–5, p. 421-442, 2020.

MUROFUSHI, T.; KAGA, K. **Vestibular Evoked Myogenic Potential**. Tokyo: Springer Japan, 2009.

NEVES, I.L. **Otoneurologia Clínica**. 2ed_book – 2019. Disponível em: https://www.scribd.com/document/497339803/Aborl-Otoneurologia-Clinica-2ed-book-2019. Acesso em: 10/07/2023.

OTA, I.; SAKAGAMI, M.; KITAHARA, T. The Third Mobile Window Effects in Otology/Neurotology. **The Journal of International Advanced Otology**, v. 17, n. 2, p. 156-161,2021.

PABLO, V. L. Embriología del oído. *In:* **Métodos de exploración vestibular**: guías y apuntes: Guía y apuntes para introducir al estudiante al mundo del sistema vestibular y su evaluación. 82p. 2018. Disponível em: <https://pt.scribd.com/document/377097220/1-Metodos-de-Exploracion-Vestibular-Guias-y-Apuntes#>. Acesso em 03.jul.2023.

PAPATHANASIOU, E. S. *et al.* International guidelines for the clinical application of cervical vestibular evoked myogenic potentials: An expert consensus report. **Clinical Neurophysiology**, 2014.

PEÑEÑORY, V. M. *et al.* **Review of systems to train psychomotor skills in hearing impaired children.** REHAB, Lisbon, Portugal. p. 13-14, 2016.

PEREIRA, C. B. **Sistema vestibular: anatomia e fisiologia**. 21p, 2015. Disponível em: <https://pt.scribd.com/document/276512570/Sistema-Vestibular-Anatomia-e-Fisiologia#>. Acesso em 10.jul.2023.

PERES, R. P. P. C. **Doença de Ménière: a propósito de um caso clínico.** 2001. Dissertação (Mestrado Integrado em Medicina) – Faculdade de Medicina, Universidade de Lisboa, Portugal, 2019.

RAMOS DE MIGUEL, A. *et al.* The Superiority of the Otolith System. **Audiology and Neurotology**, v. 25, n. 1-2, p. 35-41, 2020.

RUBIO, M. C. G.; CANDUELA, P. D. C.; NICOLÁS, J. L. L. Embriología del Oído. **Libro virtual de formación en ORL.** 13p. 2009. Disponível em: <https://seorl.net/PDF/Otologia/001%20-%20EMBRIOLOG%C3%8DA%20DEL%20O%C3%8DDO.pdf>. Acesso em: 03 jul. 2023.

SADEGHI, S.G.; GÉLÉOC, G.S.G. Editorial: Commonalities and Differences in Vestibular and Auditory Pathways. **Frontiers in Neuroscience**., v. 23, n. 16, 876798, 2022.

SHAIKH, A. G. *et al.* Sensory Convergence Solves a Motion Ambiguity Problem. **Current Biology,** v.15, n.18, p.1657-1662, 2005.

SHAIKH, A. G.; MANTO, M. Correlates for Human Self-Rotation Estimators Are Found. **The Cerebellum**, 2022.

SILVERTHORN, D.U. **Fisiologia humana. Uma abordagem integrada**. Porto Alegre: Artmed, 2010. 992p.

SITE. Vestibular First - 3 Easy Steps to find the affected side in HC BPPV! 2023. Disponível em: https://vestibularfirst.com/horizontal-canal-bppv/. Acesso em 03.set.2023.

TIDELI C. **Posicionamento de células ciliadas em máculas**. 2020. Disponível em: <https://commons.wikimedia.org/wiki/File:Estr%C3%ADola.png>. Acesso em: 10 jul. 2023.

TODD, N. Evidence for a behavioral significance of saccular acoustic sensitivity in humans. **The Journal of the Acoustical Society of America**, v. 110, n. 1, p. 380-390, 2001.

TODD, N. P. M. A. et al. Ocular vestibular evoked myogenic potentials (OVEMPs) produced by air- and bone-conducted sound. **Clinical Neurophysiology**, v. 118, n. 2, p. 381-390, 2007.

TODD, N. P. M.; ROSENGREN, S. M.; COLEBATCH, J. G. Ocular vestibular evoked myogenic potentials (OVEMPs) produced by impulsive transmastoid accelerations. **Clinical Neurophysiology**, v. 119, n. 7, p. 1638-1651, 2008.

UCHINO, Y.; KUSHIRO, K. Differences between otolith- and semicircular canal-activated neural circuitry in the vestibular system. **Neuroscience Research**, v. 71, n. 4, p. 315-327, 2011.

VOLLRATH, M. A.; KWAN, K. Y.; COREY, D. P. The Micromachinery of Mechanotransduction in Hair Cells. **Annual Review of Neuroscience**, v. 30, n. 1, p. 339-365, 2007.

# CAPÍTULO 2

# PARÂMETROS TÉCNICOS DE ESTIMULAÇÃO E REGISTRO DOS VEMPs

Aline Cabral ▪ Mariana Amary ▪ Thiago Silva Almeida de Souza

## INTRODUÇÃO

O potencial miogênico evocado vestibular (VEMP) foi descrito pela primeira vez em 1964, quando analisavam potenciais evocados auditivos de média latência, os quais demonstraram que esses eram altamente afetados pela alteração na tensão dos músculos do pescoço e, assim, apresentavam-se como respostas miogênicas (Murofushi; Matsuzaki; Wu, 1999).

Alguns anos depois, foi constatada a origem otolítica destes potenciais, sendo um potencial instrumento para a avaliação do sistema vestibular; uma vez que essas respostas estavam ausentes em pacientes com alterações no sistema vestibular, mas presentes naqueles sujeitos com alterações auditivas (Cody; Bickford, 1969). Além disso, a alta amplitude de resposta desse potencial é característica de potenciais musculares e não é tipicamente observada em potenciais evocados sensitivos (Colebatch; Halmagyi; Skuse, 1994).

Nas décadas de 1970 e 1980, foram discutidos os parâmetros de estimulação e registro desse potencial e, em 1980, enfatizou-se o interesse pela sua possibilidade de utilização clínica no diagnóstico otoneurológico (Colebatch; Halmagyi; Skuse, 1994); sendo que no ano seguinte alguns pesquisadores, por meio de achados experimentais, evidenciaram que esse potencial poderia ser utilizado clinicamente (Murofushi *et al.*, 1995).

Até então, o nome deste potencial miogênico era potencial sonomotor ou potencial do músculo auricular posterior (Almeida, 1999) e, a partir de 1994 denominaram-no de "potencial miogênico evocado vestibular", do inglês, *vestibular evoked myogenic potential* (VEMP) (Colebatch; Halmagyi; Skuse, 1994).

Após essas descobertas, iniciaram-se as preocupações a respeito dos melhores parâmetros de estímulo para a elicitação do VEMP, bem como da melhor metodologia de captação e análise das respostas (Almeida,1999).

Nos últimos 20 anos, foram realizados inúmeros estudos com o VEMP, ou envolvendo o uso de sua metodologia (Cal; Bahmad Jr., 2009). A princípio esses potenciais eram registrados na região cervical, denominados de VEMP cervical, cVEMP, e, apenas após o ano 2000 foi descrito o VEMP ocular, oVEMP (Todd; Rosengren; Colebatch, 2003; Rosengren; Todd; Colebatch, 2005).

Os VEMPs ocular e cervical vêm sendo cada vez mais utilizados na avaliação de pacientes com vertigem ou desequilíbrio, como auxiliares no diagnóstico, prognóstico e/ou monitoramento da doença de Menière, da neurite vestibular, do *Schwannoma* vestibular e da síndrome da deiscência do canal semicircular superior (Murofushi, 2014).

Assim, neste capítulo, iremos abordar os diferentes parâmetros de estimulação e registro dos cVEMP e oVEMP, possibilitando ao profissional embasamento científico para a escolha dos melhores parâmetros, a depender do objetivo da avaliação, da história clínica e da idade do paciente; além do conceito e das vias neurossensoriais avaliadas.

## CONCEITO E VIAS NEUROSSENSORIAIS AVALIADAS

O VEMP é um potencial eletrofisiológico miogênico, de curta latência, desencadeado por estímulos sonoros de forte intensidade ou por vibração (Todd *et al.*, 2007a, 2007b), e pode ser gravado no músculo esternocleidomastóideo (ECM), denominado de cVEMP, ou VEMP cervical(Todd; Rosengren; Colebatch, 2008) ou na musculatura extraocular, nomeado de oVEMP, ou VEMP ocular (Chihara *et al.*, 2009). Podem ser utilizados ainda, para registro desses potenciais, estímulos elétricos, sendo nomeado de VEMP galvânico, o qual ainda não apresenta uso clínico bem definido até o presente momento.

O cVEMP avalia o reflexo vestibulocervical , descendente, inibitório e ipsilateral; enquanto o oVEMP avalia o reflexo vestíbulo-ocular (RVO), ascendente, contralateral e excitatório. As projeções motoras do sáculo para o sistema ocular são bastante fracas, enquanto existem fortes conexões neurais utrículo-oculares e sáculo-cervicais, apontando para o sáculo como origem dos cVEMPs e para o utrículo como origem dos oVEMPs (Curthoys *et al.*, 2011).

Os VEMPs são usados clinicamente para análise da função otolítica (sáculo e utrículo), em que o cVEMP é promediado por meio de estímulos que caminham pela via do reflexo vestíbulo-sacular: com início na mácula sacular, o reflexo segue pelo nervo vestibular inferior e atinge os núcleos vestibulares laterais (Shin *et al.* 2012), que recebem respostas provenientes da via ipsilateral. Em seguida caminha pelo trato vestíbuloespinhal lateral e medial e segue para os núcleos motores cervicais, com a finalidade de atingir o nervo acessório, inervado pelo XI par craniano, levando à descontração no músculo esternocleidomastóideo (Rosengren *et al.*, 2019). Já o oVEMP se origina no utrículo, através do reflexo vestíbulo-ocular: por meio da ativação do nervo vestibular, segue até o núcleo vestibular e o fascículo longitudinal medial, terminando nos núcleos motores dos nervos oculares e, por fim, no músculo oblíquo inferior do olho contralateral (Curthoys *et al.*, 2011; Curthoys; Vulovic, 2011; Isu *et al.*, 2000).

## PARÂMETROS DE ESTIMULAÇÃO

### Tipos de Estímulos

Para o registro dos cVEMP e oVEMP devem ser utilizados estímulos acústicos de forte intensidade, uma vez que os órgãos otolíticos respondem de formas distintas a estímulos de diferentes frequências, conforme detalhado no capítulo de anatomia e fisiologia aplicada ao estudo dos VEMPs. O sáculo é o órgão vestibular com maior sensibilidade auditiva (Karino *et al.*, 2005; Sazgar *et al.*, 2006a, 2006b), devido à proximidade anatômica com a cóclea, fazendo com que os estímulos atinjam primeiro este órgão, antes de alcançarem o utrículo e os canais semicirculares (Welgampola; Colebatch, 2005). Inclusive, em algumas espécies não mamíferas, o sáculo é considerado o responsável pela sensibilidade auditiva (Curthoys *et al.*, 2012). Para a promediação dos estímulos acústicos são utilizados transdutores, como fones supra-aurais ou fones de inserção para a estimulação por via aérea (VA) ou vibrador ósseo, no processo mastóideo, para estímulos por via óssea (VO). Este último é utilizado, geralmente, na presença de alterações da orelha externa e/ou média (Chihara *et al.*, 2007; Govender; Rosengren; Colebatch, 2009; Wang; Jaw; Young, 2009b; Curthoys,

2010). Alguns autores sugerem iniciar a testagem dos VEMPs pelo cVEMP e, em seguida, realizar oVEMP (Rosengren; Welgampola; Colebatch, 2010).

Podem ser usados dois tipos de estímulos, *tone bursts* (Park *et al.*, 2010b) ou cliques. Estudos mostram que o VEMP apresenta melhores respostas para estímulos de frequências baixas e, assim, estímulos *tone-bursts*, em frequências de ≤ 1.000 Hz, apresentam melhor definição das ondas e maior amplitude de respostas que as evocadas por cliques, sendo a de 500 Hz a mais utilizada clinicamente. Isso demonstra que os VEMPs têm uma resposta com sensibilidade de frequência bem definida, com características tonotópicas graviceptivas, sendo consistente com potenciais originados no sáculo. Tanto estímulos por VA quanto por VO demonstram maior sensibilidade para tons graves (Dennis *et al.*, 2014; Park *et al.*, 2010a; Shin *et al.*, 2012), conforme ilustrado na Figura 2-1.

## Via de Estimulação

Tanto para cVEMP como oVEMP podem ser utilizados estímulos acústicos por VA ou por VO (Basta; Todt; Ernest, 2005; Ito; Karino; Murofushi, 2007; Todd *et al.*, 2007b). A ativação através de estímulos por VA, para captação do cVEMP, apresenta alta reprodutibilidade e maior simetria que a ativação por vibração óssea.

Realizando a comparação dos oVEMPs obtidos em resposta a estímulos por VA aos registrados por VO, os por VA apresentam maiores prevalências de resposta e maiores amplitudes em indivíduos saudáveis (Cheng *et al.*, 2009; Wang; Jaw; Young, 2009b; Wang *et al.*, 2010). Com relação aos cVEMPs, os estímulos por VA são os mais utilizados, por serem mais específicos na estimulação de respostas do sáculo que os estímulos por VO ou galvânicos.

Em sujeitos com perda auditiva condutiva, o registro dos VEMPs com estímulo por VO apresentam-se, com frequência, sem alterações, enquanto os VEMPs com estímulo por VA estão alterados em decorrência da redução da transmissão sonora para a orelha interna. Na otite média crônica, por exemplo, os oVEMPs por VA estão frequentemente ausentes, enquanto os oVEMPs por VO podem ser registrados (Wang *et al.*, 2010). Portanto, a ausência de oVEMPs por VA em tais distúrbios deve ser considerada como decorrente da perda auditiva condutiva.

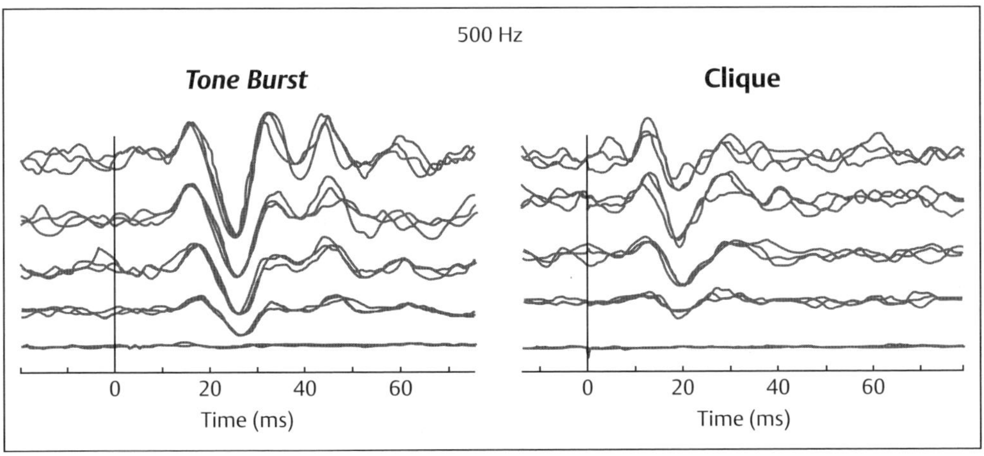


**Fig. 2-1.** Respostas obtidas em um mesmo sujeito, por meio de estímulos tipo *tone burst* e cliques.

Os VEMPs podem ser obtidos por meio de estímulos mono ou binaurais simultâneos, com ausência de diferença entre esses registros; contudo, a maioria dos autores, prefere a estimulação monaural (Cheng *et al.*, 2009; Wang; Jaw; Young, 2009a; Wang *et al.*, 2021).

## Intensidade do Estímulo

A intensidade do estímulo interfere na amplitude dos VEMPs; mas não apresenta relação com a latência (Akin *et al.*, 2004). Deve-se fazer uso de estímulos de forte intensidade, iguais ou superiores a 90 dBNA (nível de audição) para o cVEMP (Magliulo *et al.*, 2004; Piker *et al.*, 2013; Ribeiro *et al.*, 2005). Para o oVEMP podem ser utilizadas intensidades iguais a 80/90 dBNA por VA (Basta; Todt; Ernest, 2005).

Deve-se ter cautela com relação ao limite de exposição máxima para a realização deste exame, que está em torno de 114 dB NPS (Chihara *et al.*, 2007). Em crianças pode haver necessidade de ajuste do protocolo de execução, com redução da intensidade máxima aplicada às orelhas para a obtenção dos VEMPs (Cabral, 2023).

### *Registro de Limiar*

Na suspeita de algumas doenças otoneurológicas, como na síndrome da terceira janela e na doença de Menière, deve-se proceder, também, com a determinação do limiar, que é a intensidade mínima de estimulação em que se registram as respostas dos VEMPs.

Alguns autores (Rodriguez; Thomas; Janky, 2019) propuseram o seguinte método para a captação do limiar do VEMP: 1. Captar o VEMP com estímulo inicial na intensidade de 95 dBNA; 2. Em seguida, registrar o VEMP nas intensidades de 100 e 105 dBNA; 3. Verificar a reprodutibilidade da onda utilizando intensidade de 95 dBNA; 4. Realizar a captação das respostas diminuindo a intensidade de 5 em 5 dB. Assim, o limiar será a menor intensidade em que forem observadas as ondas do VEMP. Esquema da captação do limiar das ondas do VEMP pode ser visualizado na Figura 2-2.

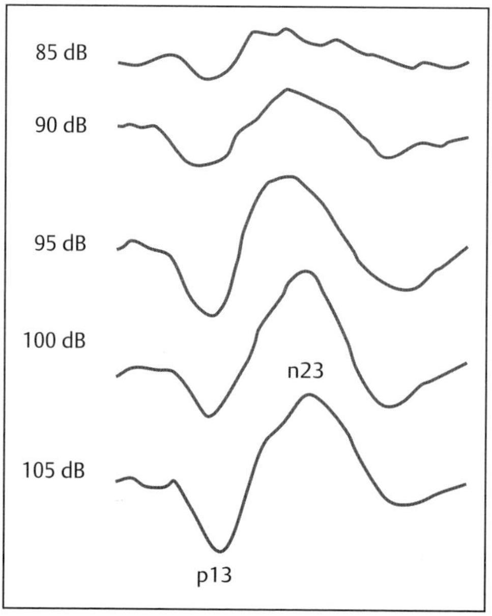


**Fig. 2-2.** Esquema da captação do limiar do VEMP.

### Quantidade de Estímulos e Taxa de Estimulação

O registro das ondas dos VEMPs, com boa definição, depende ainda da quantidade de estímulos e da taxa de estimulação. Assim, devem ser utilizados em torno de 100 a 200 estímulos, sendo promediados na taxa de cinco estímulos por segundo (5 Hz) para o registro do cVEMP (Murofushi; Matsuzaki; Wu, 1999). Para o oVEMP, são utilizados de 100 a 250 estímulos, em taxas de apresentação que variam entre três e cinco estímulos por segundo (Park *et al.*, 2010; Rosengren *et al.*, 2019).

### Filtragem e Amplificação das Respostas

Após a captação de potenciais auditivos ou vestibulares, há a necessidade de filtragem das respostas para eliminação de artefatos e interferências; no caso dos VEMPs, a configuração desta filtragem deve permitir a inclusão de respostas de baixas frequências, que estão presentes na atividade eletromiogênica (Hall, 2006).

Os filtros passa-banda para o cVEMP devem estar entre 20 e 2.000 Hz, os quais são considerados os mais adequados (Rosengren *et al.*, 2019) Contudo, também foram relatados filtros passa-banda entre 15 e 2.000 Hz (Magliulo *et al.*, 2004) e 30 a 3.000 Hz (Papathanasiou *et al.*, 2014), 20 e 1.500 Hz (Basta; Todt; Ernest, 2005); 10 e 2.500 Hz (Ribeiro *et al.*, 2005); e 10 e 2.000 Hz (Timmer *et al.*, 2006; Welgampola; Colebatch, 2005).

Já os oVEMPs, devem ser submetidos a um processo de filtragem com filtros passa-banda que variam de 5 a 500 Hz (Chihara *et al.*, 2007), 1 a 1.000 Hz (Rosengren; Todd; Colebatch, 2005; Wang; Jaw; Young, 2009b; Rosengren *et al.*, 2019).

Além da filtragem, o sinal precisa ser amplificado para que este possa ser detectado. No entanto, para os VEMPs, esta amplificação deve ser bem menor que as 100.000 vezes utilizadas para o registro dos potenciais evocados auditivos (Hall, 2006).

## PROCEDIMENTOS PARA O REGISTRO DOS VEMPs: PASSO A PASSO

### Sala de Procedimento e Equipamento

Os exames de VEMPs devem ser realizados em sala silenciosa, com poucos artefatos acústicos e elétricos, com temperatura ambiente amena e constante, e o paciente deve permanecer, durante o exame, sentado em uma cadeira ou deitado em uma maca, a depender do protocolo de registro (Ferber-Viart; Dubreui; Du, 1999; Sakakura *et al.*, 2005). O paciente deve ser orientado quanto aos procedimentos realizados durante o exame, para evitar possíveis tensões musculares, as quais podem interferir no registro do potencial.

Os registros dos cVEMP e oVEMP são conduzidos por meio do mesmo equipamento de potenciais evocados auditivos de curta, média e longa latências, sendo utilizado um módulo adicional para monitoramento eletromiográfico. Podem ser utilizadas janelas de 100 ms, ou até mesmo de 50, 60 ou 80 ms (Huang; Su; Cheng, 2005).

### Posicionamento do Paciente

O caminho neurossensorial envolvido no registro do cVEMP é ipsilateral, em que um estímulo na orelha direita, por exemplo, gera um potencial de descontração no músculo esternocleidomastóideo (ECM) no lado direito do pescoço, e vice-versa (Hall, 2006).

Para o registro unilateral desse potencial, mais utilizado clinicamente, solicita-se que o paciente permaneça sentado, com cabeça voltada contralateralmente ao estímulo; tendo-se cautela para que o tônus do músculo ECM se mantenha constante e equivalente nos dois lados (Ito; Karino; Murofushi, 2007; Guillén *et al.*, 2005); evitando, também, que o paciente encoste o queixo no ombro.

A Figura 2-3 ilustra a posição de teste com o indivíduo sentado para registro no músculo ECM à direita.

Alguns autores (Papathanasiou *et al.*, 2014; Rosengren *et al.*, 2019) recomendaram a posição deitada, com elevação da cabeça e torção do pescoço contralateral para a ótima captação dos cVEMPs (Fig. 2-4).

Alternativamente, pelo desconforto em sustentar a cabeça, pode-se solicitar apenas a torção cervical, ou ainda a posição do paciente sentado associada à torção cervical, promovendo contração ativa do ECM, ainda que seja necessário colocar alguma resistência à cabeça do indivíduo para que se mantenha a tensão muscular adequada, geralmente usando uma das mãos, ou até mesmo a mão do avaliador (Fig. 2-5). Deve-se ter em mente, que é necessária a contração sustentada do músculo durante 20 a 30 segundos, tempo suficiente para uma coleta de cerca de 100 a 150 estímulos. Técnicas modificadas para a população infantil serão abordadas no capítulo específico.

Além desse registro, pode-se proceder com a técnica para o registro simultâneo bilateral (nos músculos ipsilaterais e contralaterais), na qual o paciente permanece em posição pronada com a cabeça erguida sem apoio (Wu, Murofushi, 1999), levanta a cabeça e realiza flexão cervical posterior, para obtenção de contração bilateral dos músculos esternocleidomastóideos (Magliulo *et al.*, 2004) (Fig. 2-6). Alguns autores não recomendam a captação bilateral quando há estimulação por via aérea, uma vez que pacientes com síndrome da terceira janela podem apresentar respostas contralaterais invertidas no cVEMP, prejudicando a análise dos achados (Rosengren *et al.*, 2019).

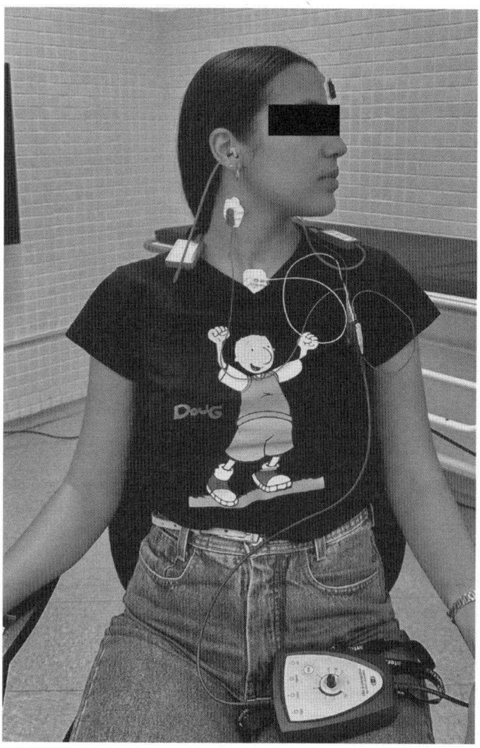

**Fig. 2-3.** Posicionamento do sujeito para o registro do cVEMP no músculo ECM à direita.

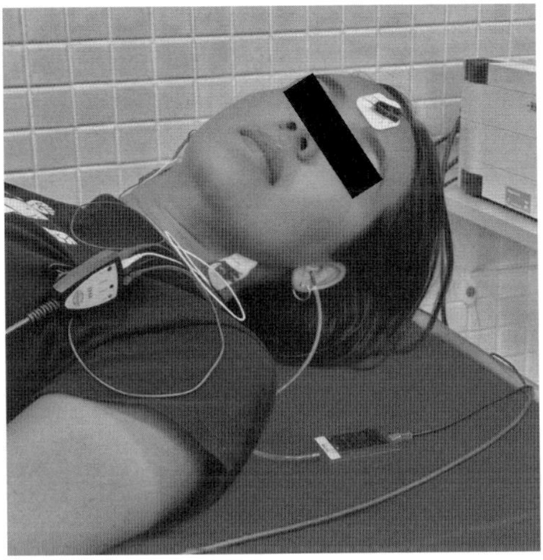

**Fig. 2-4.** Posicionamento do indivíduo deitado, com elevação da cabeça e torção do pescoço, contralateral para registro do cVEMP.

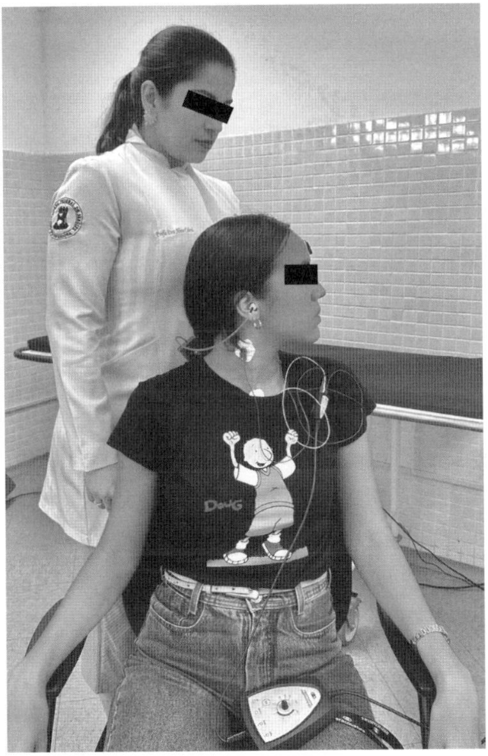

**Fig. 2-5.** Posicionamento do indivíduo para a captação do cVEMP no m. ECM à direita, associada à torção cervical, com manutenção da contração, utilizando-se a mão do avaliador como resistência.

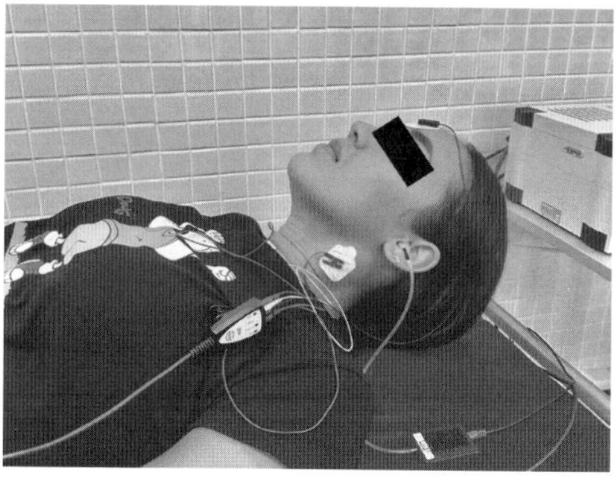

**Fig. 2-6.** Posicionamento do indivíduo para a captação do cVEMP nos músculos ECM direito e esquerdo simultaneamente.

Esse tipo de captação binaural não gera alterações nas latências e amplitudes, quando comparada à monoaural (apesar de relatos de aumento da amplitude no registro monoaural), e diminui o tempo de exame, uma vez que as duas orelhas são avaliadas simultaneamente (Wang; Young, 2003).

Entretanto, a utilização de estímulo monoaural apresenta vantagem sobre a binaural visto que avalia, separadamente, os receptores periféricos e as vias neurais contralaterais (Ribeiro *et al.*, 2005). Assim, sugere-se a aplicação do VEMP binaural como um procedimento de rastreamento (*screening*) clínico para distúrbios vestibulares (Wang *et al.*, 2010).

Já para a realização do oVEMP, o indivíduo deve permanecer sentado (Fig. 2-7) ou deitado em posição supina e manter os olhos em posição superomedial, uma vez que esta direção proporciona que a porção ventral do músculo oblíquo inferior fique mais próxima

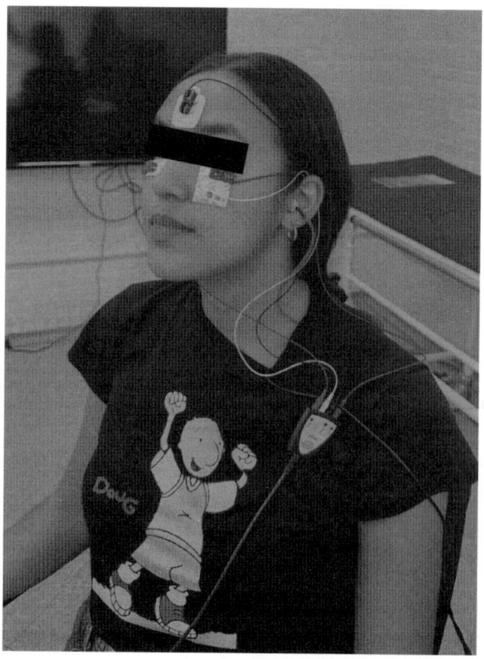

**Fig. 2-7.** Posicionamento do indivíduo para a captação do oVEMP no m. oblíquo inferior do olho.

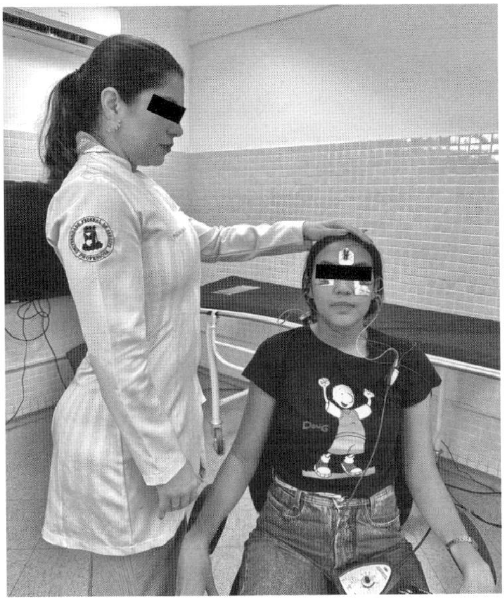

**Fig. 2-8.** Indivíduo sentado para registro do oVEMP, com uso da mão do examinador sobre a cabeça do sujeito, para manutenção da elevação do olhar.

da superfície da pele. Assim, o uso de um alvo visual ou da mão do examinador sobre a cabeça do indivíduo em teste auxilia a padronização do protocolo e otimiza sua execução (Fig. 2-8) (Rosengren *et al.*, 2019).

## Colocação dos Eletrodos

Os VEMPs são captados por meio de eletrodos de superfície (Basta; Todt; Ernest, 2005; Huang; Su; Cheng, 2005). Dessa forma, deve-se realizar a limpeza da pele do paciente com auxílio de algodão embebido em álcool e pasta abrasiva para retirar o excesso de células mortas e melhorar a impedância do sistema, considerada ideal quando está menor que 5.000 Ω (5 kΩ) para cVEMP e menor que 7.000 Ω para oVEMP (Hall, 2006).

O local de captação do cVEMP mais utilizado clinicamente, e que apresenta protocolos bem definidos, é o terço superior do músculo ECM; contudo, foram relatados e estudados outros locais, como o músculo trapézio, músculo esplênio da cabeça, no vértex ou no ínion, nos músculos dos membros superiores e inferiores e músculo retroauricular (Ferber-Viart; Dubreuil; Du, 1999; Cody; Bickford, 1969; Sakakura *et al.*, 2005).

Para a captação do VEMP no músculo ECM (Fig. 2-9), o eletrodo ativo deverá ser colocado na sua metade superior, ipsilateral à estimulação (Basta; Todt; Ernest, 2005; Murofushi; Matsuzaki; Wu, 1999). O eletrodo de referência pode ser posicionado na borda superior do esterno (Basta; Todt; Ernest, 2005), no tendão do músculo ECM (Timmer *et al.*, 2006) ou na metade da borda superior da clavícula (Magliulo *et al.*, 2004). O eletrodo terra é colocado, geralmente, na linha média frontal (Huang; Su; Cheng, 2005; Sakakura *et al.*, 2005).

O oVEMP representa sincronia da atividade eletromiográfica extraocular, associada ao reflexo vestíbulo-ocular (Welgampola *et al.*, 2008). Para o registro deste potencial, o eletrodo referência deve ser configurado de 1 a 2 cm abaixo do ativo, o qual deve ser colocado nos músculos extraoculares, imediatamente abaixo do olho contralateral ao estímulo, e o eletrodo terra deve ser colocado na fronte (Wang; Jaw; Young, 2009b), como ilustrado na Figura 2-10. As respostas registradas abaixo dos olhos parecem ser as mais confiáveis e apropriadas para o uso clínico, particularmente durante o olhar superomedial, momento em que o músculo oblíquo inferior é ativado (Chihara *et al.*, 2009; Smulders *et al.*, 2009); o ventre deste músculo está mais próximo da superfície que o reto inferior e sua atividade muscular aumenta durante o olhar ascendente. Em contraste, os oVEMPs são geralmente ausentes durante o olhar direcionado para baixo (Chihara *et al.*, 2007).

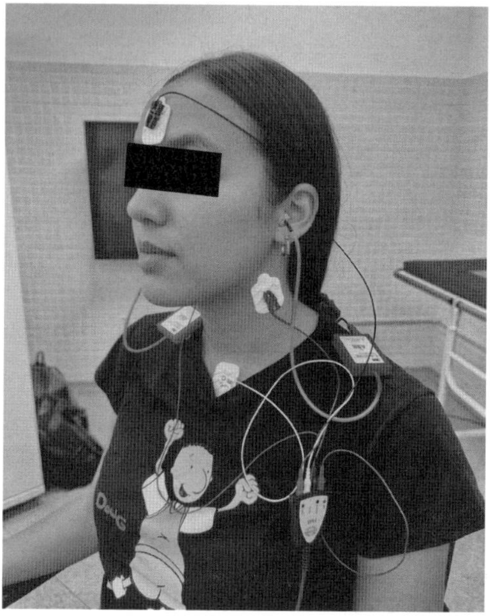

**Fig. 2-9.** Configuração dos eletrodos para a captação do cVEMP no m. ECM.

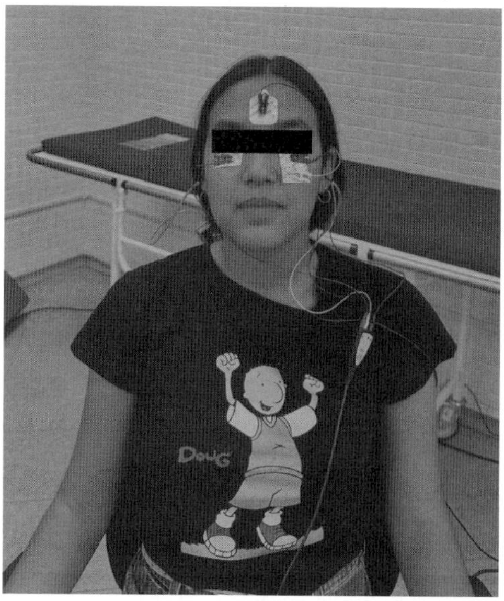

**Fig. 2-10.** Configuração dos eletrodos para a captação do oVEMP.

A montagem ideal de eletrodos dependerá do número de canais disponíveis no equipamento de captação de potenciais evocados. Considerando apenas um canal de registro para o cVEMP, o eletrodo (-) deve estar localizado no terço superior do músculo ECM, o eletrodo (+) na fúrcula esternal, e o eletrodo terra em outra localização (p. ex., fronte), ipsilaterais ao estímulo apresentado. Para captação do oVEMP, o eletrodo (-) deve estar localizado na pálpebra inferior do olho contralateral à orelha estimulada, o eletrodo (+) logo abaixo deste, e o eletrodo terra em outra localização (p. ex., fronte).

Equipamentos com dois canais permitem a montagem bilateral, reduzindo assim o tempo de exposição ao estímulo sonoro de alta intensidade necessário à eliciação dos VEMPs (Rosengren *et al.*, 2019).

## Protocolo de Estimulação

Diante da experiência clínica dos autores, delineamos um protocolo de estimulação dos VEMPs cervical e ocular (Quadro 2-1).

## Monitoramento Eletromiográfico

Durante o registro do cVEMP, deve-se realizar monitoramento da atividade eletromiográfica do músculo ECM, que é feita pela maioria dos *softwares* do equipamento para VEMPs. A possibilidade de escalonamento ou retificação das respostas, permite que a análise dos achados (que foram captados de forma unilateral) possam ser comparados, levando em consideração as diferenças de contração muscular entre as coletas.

O indivíduo deve manter contração tônica elevada, a qual depende do método usado para ativar o músculo, da técnica de registro usada e da idade. Foi observado nível de tensão

**Quadro 2-1.** Protocolos de estimulação e captação dos exames de cVEMP e oVEMP

| Parâmetros de estimulação | cVEMP | oVEMP |
|---|---|---|
| Tipo de estímulo | *Tone Burst* | *Tone Burst* |
| Frequência<br>Polaridade | 500 Hz | 500 Hz |
| Intensidade | = 90 dBNA | 95 dBNA |
| Taxa de apresentação<br>Filtro passa-banda | 5 Hz<br>20 a 2.000 Hz | 5 Hz<br>5 a 500 Hz<br>1 a 1.000 Hz<br>5 a 300 Hz |
| Janela de captação | 50 ms | 50 ms |
| Quantidade de estímulos | 100 estímulos | 100-250 estímulos |
| Localização dos eletrodos<br><br><br><br><br>Impedância entre os eletrodos | Ativo: metade superior do m. ECM ipsilateral ao estímulo<br><br>Referência: manúbrio do esterno<br>Terra: fronte<br>< 5.000? (preferível) | Ativo: m. oblíquo inferior do olho contralateral ao estímulo<br><br>Referência: 1 a 2 cm abaixo do ativo<br>Terra: fronte<br>< 7.000? (preferível) |

eletromiográfica (EMG) ideal em torno de 30 a 50 μV, em registros uni ou bilaterais (Akin *et al.*, 2004). Outros estudos relatam que 80 μV seria o mais aconselhado para a captação unilateral (Todd; Cody; Banks, 2000).

Contudo, ainda não existe um consenso na literatura a respeito do nível ideal de contração da musculatura para a realização do exame de VEMP; mas deve-se ter em mente que o mais importante é manter o nível de contração em ambos os músculos ECMs direito e esquerdo, para possibilitar análises ideais de amplitude, de forma simétrica, parâmetro que sofre interferência desta variável. A presença de excesso de contração muscular irá provocar elevado ruído de fundo, dificultando a visualização do complexo bifásico esperado, principalmente no cVEMP. Para contornar o efeito da hipercontração, sugere-se modificar a técnica de manutenção da contração muscular, principalmente se não houver recurso para monitoramento do EMG no equipamento (Rosengren *et al.*, 2019).

## Variáveis que Influenciam o Registro do VEMP

Além do nível de tensão do músculo ECM, algumas variáveis podem causar interferência no registro desses potenciais, como sexo, idade e posição da cabeça.

Não foram relatadas mudanças nos VEMPs relacionadas com o sexo, utilizando-se estímulo *tone burst* de 500 Hz, para o parâmetro latência (Guillén *et al.*, 2005). Contudo, observamos clinicamente que músculos cervicais mais tonificados apresentam maiores amplitudes deste potencial, o que é mais comum no sexo masculino.

Outro aspecto que influencia as respostas de VEMP é a idade: em decorrência do processo natural de envelhecimento, podem ocorrer mudanças morfológicas no sistema vestibular e no caminho neural aferente (Basta; Todt; Ernest, 2005; Ochi, 2003); bem como declínio do tônus do músculo ECM. Dessa forma, com o avanço da idade, ocorre diminuição nas amplitudes de n13-p23 e aumento na latência de n23 (Ochi, 2003).

Deve ser considerada e monitorada, durante o exame, a posição da cabeça do indivíduo sob teste, uma vez que este aspecto causa influências sobre as latências de p13 e n23, sem interferência nas amplitudes (Ito; Karino; Murofushi, 2007).

O estado de alerta/concentração do paciente e o uso de medicamentos que alterem este estado podem interferir nos resultados do exame, em decorrência do método utilizado na testagem do VEMP exigir que o paciente siga comandos determinados, como, por exemplo, manter contração da musculatura cervical durante determinado período.

## CONCLUSÃO

Os cVEMPs são potenciais inibitórios, que avaliam o sáculo, o nervo vestibular inferior e suas vias neurais ascendentes por meio do reflexo vestibulocervical; enquanto os oVEMPs são excitatórios, e avaliam o utrículo, nervo vestibular superior e vias neurais por meio do reflexo vestíbulo-ocular.

O uso dos melhores parâmetros de estímulo para geração dos potenciais, bem como o melhor método de captação e análise das respostas do cVEMP e do oVEMP permitirão que o profissional tenha dados seguros para avaliação e monitoramento da população estudada, e consequente diagnóstico diferencial. Dominar o protocolo de aquisição permitirá contornar possíveis dificuldades técnicas na captação dos potenciais, tornando a prática mais assertiva.

**Palavras-chave:** testes de função vestibular; protocolo clínico; potenciais evocados miogênicos vestibulares; sáculo e utrículo; vias nestibulares centrais.

## REFERÊNCIAS BIBLIOGRÁFICAS

AKIN, F. W. *et al.* The influence of voluntary tonic EMG level on the vestibular-evoked myogenic potential. **The Journal of Rehabilitation Research and Development,** v. 41, n. 3b, p. 473, 2004.

BASTA, D.; TODT, I.; ERNST, A. Normative data for P1/N1-latencies of vestibular evoked myogenic potentials induced by air- or bone-conducted tone bursts. **Clinical Neurophysiology,** v. 116, n. 9, p. 2216-2219, 1 set. 2005.

CABRAL, A., CARNAÚBA, A. T. L., AMARY, M., MENEZES, P. L. Testes para a avaliação da função otolítica: VEMPs. *In:* Cabral, A. **Tratado de Otoneurologia Infantil. 1** ed. Ribeirão Preto: Book Toy; p. 279-304, 2023.

CAL, R.; BAHMAD JR, F. Vestibular evoked myogenic potentials: an overview. **Brazilian Journal of Otorhinolaryngology,** v. 75, p. 456 462, 2009.

CHENG, P. W. *et al.* Acoustic, mechanical and galvanic stimulation modes elicit ocular vestibular-evoked myogenic potentials. **Clinical Neurophysiology,** v. 120, n. 10, p. 1841-1844, 1 out. 2009.

CHIHARA, Y. *et al.* Ocular vestibular-evoked myogenic potentials (oVEMPs) require extraocular muscles but not facial or cochlear nerve activity. **Clinical Neurophysiology,** v. 120, n. 3, p. 581-587, 1 mar. 2009.

CHIHARA, Y. *et al.* Vestibular-evoked extraocular potentials by air-conducted sound: Another clinical test for vestibular function. **Clinical Neurophysiology,** v. 118, n. 12, p. 2745-2751, 1 dez. 2007.

CODY, D. T. R.; BICKFORD, R. G. AVERAGED EVOKED MYOGENIC RESPONSES IN NORMAL MAN. **The Laryngoscope,** v. 79, n. 3, p. 400-416, mar. 1969.

COLEBATCH, J. G.; HALMAGYI, G. M.; SKUSE, N. F. Myogenic potentials generated by a click-evoked vestibulocollic reflex. **Journal of Neurology, Neurosurgery & Psychiatry,** v. 57, n. 2, p. 190-197, 1 fev. 1994.

CURTHOYS, I. S. A critical review of the neurophysiological evidence underlying clinical vestibular testing using sound, vibration and galvanic stimuli. **Clinical Neurophysiology,** v. 121, n. 2, p. 132-144, 1 fev. 2010.

CURTHOYS, I. S. *et al.* Irregular primary otolith afferents from the guinea pig utricular and saccular maculae respond to both bone conducted vibration and to air conducted sound. **Brain Research Bulletin,** v. 89, n. 1-2, p. 16-21, 1 out. 2012.

CURTHOYS, I. S. *et al.* The ocular vestibular-evoked myogenic potential to air-conducted sound; probable superior vestibular nerve origin. **Clinical Neurophysiology,** v. 122, n. 3, p. 611-616, 1 mar. 2011.

CURTHOYS, I. S.; VULOVIC, V. Vestibular primary afferent responses to sound and vibration in the guinea pig. **Experimental Brain Research,** v. 210, n. 3-4, p. 347-352, 28 maio 2011.

DENNIS, D. L. *et al.* Differing response properties of cervical and ocular vestibular evoked myogenic potentials evoked by air-conducted stimulation. **Clinical Neurophysiology,** v. 125, n. 6, p. 1238-1247, 2014.

FERBER-VIART, C.; DUBREUIL, C.; DU, R. Vestibular Evoked Myogenic Potentials in Humans: a Review. **Acta Oto-Laryngologica,** v. 119, n. 1, p. 6-15, 8 jan. 1999.

GOVENDER, S.; ROSENGREN, S. M.; COLEBATCH, J. G. The effect of gaze direction on the ocular vestibular evoked myogenic potential produced by air-conducted sound. **Clinical Neurophysiology,** v. 120, n. 7, p. 1386-1391, 1 jul. 2009.

GUILLÉN, V. *et al.* Potencial vestibular miogénico evocado: un aporte al conocimiento de la fisiología y patología vestibular. Patrones cuantitativos en la población normal. **Acta Otorrinolaringológica Española,** v. 56, n. 8, p. 349-353, 1 jan. 2005.

HALL, J. W. **New Handbook for Auditory Evoked Responses.** 1st. ed. [s.l.] Pearson, 2006.

HUANG, T.-W.; SU, H.-C.; CHENG, P.-W. Effect of click duration on vestibular-evoked myogenic potentials. **Acta Oto-Laryngologica,** v. 125, n. 2, p. 141-144, 8 fev. 2005.

ISU, N. *et al.* Sacculo-ocular reflex connectivity in cats. **Experimental Brain Research,** v. 131, n. 3, p. 262-268, 17 mar. 2000.

ITO, K.; KARINO, S.; MUROFUSHI, T. Effect of head position on vestibular evoked myogenic potentials with toneburst stimuli. **Acta Oto-Laryngologica,** v. 127, n. 1, p. 57-61, 8 jan. 2007.

KARINO, S. *et al.* Independent effects of simultaneous inputs from the saccule and lateral semicircular canal. Evaluation using VEMPs. **Clinical Neurophysiology,** v. 116, n. 7, p. 1707-1715, 1 jul. 2005.

MAGLIULO, G. *et al.* Vestibular Evoked Myogenic Potentials and Glycerol Testing. **The Laryngoscope,** v. 114, n. 2, p. 338-343, fev. 2004.

MUROFUSHI, T. *et al.* Responses of guinea pig primary vestibular neurons to clicks. **Experimental Brain Research,** v. 103, n. 1, p. 6-12. 1995.

MUROFUSHI, T. Vestibular evoked myogenic potential. **World Journal of Otorhinolaryngology,** v. 4, n. 2, p. 6, 2014.

MUROFUSHI, T.; MATSUZAKI, M.; WU, C.-H. Short Tone Burst-Evoked Myogenic Potentials on the Sternocleidomastoid Muscle Are These Potentials Also of Vestibular Origin?**Arch Otolaryngol Head Neck Surg.** v.125. p. 660-664, 1999.

OCHI, K. Age-related changes in the vestibular-evoked myogenic potentials. **Otolaryngology - Head and Neck Surgery,** v. 129, n. 6, p. 655-659, dez. 2003.

PAPATHANASIOU, E. S. *et al.* **International guidelines for the clinical application of cervical vestibular evoked myogenic potentials: An expert consensus report. Clinical Neurophysiology,** p. 658-666, abr. 2014.

PARK, H. J. *et al.* Frequency-tuning characteristics of cervical and ocular vestibular evoked myogenic potentials induced by air-conducted tone bursts. **Clinical Neurophysiology,** v. 121, n. 1, p. 85-89, jan. 2010a.

PARK, H. J. *et al.* Frequency-tuning characteristics of cervical and ocular vestibular evoked myogenic potentials induced by air-conducted tone bursts. **Clinical Neurophysiology,** v. 121, n. 1, p. 85-89, 1 jan. 2010b.

PIKER, E. G. *et al.* Effects of Age on the Tuning of the cVEMP and oVEMP. **Ear & Hearing,** v. 34, n. 6, p. e65-e73, nov. 2013.

RIBEIRO, S. *et al.* Dos potenciais evocados miogênicos vestibulares nas orelhas comprometida e assintomática na Doença de Ménière unilateral. **Revista Brasileira de Otorrinolaringologia,** v. 71, n. 1, p. 60-66, fev. 2005.

RODRIGUEZ, A. I.; THOMAS, M. L. A.; JANKY, K. L. Air-Conducted Vestibular Evoked Myogenic Potential Testing in Children, Adolescents, and Young Adults: Thresholds, Frequency Tuning, and Effects of Sound Exposure. **Ear and Hearing,** v. 40, n. 1, p. 192-203, 1 jan. 2019.

ROSENGREN, S. M. *et al.* Vestibular evoked myogenic potentials in practice: Methods, pitfalls and clinical applications. **Clinical Neurophysiology Practice,** v. 4, p. 47-68, 1 jan. 2019.

ROSENGREN, S. M.; MCANGUS TODD, N. P.; COLEBATCH, J. G. Vestibular-evoked extraocular potentials produced by stimulation with bone-conducted sound. **Clinical Neurophysiology,** v. 116, n. 8, p. 1938-1948, 1 ago. 2005.

ROSENGREN, S. M.; WELGAMPOLA, M. S.; COLEBATCH, J. G. Vestibular evoked myogenic potentials: Past, present and future. **Clinical Neurophysiology,** v. 121, n. 5, p. 636-651, 1 maio 2010.

SAKAKURA, K. *et al.* Novel Method for Recording Vestibular Evoked Myogenic Potential: Minimally Invasive Recording on Neck Extensor Muscles. **The Laryngoscope,** v. 115, n. 10, p. 1768-1773, out. 2005.

SAZGAR, A. A. *et al.* RECORDING OF VESTIBULAR EVOKED MYOGENIC POTENTIALS. **Acta Médica Iranica,** v. 44, n. 01, p. 13-16, 2006.

SAZGAR, A. A. *et al.* Saccular damage in patients with high-frequency sensorineural hearing loss. **European Archives of Oto-Rhino-Laryngology,** v. 263, n. 7, p. 608-613, 20 jul. 2006b.

SHIN, B. S. *et al.* Cervical and ocular vestibular-evoked myogenic potentials in acute vestibular neuritis. **Clinical Neurophysiology,** v. 123, n. 2, p. 369-375, 1 fev. 2012.

SMULDERS, Y. E. *et al.* The n10 component of the ocular vestibular-evoked myogenic potential (oVEMP) is distinct from the R1 component of the blink reflex. **Clinical Neurophysiology,** v. 120, n. 8, p. 1567-1576, 1 ago. 2009.

TIMMER, F. C. A. *et al.* Vestibular evoked myogenic potential (VEMP) in patients with Ménière's disease with drop attacks. **Laryngoscope,** v. 116, n. 5, p. 776-779, maio 2006.

TODD, N. P. M. A. *et al.* Ocular vestibular evoked myogenic potentials (OVEMPs) produced by air- and bone-conducted sound. **Clinical Neurophysiology,** v. 118, n. 2, p. 381-390, fev. 2007a.

TODD, N. P. M. A. *et al.* Ocular vestibular evoked myogenic potentials (OVEMPs) produced by air- and bone-conducted sound. **Clinical Neurophysiology,** v. 118, n. 2, p. 381-390, 1 fev. 2007b.

TODD, N. P. M. A.; CODY, F. W. J.; BANKS, J. R. A saccular origin of frequency tuning in myogenic vestibular evoked potentials?: implications for human responses to loud sounds. **Hearing Research,** v. 141, n. 1-2, p. 180-188, 1 mar. 2000.

TODD, N. P. M.; ROSENGREN, S. M.; COLEBATCH, J. G. Ocular vestibular evoked myogenic potentials (OVEMPs) produced by impulsive transmastoid accelerations. **Clinical Neurophysiology,** v. 119, n. 7, p. 1638-1651, 1 jul. 2008.

TODD, N. P.; ROSENGREN, S. M.; COLEBATCH, J. G. A short latency vestibular evoked potential (VsEP) produced by bone-conducted acoustic stimulation. **The Journal of the Acoustical Society of America,** v. 114, n. 6, p. 3264-3272, dez. 2003.

WANG, A. *et al.* Multifactorial Characteristics of Pediatric Dizziness and Imbalance. **Laryngoscope,** v. 131, n. 4, p. E1308-E1314, 1 abr. 2021.

WANG, S. J.; JAW, F. S.; YOUNG, Y. H. Ocular vestibular-evoked myogenic potentials elicited from monaural versus binaural acoustic stimulations. **Clinical Neurophysiology,** v. 120, n. 2, p. 420-423, fev. 2009a.

WANG, S. J.; JAW, F. S.; YOUNG, Y. H. Ocular vestibular-evoked myogenic potentials elicited from monaural versus binaural acoustic stimulations. **Clinical Neurophysiology,** v. 120, n. 2, p. 420-423, 1 fev. 2009b.

WANG, S. J.; YOUNG, Y. H. Vestibular evoked myogenic potentials using simultaneous binaural acoustic stimulation. **Hearing Research,** v. 185, n. 1-2, p. 43-48, 1 nov. 2003.

WANG, S.J. *et al.* Ocular and Cervical Vestibular-Evoked Myogenic Potentials: A Study To Determine Whether Air- or Bone-Conducted Stimuli Are Optimal. **Ear & Hearing,** v. 31, n. 2, p. 283-288, abr. 2010.

WELGAMPOLA, M. S. *et al.* Vestibular-evoked myogenic potential thresholds normalize on plugging superior canal dehiscence. **Neurology,** v. 70, n. 6, p. 464-472, 5 fev. 2008.

WELGAMPOLA, M. S.; COLEBATCH, J. G. Characteristics and clinical applications of vestibular-evoked myogenic potentials. **Neurology,** v. 64, n. 10, p. 1682-1688, 24 mai 2005.

CAPÍTULO 3

# ANÁLISE DOS REGISTROS DE ONDAS DOS VEMPs

Aline Cabral ▪ Mariana Amary ▪ Thiago Silva Almeida de Souza

## INTRODUÇÃO

A análise do registro do potencial evocado miogênico vestibular cervical (cVEMP) e ocular (oVEMP) é uma etapa muito importante do exame. É necessário que seja realizada por profissional da área da saúde habilitado (fonoaudiólogo ou médico), com formação e capacitação adequadas.

A correta captação dos potenciais envolve utilizar o protocolo adequado ao objetivo da avaliação, e a análise inicial dos potenciais obtidos deve ocorrer durante a aquisição dos traçados, a fim de se obter melhores respostas e contornar possíveis falhas técnicas ou do paciente, durante a coleta de dados.

Existem alguns parâmetros importantes, que serão abordados em detalhes no decorrer do capítulo:

- Presença e ausência de onda bifásica.
- Latências das ondas.
- Marcação dos picos n10 (n1) e p15 (p2) no oVEMP.
- Marcação dos picos p13 (p1) e n23 (n1) no cVEMP.
- Pesquisa de limiar (quando necessário).

## ONDAS DOS VEMPs: CARACTERIZAÇÃO DOS PICOS E VALES

O traçado dos VEMPs é composto por uma onda bifásica, com pico positivo e negativo no cVEMP e negativo e positivo no oVEMP, respectivamente (Fig. 3-1). Essa polaridade das respostas no cVEMP (primeiro pico positivo e segundo negativo) ocorre pelo fato de ser um potencial miogênico inibitório, de descontração muscular, ao contrário do oVEMP, em que o pico negativo é seguido do pico positivo, por ser um potencial miogênico excitatório.

Em vários estudos, a nomenclatura geralmente é definida de acordo com a polaridade e a latência média, em indivíduos normais. De acordo com esse método, no cVEMP, o primeiro grande pico positivo é chamado de p13 (p2) e o primeiro grande pico negativo, após o p13, é chamado de n23 (n1) (Papathanasiou *et al.*, 2014a). Já no oVEMP o primeiro grande pico negativo é denominado de n10 (n1) e o segundo grande pico positivo, após o n10, é chamado de p15 (p2). Os nomes dos picos e vales são definidos de acordo com a latência.

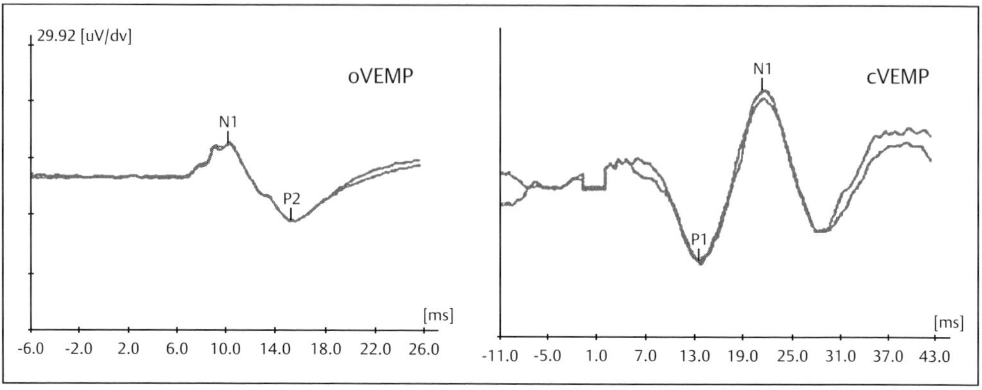


**Fig. 3-1.** Disposição dos picos e vales dos oVEMP e cVEMP.

Em alguns equipamentos, a montagem dos eletrodos pode influenciar na captação do registro, com inversão do pico das ondas. O complexo bifásico continua o mesmo, sem mudanças de amplitudes e latências, apenas a apresentação gráfica, invertida ou não (Lopes; Grasel, 2021).

Diferentemente dos outros potenciais, que apresentam a letra maiúscula na nomenclatura, como por exemplo o P300 (potencial auditivo de longa latência), a letra minúscula antes do número indica que não tem relação com atividade neural (Papathanasiou *et. al.*, 2014a).

Assim, como todo potencial evocado, para os VEMPs também é necessário que haja repetibilidade dos traçados, com o mínimo de duas réplicas das ondas bifásicas (Hall, 2006).

## ANÁLISE DAS LATÊNCIAS

O VEMP é considerado um potencial de média latência, e ocorre por volta de 10 a 25 milissegundos (ms). Latência é o tempo desde o momento em que se inicia o estímulo até o local do sítio gerador da resposta, com formação do primeiro pico positivo ou negativo; apresenta alta replicabilidade e não depende de fatores como idade e intensidade do estímulo, ilustradas nas Figuras 3-2 e 3-3 (Rocha, 2021).

A latência é um dos parâmetros clínicos para análise dos VEMPs. O padrão de normalidade esperado no oVEMP é a latência do pico n10 em torno de 10 ms e p15 por volta de 15 ms. Já no cVEMP, a latência do pico p13 está em torno de 13 ms e n23 por volta de 23 ms. É recomendado que cada serviço realize sua própria padronização, de preferência, realizando a coleta de dados de 10 voluntários sem queixa otoneurológica ou auditiva, para cada década de idade.

Latências prolongadas podem indicar presença de disfunção na via neural do reflexo, e não especificamente no utrículo (oVEMP) ou sáculo (cVEMP). Murofushi *et al.* (2001) relataram que pacientes com neurite vestibular ou doença de Ménierè não apresentavam latências prolongadas; já pacientes com *schwannoma* vestibular e esclerose múltipla apresentavam aumento da latência de p13.

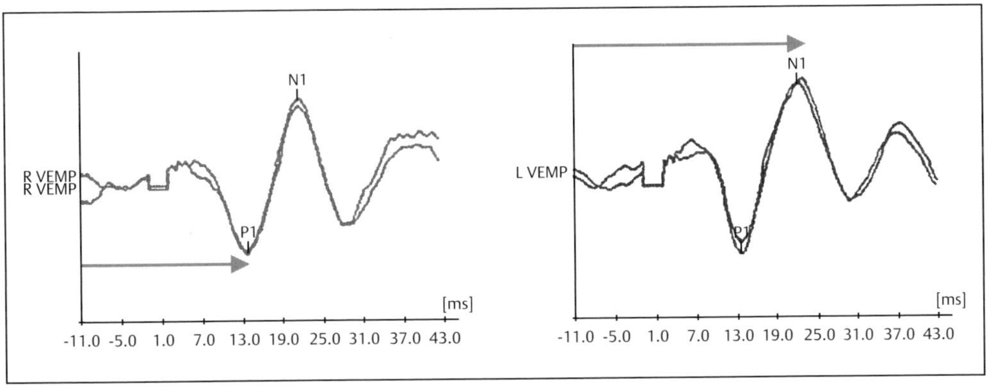


**Fig. 3-2.** A seta indica o tempo de início do estímulo até o primeiro pico no caso do exemplo do cVEMP, sinalizando a latência em ms.

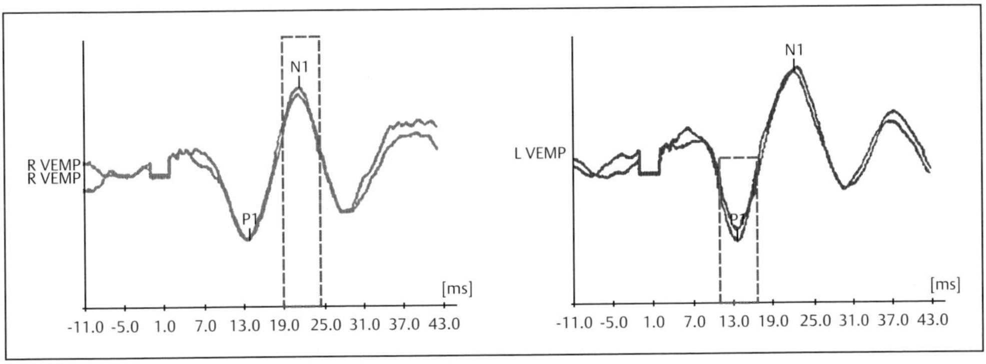


**Fig. 3-3.** A região pontilhada indica a faixa da latência dos picos positivo e negativo do cVEMP.

## ANÁLISE DAS AMPLITUDES

A onda bifásica, reproduzida pelo VEMP, gera um pico negativo e um pico positivo ou um positivo e um negativo. A diferença entre os picos é chamada de amplitude (Fig. 3-4). A amplitude reflete o grau da resposta da via neural, diante ao estímulo sonoro, e é dependente de diversos fatores, como o correto posicionamento dos eletrodos, a posição do indivíduo avaliado e o grau de contração muscular (Akin *et. al.*, 2004).

A amplitude é o principal parâmetro de análise dos VEMPs, e diferentemente de outros potenciais evocados, como os auditivos, não se compara a amplitude das respostas do VEMP entre os indivíduos. A análise ocorre comparando a amplitude interaural do mesmo indivíduo com a avaliação da simetria entre as vias direita e esquerda. Isso ocorre, principalmente, pela grande variabilidade de amplitudes encontradas intersujeitos, dado que a composição muscular, tamanho do músculo avaliado e seu grau de contração são bastante variáveis na população em geral.

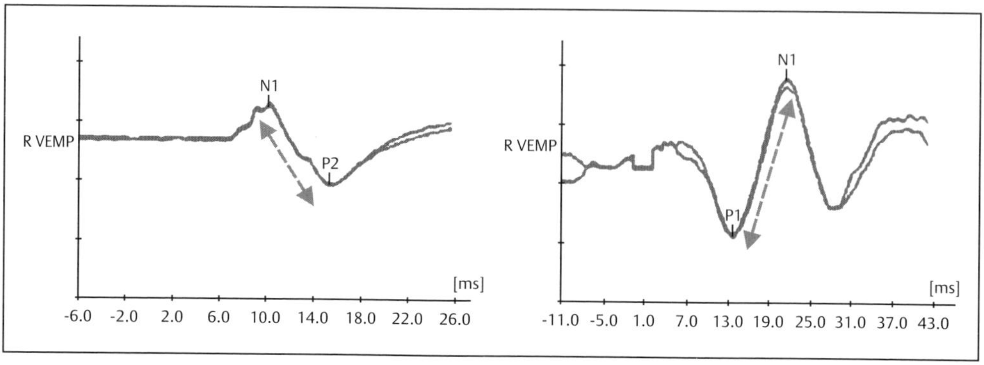


**Fig. 3-4.** A linha pontilhada indica a amplitude entre os picos do VEMP.

A diferença interaural da amplitude do VEMP (Rocha, 2021) é medida pelo índice de assimetria (IA):

$$\text{IA (índice de assimetria)} = \frac{(\text{AOD} - \text{AOE})}{(\text{AOD} + \text{AOE})} \times 100$$

AOD = amplitude $\frac{\text{P1}}{\text{N1}}$ ou $\frac{\text{N1}}{\text{P1}}$ da orelha direita

AOE = amplitude $\frac{\text{P1}}{\text{N1}}$ ou $\frac{\text{N1}}{\text{P1}}$ da orelha esquerda

A amplitude apresenta forte correlação com o nível de contração muscular: alguns *softwares* permitem que seja realizado o "controle" da contração muscular, ajudando o paciente a manter o nível de contração dentro dos limites inferior e superior preestabelecidos.

Há necessidade de realizar ajustes, entre as respostas obtidas e o nível de contração muscular, por meio de métodos conhecidos como retificação e/ou escalonamento. São métodos diferentes que objetivam evitar que haja influência muscular nas respostas do cVEMP. Na retificação, o algoritmo do *software* identifica o valor absoluto de todos os pontos de contração ao longo do traçado eletromiográfico (EMG). Já no escalonamento, utiliza-se o cálculo da raiz quadrada da média aritmética dos quadrados dos valores eletromiográficos (Rosengren *et. al.*, 2019a).

## Retificação

Uma opção, a fim de minimizar o efeito da contração muscular na amplitude, e evitar possíveis contrações musculares assimétricas, é registrar e mediar a contração de "fundo".

A retificação, por meio aritmético, permite a correção das amplitudes por meio da eletromiografia (EMG) pré-estímulo. Dessa forma, é utilizada uma média da atividade muscular tônica retificada, durante o período de pré-estímulo por 20 milissegundos, ou seja, antes de cada estímulo sonoro (Rosengren *et. al.*, 2019a).

Na Figura 3-5, o traçado superior corresponde à captação da resposta, sem retificação. No traçado inferior, existe uma região (antes da linha pontilhada) que sinaliza o momento exato da retificação, antes do estímulo sonoro.

Para chegar à razão do VEMP retificado (rVEMP), utiliza-se o seguinte cálculo:

$$\text{AC (amplitude corrigida)} = \frac{\text{AR (amplitude real p13} - \text{n23)}}{\text{AR (amplitude retificada)}}$$

Com o método de retificação, nenhuma das posições utilizadas para realizar o cVEMP (em indivíduos normais) apresentou diferença significativa nas respostas da amplitude entre os picos (Isaacson *et al.*, 2006).

Na Figura 3-6, temos um exemplo de como ocorre a retificação no cVEMP. Enquanto o *software* coleta o traçado real, outro estímulo retificado está sendo coletado. Após a

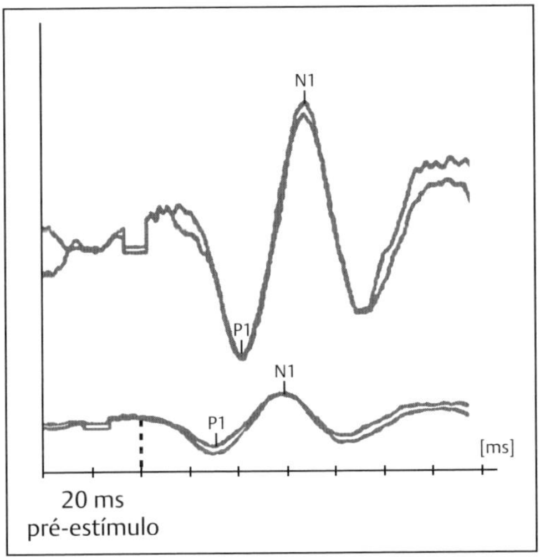


**Fig. 3-5.** Onda superior indica o traçado sem a retificação. A onda inferior apresenta a resposta retificada. A retificação, por meio da contração muscular, foi realizada antes do estímulo sonoro (traçado pontilhado).

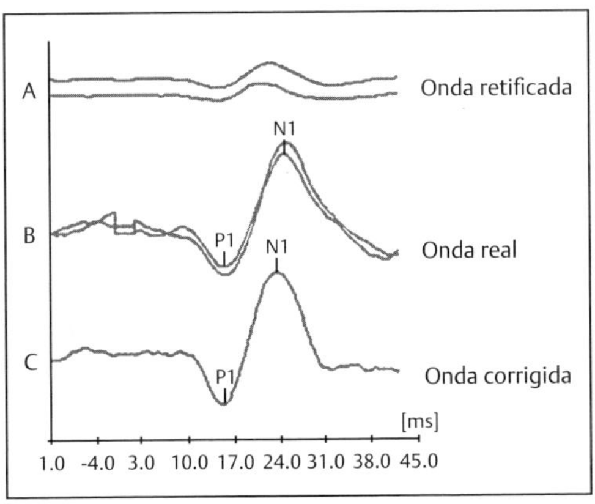


**Fig. 3-6.** "A" é a onda da contração muscular. B. Onda captada sem a retificação. C. Resultado do valor corrigido entre as ondas A e B.

conclusão do exame, é possível selecionar a ativação da função "retificação pré-estímulo do EMG" no *software*.

A seguir, um exemplo do traçado disponível na tela do equipamento.

## Escalonamento

No escalonamento, o *software* mede a contração muscular na unidade de medida microvolt (uV) na qual foi colhida a resposta. O método de escalonamento realiza a média das amplitudes das ondas. Na Figura 3-7, podemos observar três ondas com os valores de contração do músculo esternocleidomastóideo (ECM) diferentes (111,7 uV, 90,56 uV e 55,91 uV); logo, observamos diferentes amplitudes de ondas.

O escalonamento tem como princípio equalizar os sinais proporcionalmente ao nível de contração muscular; sendo assim, respostas obtidas com maiores contrações são diminuídas, e as obtidas com menores contrações são aumentadas. Isso possibilita que as respostas sejam apresentadas na amplitude que teriam se estivessem sido obtidas com as mesmas condições de contração muscular. Com isso, o efeito da contração muscular influencia menos na análise da amplitude.

Para chegar ao valor real da amplitude do VEMP escalonado (eVEMP), utiliza-se o seguinte cálculo:

$$\text{AE (amplitude escalonada)} = \frac{\text{AR (amplitude real p13} - \text{n23)}}{\text{CM (contração muscular)}}$$

O cálculo é feito em cada aquisição de onda bifásica (em ambos os lados). Essa correção possibilita melhor comparação dos sinais aquisitados sob níveis de contração muscular distintos (Rosengren, 2015; Rosengren *et al.*, 2019b).

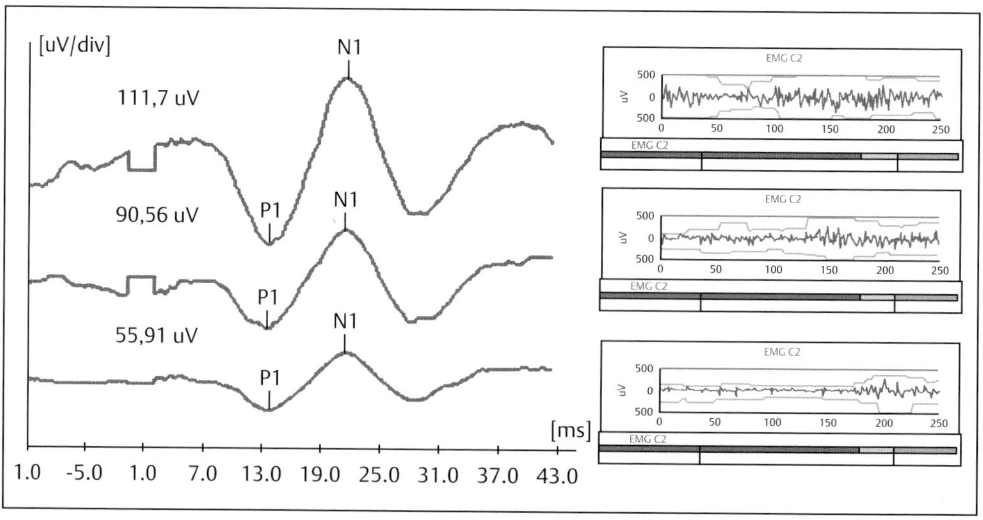


**Fig. 3-7.** Demonstra como é realizado o cálculo do escalonamento da contração muscular real, utilizando a média das diferentes contrações musculares durante o exame.

## ÍNDICE DE ASSIMETRIA

Assim como em outros potenciais evocados, é recomendado que cada serviço realize o seu próprio padrão de normalidade, para que os parâmetros de análise sejam coerentes com a média da população avaliada.

No Quadro 3-1, iremos destacar alguns autores que sugerem faixas de normalidade no índice de assimetria. Excluiremos os padrões de normalidade com a amplitude bruta, ou seja, sem retificação ou escalonamento e amplitude com contração de fundo, retificada ou escalonada.

Para calcular o índice de assimetria, é recomendado que seja selecionada a onda com maior amplitude em ambos os lados. Em geral, os equipamentos realizam o cálculo de forma automática, após a seleção dos traçados direito e esquerdo (Lopes; Grasel, 2021).

## DIFERENÇA DE AMPLITUDE INTERAURAL

A diferença interaural entre as amplitudes dos VEMPs é o principal parâmetro de análise. Diferente dos outros potenciais, como abordado neste capítulo, a amplitude interaural deve ser comparada entre as orelhas direita e esquerda, e nunca entre os indivíduos. Levando-se em consideração o abordado sobre as possíveis interferências nas respostas do VEMP, na Figura 3-8, observam-se tipos de assimetria no cVEMP e no oVEMP.

Um achado importante, que devemos ficar atentos, é sobre algumas patologias que podem apresentar amplitude aumentada do lado afetado, o que não é esperado, conforme alguns estudos sobre doença de Ménierè (Lamounier *et al.*, 2017) e deiscência do canal semicircular superior (Fig. 3-9) (Ribeiro; Mancini, 2020).

A amplitude sofre influência da idade; é maior em jovens e diminui com o avanço da idade. Há uma diminuição da função otolítica, de acordo com a idade, e foi observada diminuição da amplitude do cVEMP, em indivíduos a partir dos 50 anos (Nguyen; Welgampola; Carey, 2010).

**Quadro 3-1.** Índice de assimetria máximo em VEMPs de indivíduos normais em diversos estudos

| Autores/Ano de publicação | cVEMP amplitude bruta | cVEMP contração de fundo | oVEMP |
|---|---|---|---|
| (Welgampola; Colebatch, 2001) | 46% | 35% | |
| (Mccaslin; Fowler; Jacobson, 2014) | 43% | 30% | |
| (Murofushi; Matsuzaki; Wu, 1999) | 34% | | |
| (Gans; Richard; S, 2004) | 30% | | |
| (Young; Wu; Wu, 2002) | 36% | | |
| (Young, 2013) | | | 40% |
| (Jariengprasert; Tiensuwan; Euasirirattanapaisan, 2013) | 35% | | |
| (Blakley; Wong, 2015) | 42% | | |
| (Cóser *et al.*, 2019a, 2019b) | | 25% | 25% |

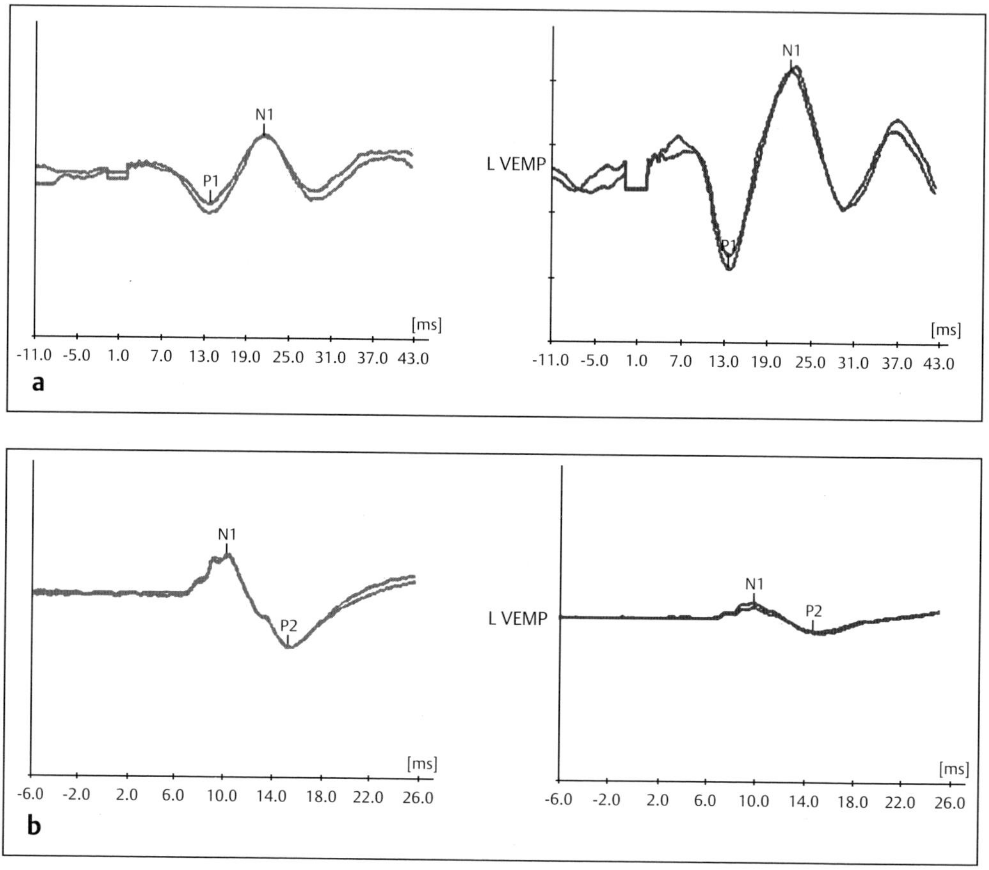


**Fig. 3-8.** (**a**) Exemplo de assimetria de respostas reduzidas à direita no cVEMP. (**b**) Exemplo de assimetria de respostas reduzidas na captação à esquerda no oVEMP, ambos indicando hipofunção dos reflexos estudados na estimulação do labirinto direito.

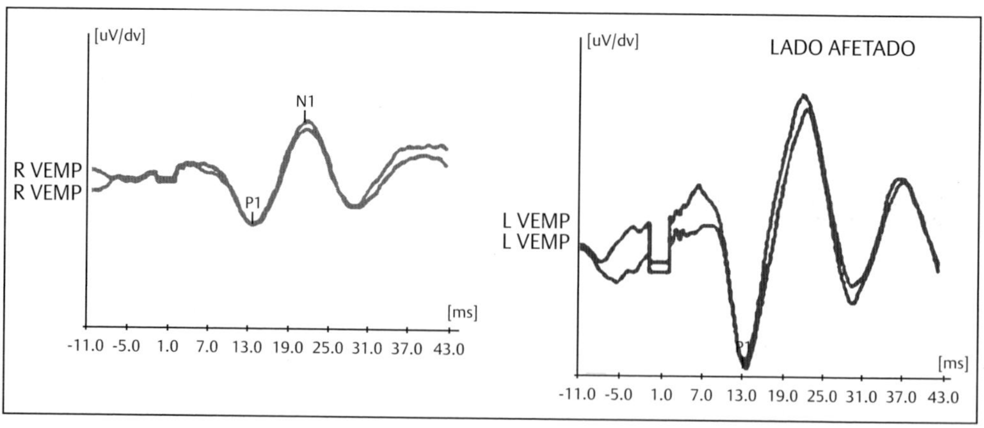


**Fig. 3-9.** Exame de cVEMP com assimetria de amplitude, porém com amplitude de respostas exacerbada do lado esquerdo, demonstrando que a alteração está do lado onde a amplitude é maior.

Em idosos, é comum a ausência de respostas dos VEMPs em ambas as orelhas (Loeb *et al.*, 2009). Estes autores observaram que 45% dos idosos saudáveis, na faixa etária de 70 anos, apresentavam ausência dos potenciais e, na faixa dos 80 anos, 69%.

## ANÁLISE DA PESQUISA DE LIMIAR

Os VEMPs são potenciais miogênicos vestibulares que necessitam de intensidade para serem eliciados por fontes sonoras, sendo possível avaliar, por meio da pesquisa de limiar, alterações na biomecânica da orelha interna. O limiar é o menor nível de estímulo em que conseguimos detectar a presença da onda bifásica.

Diferente do potencial evocado auditivo de tronco encefálico (PEATE), em que a pesquisa do limiar eletrofisiológico pode atingir intensidades por volta de 10 dBNA, os cVEMP e oVEMP apresentam limiares em torno de 85 dBNA (Colebatch; Halmagyi, 1992, Mcangus Todd; Rosengren; Colebatch, 2003).

Outra diferença observada, na pesquisa do limiar dos VEMPs, é apenas a redução da amplitude do complexo P1/N1 (cVEMP) e N1/P1 (oVEMP), sem que haja, contudo, modificação das latências. Isso parece ocorrer, principalmente, pela função primária de cada órgão e pela distribuição tonotópica das células ciliadas na cóclea ser diferente da distribuição vetorial das células ciliadas dos órgãos otolíticos na região da estríola, além de serem analisados parâmetros diferentes em cada tipo de potencial (Fig. 3-10) (Curthoys *et al.*, 2021; Moravec; Peterson, 2004).

Em crianças e adolescentes, estudos demonstram que os limiares estão por volta de 70 a 75 dBNA no cVEMP (Zhou *et al.*, 2014, Maes *et al.*, 2014) e, no oVEMP, por volta de 80 dBNA (Piker *et al.*, 2011; Xu *et al.*, 2015), indicando que há efeito da idade nos limiares do VEMP.

Piker *et al.*, 2011, sugerem que essa diferença, entre os limiares de crianças e adultos, pode ocorrer por alterações anatômicas relacionadas com possível rigidez e envelhecimento das estruturas do sistema otolítico. Outra justificativa seria o fato de a pressão sonora exercida nas estruturas anatômicas na criança não ser equivalente à do adulto, devido à diferença de tamanho do meato acústico externo e do pavilhão auricular (Read; Calow, 1984).

Na rotina clínica, não é realizada a pesquisa do limiar do VEMP, apenas na suspeita de presença da terceira janela (deiscências ósseas, fístulas) ou equivalentes (síndrome do aqueduto vestibular alargado; malformações). A síndrome da deiscência do canal semicircular superior (SDCSS), descrita pela primeira vez em 1998, é a patologia cujo oVEMP representa o método padrão ouro para o diagnóstico funcional. Os autores do estudo observaram alguns pacientes com queixa de vertigem desencadeada por mudanças de pressão na orelha média ou intracraniana e/ou estímulos acústicos de alta intensidade (Minor *et al.*, 1998).

Pesquisadores da Universidade de Bolonha (Modugno *et al.*, 2006) publicaram um estudo com casos de pacientes com fístula perilinfática (FPL). A FPL é definida como uma falha óssea e membranácea, ocorrendo extravasamento de perilinfa para a cavidade da orelha média (Lacerda *et al.*, 2014).

É devido a essa falha que ocorre o escape de pressão sonora, de forma semelhante ao que ocorre na SDCSS, e o VEMP apresenta uma característica específica que é a detecção de limiares com menores intensidades e maiores amplitudes das ondas bifásicas. Sendo assim, quando há suspeita da terceira janela ou fístula perilinfática, é indicada a realização da pesquisa do limiar do VEMP.

Na SDCSS, o aumento da amplitude dos VEMPs ocorre devido ao escape de pressão sonora controlado pelo movimento de pistão entre as janelas oval e redonda na cóclea. A terceira janela possibilita um escape de pressão sonora que se desloca para o canal se-

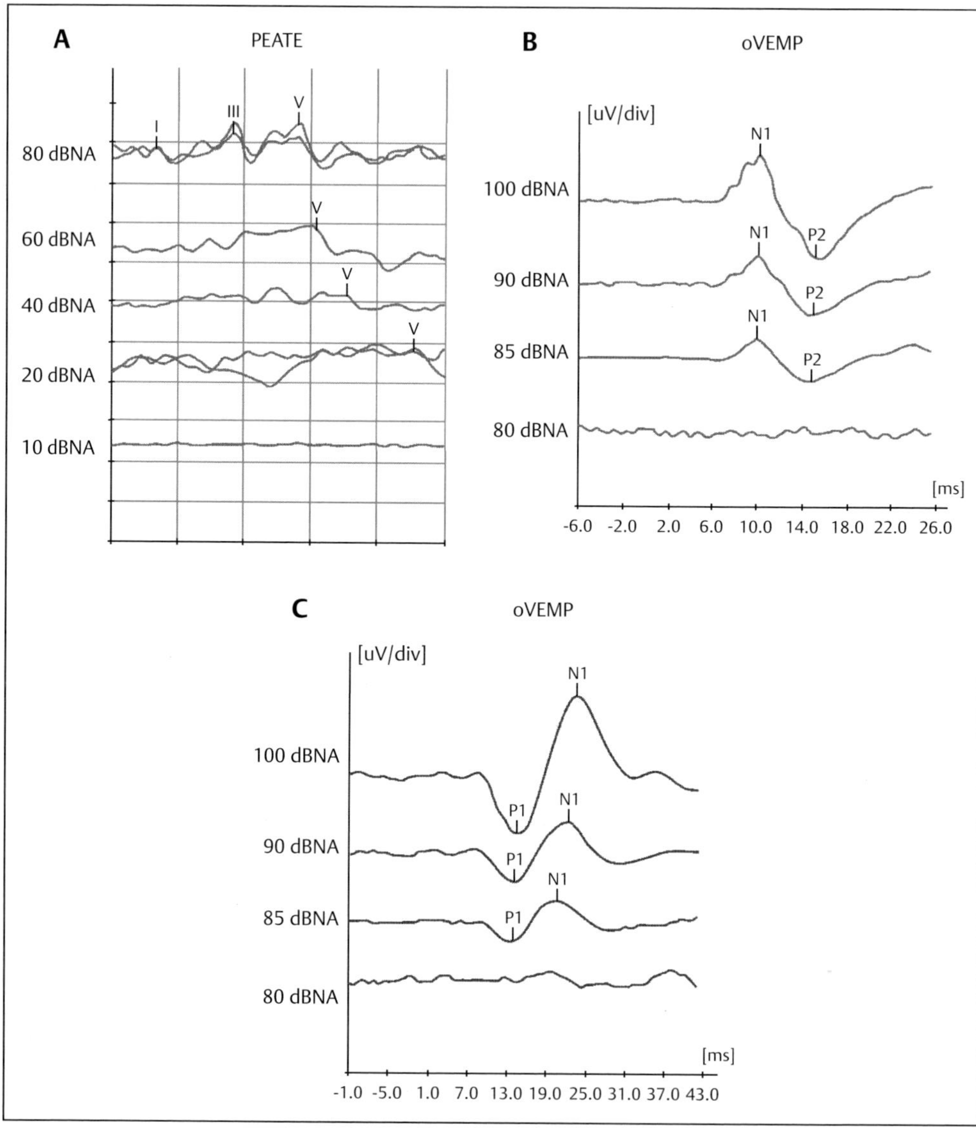


**Fig. 3-10.** Exemplo de pesquisas de limiar no PEATE e nos VEMPs. Registro A demonstrando que o PEATE apresenta limiar em torno de 20 dBNA em indivíduos com audição normal. Registros B e C demonstrando os limiares de oVEMP e cVEMP, respectivamente, em torno de 85 dBNA.

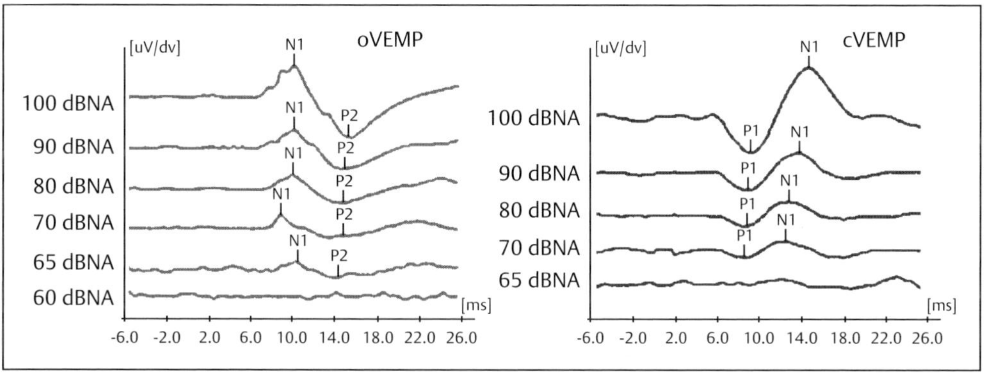


**Fig. 3-11.** Exemplo de pesquisa de limiar no oVEMP e cVEMP em indivíduos com deiscência de canal semicircular superior.

micircular superior (no sistema vestibular), diminuindo a impedância da orelha interna e promovendo ativação elétrica nas células ciliadas da ampola deste canal semicircular, que se somam às respostas otolíticas, e, consequentemente, aumentam a amplitude da resposta captada pelos eletrodos dos VEMPs (Fig. 3-11) (Dlugaiczyk, 2020).

## COMO APRESENTAR OS RESULTADOS?

Ao final de uma avaliação clínica, é necessário apresentar os resultados de forma clara e objetiva, além de apresentar conclusão em relação aos achados. Alguns autores sugerem a apresentação de um relatório contendo a identificação do indivíduo avaliado, idade, gênero; motivo da avaliação com os VEMPs; dados técnicos acerca do protocolo utilizado para captação dos VEMPs; valores normativos para a faixa etária; interpretação dos achados, incluindo valores de latência dos potenciais, níveis mínimos de resposta em caso de pesquisa de limiar, índice de assimetria e o significado clínico no contexto individual (CFFA, 2022; Papathanasiou *et al.*, 2014).

## CONCLUSÃO

Como em todas as avaliações complementares ao diagnóstico otoneurológico, é necessário haver correlação com a história clínica, queixas e achados de outras avaliações, levando à compreensão da funcionalidade do sistema vestibular, tanto em termos físicos/anatômicos quanto da geração e propagação dos reflexos necessários ao equilíbrio corporal.

Assim, tanto as respostas diminuídas quanto às aumentadas nos VEMPs podem ter significância clínica. O ponto principal a ser analisado é a simetria entre os lados direito e esquerdo, considerando as vias ipsilaterais das respostas do cVEMP e contralaterais das respostas do oVEMP na interpretação dos achados. Fatores "extralabirínticos" podem interferir nas captações das respostas, como alterações de orelha média, que atenuam a transmissão sonora por via aérea, ou alterações nas vias neurais decorrentes de doenças no sistema nervoso central. Essas considerações encontram-se detalhadas em capítulos posteriores, onde serão abordadas características dos VEMPs em patologias diversas.

**Palavras-chave:** sistema vestibular; sáculo e utrículo; canais semicirculares; nervo vestibular; núcleos vestibulares.

## REFERÊNCIAS BIBLIOGRÁFICAS


AKIN, F. W. *et al.* The influence of voluntary tonic EMG level on the vestibular-evoked myogenic potential. **The Journal of Rehabilitation Research and Development**, v. 41, n. 3b, p. 473, 2004.

BLAKLEY, B. W.; WONG, V. Normal Values for Cervical Vestibular-Evoked Myogenic Potentials. **Otology and Neurotology**, v. 36, n. 6, p. 1069-1073, 2015.

COLEBATCH, J. G.; HALMAGYI, G. M. Vestibular evoked potentials in human neck muscles before and after unilateral vestibular deafferentation. **Neurology**, v. 42, n. 8, p. 1635-1636, 1992.

CONSELHO FEDERAL DE FONOAUDIOLOGIA. **Guia de orientação na avaliação audiológica-Eletrofisiologia e Eletroacústica.** Abril, 2022. Disponível em: https://www.fonoaudiologia.org.br/comunicacao/livreto-guia-de-orientacoes-na-avaliacao-audiologica/. Acesso em: 02 jul. 2023.

CÓSER, P. L. et al. **VEMP Cervical no diagnóstico otoneurológico: valores de referência para o equipamento Contronic Evokadus**, 2019b. Disponível em: <https://www.clinicacoser.com/wp-content/uploads/2021/09/Poster-Evokadus-CVEMP-2019.pdf>. Acesso em: 2 set. 2023

CÓSER, P. L. et al. **VEMP Ocular no diagnóstico otoneurológico: valores de referência para o equipamento Contronic Evokadus.** , 2019a. Disponível em: <https://www.clinicacoser.com/wp-content/uploads/2021/09/Poster-Evokadus-oVEMP-2019.pdf>. Acesso em: 2 set. 2023.

CURTHOYS, I. S. et al. Similarities and Differences Between Vestibular and Cochlear Systems - A Review of Clinical and Physiological Evidence. **Frontiers in Neuroscience**, v. 15, 12 ago. 2021.

DLUGAICZYK, J. Evidence-based diagnostic use of VEMPs. **HNO**, v. 68, n. S2, p. 69-78, 12 ago. 2020.

GANS, R. E.; RICHARD, A.; S, M. Y. P. O. V. U v -em p. p. 23-25, 2004.

HALL, J. W. **New Handbook for Auditory Evoked Responses**. 1st. ed. [s.l.] Pearson, 2006.

JARIENGPRASERT, C.; TIENSUWAN, M.; EUASIRIRATTANAPAISAN, K. A comparison of vestibular evoked myogenic potential (VEMP) between definite Meniere's disease patients and normal healthy adults. **Journal of the Medical Association of Thailand = Chotmaihet thangphaet**, v. 96, n. 12, p. 1563-1568, 2013.

LACERDA, O. R. M. *et al.* Artigo de Revisão Artigo de Revisão. **Sociedade Brasileira de Cardiologia**, v. 9, n. 1, p. 201-208, 2014.

LAMOUNIER, P. *et al.* Avaliação dos potenciais evocados miogênicos vestibulares (VEMP) e eletrococleografia no diagnóstico da doença de Ménière. **Brazilian Journal of Otorhinolaryngology**, v. 83, n. 4, p. 394-403, 2017.

LOEB, S. et al. data from the Baltimore Longitudinal Study of Aging. p. 6-9, 2009.

LOPES, K.C., Grasel, S.S. Atualização em potenciais evocados miogênicos vestibulares. In: Associação Brasileira de Otorrinolaringologia e Cirurgia Cérvico-Facial; PINNA, F.R. et al. organizadores. **PRO-ORL Programa de Atualização em Otorrinolaringologia: Ciclo 15.** Porto Alegre: Artmed Panamericana; 2021. p. 55-80. (Sistema de Educação Continuada a Distância, v. 4).

MAES, L. et al. Rotatory and collic vestibular evoked myogenic potential testing in normal-hearing and hearing-impaired children. **Ear and Hearing**, v. 35, n. 2, p. 21-32, 2014.

MCANGUS TODD, N. P.; ROSENGREN, S. M.; COLEBATCH, J. G. A short latency vestibular evoked potential (VsEP) produced by bone-conducted acoustic stimulation. **The Journal of the Acoustical Society of America**, v. 114, n. 6, p. 3264-3272, 2003.

MCCASLIN, D. L.; FOWLER, A.; JACOBSON, G. P. Amplitude normalization reduces Cervical Vestibular Evoked Myogenic Potential (cVEMP) amplitude asymmetries in normal subjects: Proof of concept. **Journal of the American Academy of Audiology**, v. 25, n. 3, p. 268-277, 2014.

MINOR, L. B. *et al.* Sound- and/or pressure-induced vertigo due to bone dehiscence of the superior semicircular canal. **Archives of Otolaryngology - Head and Neck Surgery**, v. 124, n. 3, p. 249-258, 1998.

MODUGNO, G. C. *et al.* Could vestibular evoked myogenic potentials (VEMPs) also be useful in the diagnosis of perilymphatic fistula? **European Archives of Oto-Rhino-Laryngology**, v. 263, n. 6, p. 552-555, 2006.

MORAVEC, W. J.; PETERSON, E. H. Differences Between Stereocilia Numbers on Type I and Type II Vestibular Hair Cells. **Journal of Neurophysiology**, v. 92, n. 5, p. 3153-3160, nov. 2004.

MUROFUSHI, T.; MATSUZAKI, M.; WU, C. H. Short tone burst-evoked myogenic potentials on the sternocleidomastoid muscle: Are these potentials also of vestibular origin? **Archives of Otolaryngology - Head and Neck Surgery**, v. 125, n. 6, p. 660-664, 1999.

NGUYEN, K. D.; WELGAMPOLA, M. S.; CAREY, J. P. Test-retest reliability and age-related characteristics of the ocular and cervical vestibular evoked myogenic potential tests. **Otology and Neurotology**, v. 31, n. 5, p. 793-802, 2010.

PAPATHANASIOU, E. S. *et al.* International guidelines for the clinical application of cervical vestibular evoked myogenic potentials: An expert consensus report. **Clinical Neurophysiology**, v. 125, n. 4, p. 658-666, 2014a.

PAPATHANASIOU, E. S. *et al.* International guidelines for the clinical application of cervical vestibular evoked myogenic potentials: An expert consensus report. **Clinical Neurophysiology**, abr. 2014b.

PIKER, E. G. *et al.* Normal characteristics of the ocular vestibular evoked myogenic potential. **Journal of the American Academy of Audiology**, v. 22, n. 4, p. 222-230, 2011.

READ, D. A.; CALOW, P. Printed in. v. V, n. 2, p. 231-234, 1984.

RIBEIRO, M. B. N.; MANCINI, P. C. Comparação das respostas do VEMP cervical e ocular em indivíduos com e sem doenças otoneurológicas. **Distúrbios da Comunicação**, v. 32, n. 3, p. 406-413, 2020.

ROCHA, G. D. **A prática da ciência vestibular no manejo do paciente com tontura**. [s.l.] Athena, 2021.

ROSENGREN, S. M. Effects of muscle contraction on cervical vestibular evoked myogenic potentials in normal subjects. **Clinical Neurophysiology**, v. 126, n. 11, p. 2198-2206, 2015.

ROSENGREN, S. M. *et al.* Vestibular evoked myogenic potentials in practice: Methods, pitfalls and clinical applications. **Clinical Neurophysiology Practice**, v. 4, p. 47-68, 2019a.

ROSENGREN, S. M. *et al.* Vestibular evoked myogenic potentials in practice: Methods, pitfalls and clinical applications. **Clinical Neurophysiology Practice**, v. 4, p. 47-68, 1 jan. 2019b.

WELGAMPOLA, M. S.; COLEBATCH, J. G. Characteristics of tone burst-evoked myogenic potentials in the sternocleidomastoid muscles. **Otology and Neurotology**, v. 22, n. 6, p. 796-802, 2001.

XU, X. DA *et al.* Ocular and cervical vestibular-evoked myogenic potentials in children with cochlear implant. **Clinical Neurophysiology**, v. 126, n. 8, p. 1624-1631, 2015.

YOUNG, Y. H. Potential application of ocular and cervical vestibular-evoked myogenic potentials in meniere's disease: A review. **Laryngoscope**, v. 123, n. 2, p. 484-491, 2013.

YOUNG, Y. H.; WU, C. C.; WU, C. H. Augmentation of vestibular evoked myogenic potentials: An indication for distended saccular hydrops. **Laryngoscope**, v. 112, n. 3, p. 509-512, 2002.

ZHOU, G. *et al.* Clinical uses of cervical vestibular-evoked myogenic potential testing in pediatric patients. **Medicine (United States)**, v. 93, n. 4, p. 1-6, 2014.

# VEMP POR ESTÍMULOS GALVÂNICOS

CAPÍTULO 4

Ludimila Labanca ▪ Tatiana Rocha Silva ▪ Denise Utsch Gonçalves

## INTRODUÇÃO

Desde que Luigi Galvani (1791) utilizou com sucesso fontes naturais de corrente elétrica para evocar contrações musculares em sapos, a fim de decifrar a "eletricidade animal", a estimulação elétrica tornou-se um método de escolha em neurociência para ativar elementos celulares excitáveis. Após sua descoberta, o "galvanismo" foi imediatamente reconhecido como uma ferramenta muito útil nos primeiros estudos científicos sobre o papel dos fenômenos elétricos em animais.

Na tentativa de entender a base mecanicista dessa técnica recém-descoberta, Alexander von Humboldt, em várias ocasiões assistido por Johann Wolfgang von Goethe, conduziu uma série de experimentos utilizando corrente galvânica para demonstrar a funcionalidade de nervos e músculos (Humboldt, 1797).

Em sua dissertação, o fisiologista Johann Purkinje (1820) relatou que uma corrente fluindo por meio do crânio poderia estimular o equilíbrio. A indução de distúrbios do equilíbrio ao passar corrente pelo crânio humano, observada por Johann Purkinje (1820), foi finalmente atribuída aos efeitos galvânicos no sistema vestibular por Berthold, que provocou movimentos distintos da cabeça após a estimulação galvânica de canais semicirculares individuais em aves (Berthold, 1874). Berthold foi quem demonstrou a origem vestibular desses fenômenos combinando estimulação galvânica com labirintectomia em animais (Berthold, 1874).

Com o apoio de Johann Wolfgang von Goethe e Alexander von Humboldt, Johann Purkinje finalmente obteve sua primeira posição como professor de fisiologia e patologia em Breslau, em 1823, onde continuou seus estudos neurocientíficos com a ajuda da estimulação elétrica. Seguindo melhorias técnicas adicionais, por meio de métodos de aplicação de corrente mais bem direcionada para ambas as orelhas (Hitzig, 1871), a estimulação vestibular galvânica (EVG) é usada hoje em pesquisas clínicas como um estímulo sem movimento, permitindo estimulação vestibular específica com interferência mínima em outros sistemas sensoriais (Day, 1999). O emprego deste método, em diferentes abordagens experimentais, contribuiu consideravelmente para o nosso conhecimento atual sobre o papel dos sinais vestibulares no olhar, postura e controle locomotor, bem como na percepção de movimento e espaço em indivíduos humanos em condições fisiológicas e patofisiológicas.

Em suma, a EVG tem sido utilizada há mais de um século para estudar a função do sistema vestibular, uma vez que é um método simples, seguro e eficaz para avaliar os reflexos vestibulares. No contexto específico do potencial evocado miogênico vestibular (VEMP), a estimulação galvânica foi aplicada ao sistema vestibular para entender a função dos órgãos otolíticos e do nervo vestibular. O VEMP é uma resposta muscular evocada por estímulos vestibulares, e o VEMP galvânico envolve a aplicação de uma corrente elétrica para desencadear essa resposta que pode ser captada em diferentes músculos.

O presente capítulo pretende abordar os aspectos específicos do VEMP com estímulo galvânico.

## CONCEITOS E DEFINIÇÕES

O VEMP auxilia na avaliação vestibular e pode ser desencadeado por estímulos auditivos, vibratórios ou galvânicos.

O VEMP com estímulo auditivo do tipo *click* ou *tone burst* é o mais utilizado na prática clínica e a sua captação geralmente é realizada por meio da resposta miogênica do músculo esternocleidomastóideo (cVEMP), ou dos músculos extraoculares (oVEMP). O estímulo *tone burst* é o mais utilizado devido ao limiar de excitabilidade sacular ser menor quando comparado ao clique, sendo mais confortável para o sujeito avaliado (Park *et al.*, 2010).

O VEMP com estímulo vibratório, ou estímulo ósseo, possui o diferencial de não sofrer influência das perdas auditivas condutivas na captação da resposta eletrofisiológica que é comumente captada nos músculos esternocleidomastóideos ou músculos extraoculares (Oh, 2013).

Os cVEMPs com estímulo auditivo ou vibratório têm sido utilizados para avaliar a função do sáculo e nervo vestibular inferior; já o oVEMP avalia a função do utrículo e do nervo vestibular superior (Iwasaki *et al.*, 2017).

O estímulo galvânico gera uma resposta mais robusta de modo que a resposta eletrofisiológica pode ser captada tanto em músculos cervicais quanto em músculos dos membros inferiores. O estímulo galvânico atinge as vias vestibulares centrais sem interferência do sistema vestibular periférico (sáculo e/ou utrículo). Embora os VEMPs com captação da resposta na musculatura ocular ou no músculo esternocleidomastóideo sejam mais comuns, o VEMP pode ser captado em músculos dos membros superiores, inferiores e lombares, desde que estes estejam ativados tonicamente.

A Figura 4-1 representa a comparação da via de estimulação do VEMP cervical com estímulo auditivo, vibratório e galvânico na captação da resposta no músculo esternocleidomastóideo.

O VEMP com estímulo auditivo ou vibratório estimula primariamente os órgãos periféricos do sistema vestibular, enquanto o VEMP com estímulo galvânico (G-VEMP) estimula prioritariamente a porção mais distal do nervo vestibular inferior, mais especificamente na zona pós-sináptica próximo ao núcleo vestibular (Murofushi *et al.*, 2002). Acredita-se que a corrente galvânica atue no local de disparo dos axônios vestibulares e, assim, module a descarga das aferências vestibulares (Goldberg *et al.*, 1984; Kim; Curthoys, 2004).

As correntes catódicas aumentam a descarga, enquanto as correntes anódicas diminuem a descarga (Goldberg *et al.*, 1984). A estimulação altera a taxa de descarga do nervo vestibular, modificando o potencial de repouso (Goldberg *et al.*, 1984). Em outras palavras, a corrente galvânica aplicada externamente atua diretamente "sobre a membrana pós-sináptica no terminal axonal" (Britton *et al.*, 1993; Goldberg *et al.*, 1984).

Consequentemente, o VEMP com estímulo galvânico avaliado juntamente com o VEMP com estímulo auditivo ou vibratório permite a diferenciação de lesões retrolabirínticas das lesões labirínticas (Murofushi *et al.*, 2002). Esse fato é útil para a determinação da

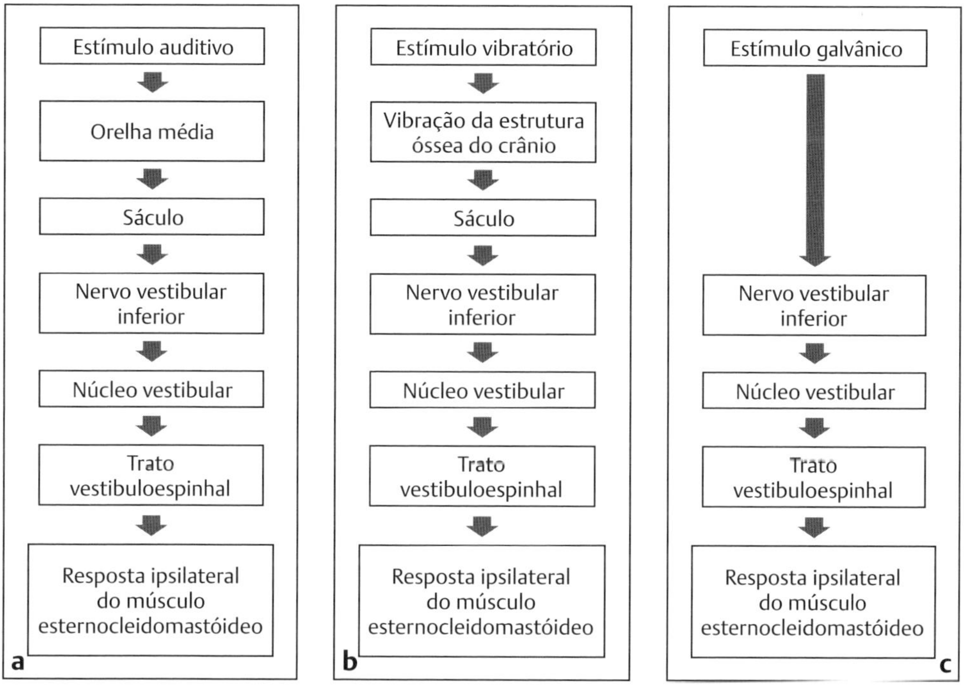


**Fig. 4-1.** Vias do potencial evocado miogênico vestibular (VEMP) cervical a partir do estímulo auditivo, vibratório e galvânico. (**a**) Via de resposta do cVEMP com estímulo auditivo. (**b**) Via de resposta do cVEMP com estímulo vibratório. (**c**) Via de resposta do cVEMP com estímulo galvânico. (Fonte: próprio autor.)

localização das lesões e para estudar a fisiopatologia das doenças vestibulares (Cheng *et al.*, 2010). No caso das alterações periféricas do sistema vestibular, como, por exemplo, na doença de Ménière, espera-se que o VEMP com estímulo auditivo ou vibratório apresente uma resposta alterada ou ausência de resposta, enquanto o VEMP com estímulo galvânico apresenta resposta eletrofisiológica normal. Por outro lado, nas doenças vestibulares centrais, como, por exemplo, nas lesões da artéria vertebrobasilar, tumores do ângulo pontocerebelar e doenças desmielinizantes, tanto o VEMP com estímulo auditivo quanto o VEMP com estímulo galvânico apresentarão respostas alteradas.

## PROCEDIMENTOS PARA REALIZAÇÃO DO VEMP GALVÂNICO

Os procedimentos para realização do VEMP com estímulo galvânico (G-VEMP) incluem a etapa de estimulação, captação da resposta e análise dos resultados. Em relação ao local de estimulação, os eletrodos cutâneos são posicionados sobre os processos mastóideos direito e esquerdo ou um eletrodo na testa e o outro no processo mastóideo (Avci; Polat; Ataş, 2020). Em relação à intensidade do estímulo, há estudos que utilizaram 1 miliampère (mA) (Tokita *et al.*, 1987; Britton *et al.*, 1993; Tokita; Ito; Takagi, 1989); 3 mA (Avci; Polat; Ataş, 2020; Liechti *et al.*, 2008; Cheng *et al.*, 2009) e 4 mA (Watson; Colebatch, 1998; Tax *et al.*, 2012; Welgampola; Colebatch, 2001). A intensidade que parece evocar as melhores respostas, sem causar desconforto ao paciente, é 2 mA (Labanca *et al.*, 2018; Iles *et al.*, 2004; Silva *et al.*, 2020). A duração do estímulo varia, segundo a literatura, entre 1 milissegundo (ms) e 5 ms, quando a captação é realizada nos músculos esternocleidomastóideos e músculos oculares (Avci; Polat; Ataş, 2020; Liechti *et al.*, 2008; Stephan *et al.*, 2005), e entre 150 ms e 400 ms (Labanca *et al.*, 2018; Iles *et al.*, 2004; Silva *et al.*, 2020), quando a captação é realizada em membro inferiores. O número de estímulos apresenta-se como o parâmetro de maior variabilidade dentre os estudos, variando de 15 (Labanca *et al.*, 2018; Liechti *et al.*, 2008; Iles *et al.*, 2004; Silva *et al.*, 2020) até 40 estímulos (Britton *et al.*, 1993).

Em relação à captação da resposta, a EVG é capaz de evocar potenciais na medula cervical, torácica, lombar e sacral. No caso da avaliação da medula cervical, as respostas podem ser captadas nos músculos do pescoço e membros superiores, como, por exemplo, o esternocleidomastóideo e o tríceps braquial (Felipe; Santos; Gonçalves, 2008; Avci; Polat; Ataş, 2020; Chang; Cheng; Young, 2010). No caso da avaliação da medula torácica, lombar e sacral, as repostas podem ser captadas nos músculos eretores da espinha (Britton *et al.*, 1993) ou membros inferiores, como sóleo e gastrocnêmio (Watson; Colebatch, 1998; Britton *et al.*, 1993; Rosengren; Welgampola; Colebatch, 2010; Labanca *et al.*, 2018; Silva *et al.*, 2020).

Destaca-se que, ao avaliar um paciente com mielopatia motora ou traumática e submetê-lo ao G-VEMP com registro da resposta em músculos posturais diferentes (a exemplo dos músculos cervicais, eretores espinhais e sóleo), é possível inferir sobre o topodiagnóstico da lesão medular com base em quais músculos apresentaram respostas no G-VEMP.

A análise das respostas eletromiográficas será variável, de acordo com o local de captação do G-VEMP (Fig. 4-2).

No caso da captação no músculo esternocleidomastóideo, a atividade eletromiográfica é representada principalmente por ondas formando dois picos, os quais são caracterizados de acordo com suas latências e polaridades. Estas ondas podem ser definidas como P1 e N2, surgindo aproximadamente nas latências de 13 ms e 23 ms, respectivamente (Chang; Cheng; Young, 2010). As respostas podem ser registradas no músculo ipsilateral à orelha na qual foi posicionado o catodo, apresentando características parecidas no que diz respeito à forma da onda e latências, às respostas evocadas pelo VEMP com estímulo auditivo ou vibratório (Avci; Polat; Ataş, 2020).

No caso da captação do G-VEMP em membros inferiores, como no músculo sóleo e gastrocnêmio, a resposta é caracterizada por duas componentes (Britton *et al.*, 1993; Fitzpatrick; Burke; Gandevia, 1994; Cunha *et al.*, 2014; Labanca *et al.*, 2018): a primeira, denominada resposta de curta latência, é relativamente pequena e surge em aproximadamente 50-60 ms; a segunda, conhecida como resposta de média latência, apresenta polaridade oposta à primeira, sendo observada em aproximadamente 100 ms. A amplitude da resposta sofre a influência da visão e da propriocepção. A amplitude da onda eletrofisiológica é reduzida quando os olhos estão abertos ou quando o paciente toca uma superfície de contato externo ao corpo e ocorre uma inversão de polaridade frente à mudança de posição na lateralidade da cabeça. Esse último efeito provavelmente ocorre porque a taxa de descarga no núcleo vestibular também pode ser modulada pela movimentação cefálica, como comprovado por estudos em animais (Britton *et al.*, 1993). A Figura 4-3 indica um exemplo de resposta normal do VEMP com estímulo galvânico.

Os detalhes de realização e interpretação do VEMP galvânico, com captação da resposta na musculatura cervical e ocular, podem ser acessados em dx.doi.org/10.17504/protocols.io.zmzf476. Os detalhes de realização e interpretação do G-VEMP com captação da resposta em membros inferiores podem ser acessados em https://www.protocols.io/view/vestibular-evoked-myogenic-potential-vemp-triggere-nxbdfin.

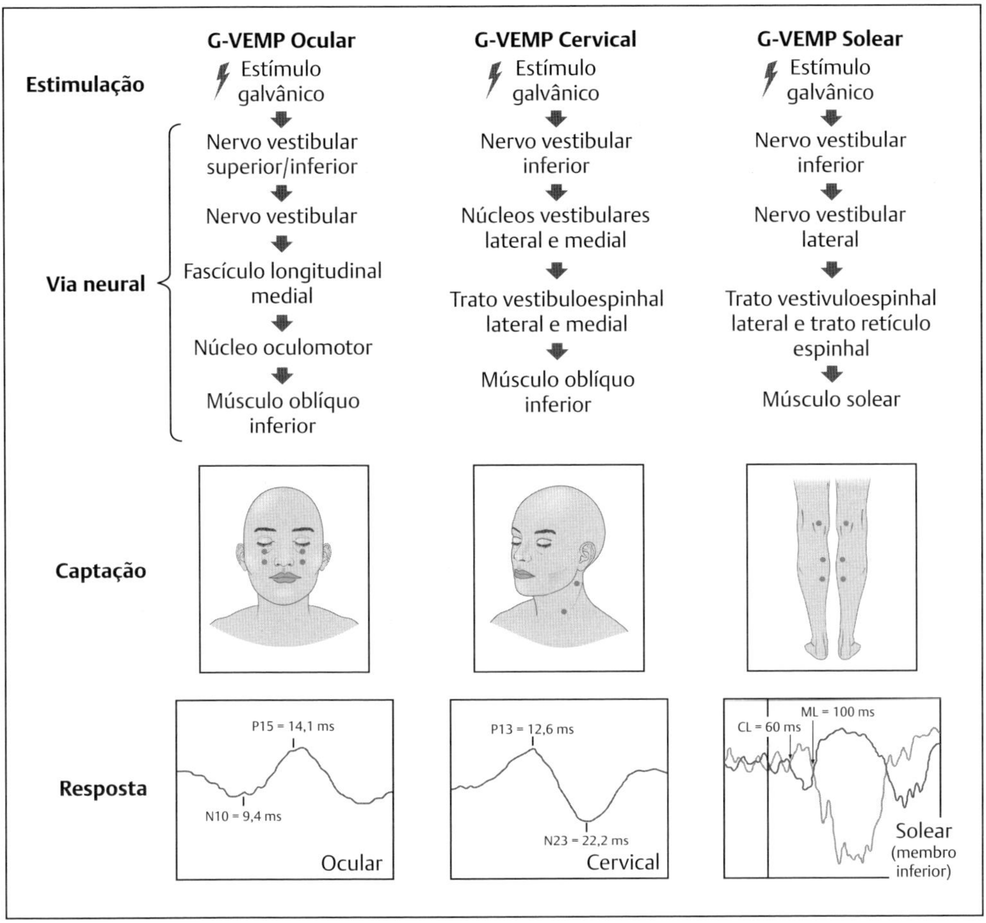


**Fig. 4-2.** Esquema informando a via neural e o tipo de traçado obtido em relação ao local de captação do G-VEMP. (Fonte: próprio autor.)

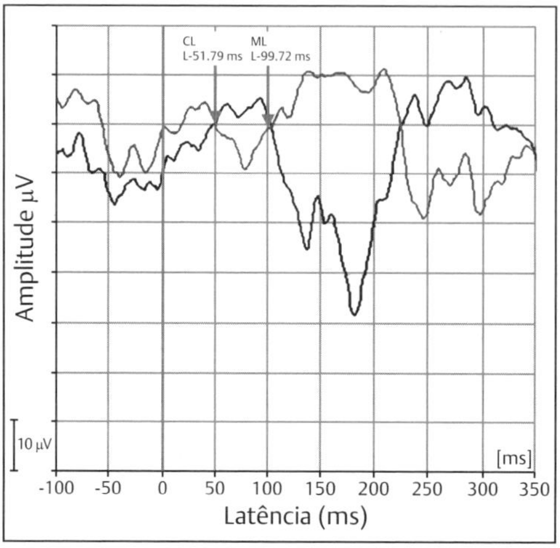


**Fig. 4-3.** Exemplo de traçado normal obtido pelo VEMP galvânico com captação em membro inferior. Os registros foram feitos com indivíduo com cabeça girada para esquerda e resposta captada no músculo gastrocnêmio direito. A linha azul indica o traço registrado com o cátodo à direita e o anodo à esquerda; a linha preta indica a polaridade oposta à estimulação. CL (resposta de curta latência) = 51,79 ms, ML (resposta de média latência) = 99,72 ms. (Fonte: próprio autor.) – (Ver Prancha em Cores.)

# APLICABILIDADE CLÍNICA

## Avaliação da Medula Espinhal

Além da utilidade do VEMP galvânico na diferenciação entre doenças vestibulares centrais e periféricas, o VEMP com captação de resposta em membros inferiores tem sido indicado como uma importante ferramenta na avaliação da medula espinhal (Cunha *et al.*, 2013; Labanca *et al.*, 2018; Caporali *et al.*, 2016). Quando deflagrado por estímulo auditivo, apresenta um registro difícil de ser captado, decorrente da menor energia acumulada, em comparação com o estímulo galvânico, que é mais intenso (Britton *et al.*, 1993). Dessa forma, para o VEMP com captação da resposta em membros inferiores, o melhor estímulo é o galvânico.

Parte significativa da literatura tem demonstrado que o VEMP com estímulo galvânico é uma ferramenta promissora na avaliação das lesões incompletas medulares, desde níveis superiores próximos ao tronco cerebral, até as porções lombares mais inferiores. O VEMP com estímulo galvânico, em pacientes com lesões medulares, demonstra respostas com amplitudes e latências diminuídas, ou até mesmo ausência total de respostas (Bareyre *et al.*, 2004; Curt; Dietz, 1999; Cunha *et al.*, 2013; Labanca *et al.*, 2018; Caporali *et al.*, 2016). Estas são justificadas pelo bloqueio total ou lentificação da condução do estímulo sendo, por essas razões, uma ferramenta útil para monitorar as regiões medulares adjacentes às vias vestibuloespinhais (Iles *et al.*, 2004; Liechti *et al.*, 2008). Nesse contexto, o VEMP com estímulo galvânico tem auxiliado no diagnóstico e acompanhamento de pacientes com trauma medular (Čobeljić *et al.*, 2018; Liechti *et al.*, 2008), acidente vascular encefálico (Tohyama; Kondo; Otaka, 2021), esclerose múltipla (Versino *et al.*, 2007), mielopatia esquistossomótica (Caporali *et al.*, 2016) e mielopatia associada ao HTLV, vírus linfotrópico de células T humanas (Labanca *et al.*, 2018; Silva *et al.*, 2020).

## Aplicabilidade da Estimulação Vestibular Galvânica para a Reabilitação Vestibular

A aplicação da estimulação vestibular galvânica (EVG) é bastante abrangente. O estímulo galvânico pode ser usado para fins de diagnóstico e para fins terapêuticos. Para diagnóstico, o VEMP obtido por estimulação galvânica tem-se mostrado como um instrumento importante para o diagnóstico subclínico de mielopatias motoras (Cunha *et al.*, 2013; Labanca *et al.*, 2018; Caporali *et al.*, 2016) e para a definição do nível de comprometimento medular (Cunha *et al.*, 2013; Labanca *et al.*, 2018; Caporali *et al.*, 2016; Felipe *et al.*, 2013; Squair *et al.*, 2016).

Na atualidade, a EVG vem sendo utilizada como recurso terapêutico nas desordens vestibulares, como, por exemplo, neurite vestibular (Vailleau *et al.*, 2011), doença de Ménière (Ko *et al.*, 2020), nas vestibulopatias bilaterais (Ko *et al.*, 2020; Fujimoto *et al.*, 2018; Sprenger *et al.* 2020) e no *schwannoma* vestibular (Welgampola *et al.*, 2013). Dentre as doenças centrais, destacam-se a doença de Parkinson (Cai *et al.*, 2018), lesões centrais isquêmicas (Oppenländer *et al.*, 2015) e mielopatias motoras (Čobeljić *et al.*, 2018). Esse avanço em pesquisas sobre o uso da EVG na prática clínica decorre de características favoráveis para a sua utilização, como objetividade, segurança, fácil execução, baixo custo, rapidez e mínimo desconforto para o paciente.

## CASO CLÍNICO

## VEMP com Estímulo Galvânico no Seguimento de Paciente com Mielopatia Motora – Seguimento de 10 Anos

Paciente do gênero feminino com sorologia positiva para o vírus linfotrópico de células T humanos tipo 1 (HTLV-1), que havia sido diagnosticada em 2010, após doação de sangue, na época com 45 anos de idade. Ela começou a ser acompanhada pelo Grupo Interdisciplinar de Pesquisas em HTLV-1, em 2010, e não apresentava sintomas relacionados com a infecção pelo HTLV-1. Realizou o VEMP com estímulo galvânico em 2012, 2016 e 2022 (Fig. 4-4). Em 2012, aos 47 anos, a paciente não possuía queixas, as avaliações clínica e neurológica indicaram ausência de alteração e a paciente foi considerada assintomática, de acordo com a avaliação clínica e neurológica. Em 2012, o VEMP com estímulo galvânico indicou aumento de latência para as respostas de curta e média latências, para ambas as pernas. Em 2016, aos 51 anos, a paciente apresentou queixa de instabilidade postural, formigamento e dor lombar. A avaliação clínica e neurológica indicou possível mielopatia associada ao HTLV-1 (HAM). Em 2016, o VEMP com estímulo galvânico indicou ausência de resposta de curta latência, bem como aumento de latência da resposta de média latência. Em 2022, aos 57 anos, a paciente apresentou dificuldade para caminhar, sendo necessário apoio, intensificação da dor lombar e avaliação clínica e neurológica compatíveis com doença medular associada ao HTLV-1. O VEMP com estímulo galvânico indicou ausência total da resposta de curta e média latência para ambas as pernas.

**Comentários:** A infecção pelo HTLV-1 se dá a partir do contato com sangue infectado, seja por via vertical, por meio da transmissão da mãe para o bebê durante a gestação, parto ou amamentação ou por via horizontal, por meio da relação sexual desprotegida e compartilhamento de agulhas infectadas. Uma das consequências da infecção é a mielopatia associada ao HTLV-1 (HAM), condição caracterizada pela inflamação crônica da medula espinhal. Até o presente, não há tratamento para a HAM e a utilização de exames de imagem auxilia no processo de avaliação do comprometimento da medula espinhal. No entanto, é importante ressaltar que exames de imagem não conseguem identificar alterações medulares, nos estágios iniciais, mesmo que os indivíduos já apresentem sintomas. Por essa razão, os testes neurofisiológicos são uma ferramenta valiosa na detecção de mudanças na medula espinhal durante as fases iniciais da doença. O caso indica que, em 10 anos de seguimento, essa paciente, embora assintomática no início do seguimento, já apresentava G-VEMP alterado. Após 4 anos, o G-VEMP permanecia alterado e o exame neurológico indicava possível HAM. Após 6 anos, o G-VEMP permanecia alterado e o indivíduo evoluiu para HAM. Esse é um caso de progressão da mielopatia. Destaca-se que o G-VEMP alterado, no início do seguimento, quando o indivíduo ainda era assintomático, foi um marcador de progressão para HAM. A evolução para HAM é lenta e acredita-se que outros indivíduos assintomáticos com G-VEMP alterado podem evoluir para HAM. Dessa forma, o G-VEMP demonstrou ser um marcador de progressão da mielopatia, pois o potencial se alterou antes da HAM tornar-se visível pelo exame clínico (Fig. 4-4).

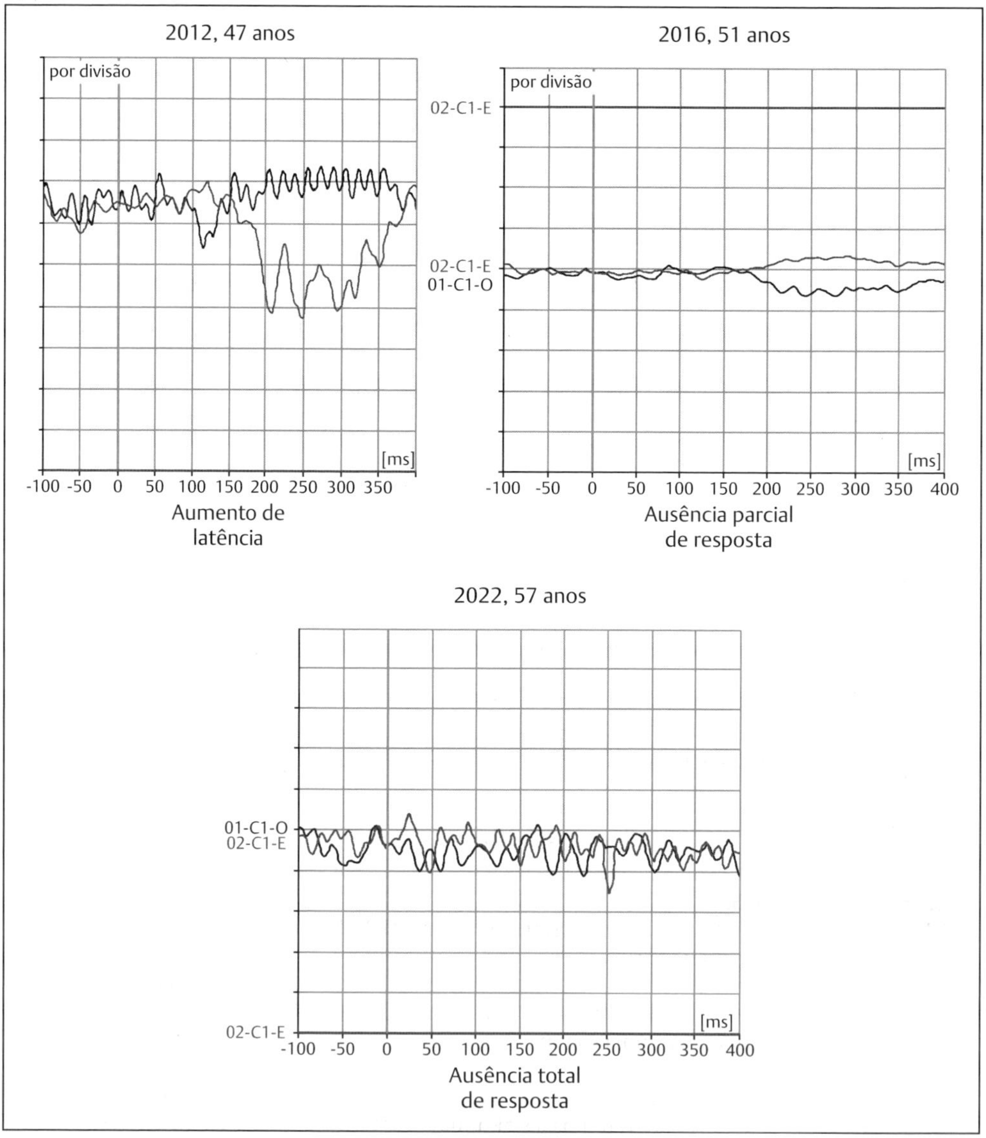


**Fig. 4-4.** VEMP com estímulo galvânico em 10 anos de seguimento. (Fonte: próprio autor.)

## CONCLUSÃO

O VEMP com estímulo galvânico auxilia na diferenciação entre doenças vestibulares periféricas e centrais, é capaz de avaliar todo o neuroeixo, além de ser uma técnica promissora no seguimento de doenças neurológicas.

**Palavras-chave:** potenciais evocados miogênicos vestibulares; músculo gastrocnêmio; membro inferior, nervo vestibular; medula espinhal.

## REFERÊNCIAS BIBLIOGRÁFICAS


AVCI, N. B.; POLAT, Z.; ATAŞ, A. Galvanic vestibular evoked myogenic potentials: normative data and the effect of age. **Brazilian Journal of Otorhinolaryngology**, v. 88, n. 4, p. 556-561, Jul-Aug. 2022.

BAREYRE, F. M. *et al.* The injured spinal cord spontaneously forms a new intraspinal circuit in adult rats. **Nature Neuroscience**, v. 7, n. 3, p. 269-277, Mar. 2004.

BERTHOLD, E. Ueber die function der bogengänge des ohrlabyrinths. **Archiv** für **Ohrenheilkunde**, v. 9, p. 77-95, Jun. 1874.

BRITTON, T. C. *et al.* Experimental brain research postural electromyographic responses in the arm and leg following galvanic vestibular stimulation in man. **Experimental Brain Research**, v. 94, n. 1, p. 143-151, Mai. 1993.

CAI, J. *et al.* Galvanic vestibular stimulation (GVS) augments deficient pedunculopontine nucleus (PPN) connectivity in mild Parkinson's Disease: fMRI effects of different stimuli. **Frontiers in Neuroscience**, v. 12, n. 101, p. 1-13, Fev. 2018.

CAPORALI, J. F. M. *et al.* Vestibular evoked myogenic potential (VEMP) triggered by galvanic vestibular stimulation (GVS): a promising tool to assess spinal cord function in schistosomal Myeloradiculopathy. **PLoS Neglected Tropical Diseases**, v. 10, n. 4, p. 1-11, Abr. 2016.

CHANG, C-M.; CHENG, P-W.; YOUNG, Y. Aging effect on galvanic vestibular-evoked myogenic potentials. **Otolaryngology-Head and Neck Surgery**, v. 143, n. 3, p. 418-421, Set. 2010.

CHENG, P-W. *et al.* Acoustic, mechanical and galvanic stimulation modes elicit ocular vestibular-evoked myogenic potentials. **Clinical Neurophysiology**, v. 120. n. 10, p. 1841-1844, Out. 2009.

CHENG, P-W. *et al.* Assessment of gentamicin-induced vestibulotoxicity by click and galvanic vestibular-evoked myogenic potentials: a guinea pig investigation. **Neurotoxicology**, v. 31, n. 1, p.121-125, Jan. 2010.

ČOBELJIĆ, R. D. *et al.* Does galvanic vestibular stimulation decrease spasticity in clinically complete spinal cord injury? **International Journal of Rehabilitation Research**, v. 41, n. 3, p. 251-257, Set. 2018.

CUNHA, L. C. M. *et al.* Contribution of galvanic vestibular stimulation in the diagnosis of HTLV-1-associated myelopathy/tropical spastic paraparesis. **Journal of Clinical Neurology**, v. 9, n. 4, p. 252-258, Out. 2013.

CUNHA, L. C. M. *et al.* Vestibular evoked myogenic potential (VEMP) with galvanic stimulation in normal subjects. **Brazilian Journal of Otorhinolaryngology**, v. 80, n. 1, p. 48-53, Jan-Fev. 2014.

CURT, A.; DIETZ, V. Electrophysiological recordings in patients with spinal cord injury: signicance for predicting outcome. **Spinal Cord**, v. 37, n. 3, p. 157-165, Mar. 1999.

DAY, B. L. Galvanic vestibular stimulation: new uses for an old tool. **The Journal of Physiology**, v. 517, n.3, p.631, Jun. 1999.

FELIPE, L. *et al.* Testing the vestibular evoked myogenic potential (VEMP) to identify subclinical neurological alterations in different phases of human T-lymphotropic virus type 1 infection. **The Spine Journal**, v. 13, n. 4, p. 397-401, Abr. 2013.

FELIPE, L.; SANTOS, M. A. R; GONÇALVES, D. U. Vestibular evoked myogenic potential (Vemp): evaluation of responses in normal subjects. **Pró-Fono: revista de atualização científica**, v. 20, n. 4, p. 249-254, Out-Dez. 2008.

FITZPATRICK, R.; BURKE, D.; GANDEVIA, S. C. Task-dependent reflex responses and movement illusions evoked by galvanic vestibular stimulation in standing humans. **The Journal of Physiology**, v. 478, n. 2, p. 363-372, Jul. 1994.

FUJIMOTO, C. *et al.* Noisy galvanic vestibular stimulation sustainably improves posture in bilateral vestibulopathy. **Frontiers in Neurology**, v. 9, n. 900, p. 1-9, Out. 2018.

GALVANI, L. **De viribus electricitatis in motu musculari commentaries**. Bologna, Italy: Instituti Scientiarum, 1791.

GOLDBERG, J. M.; SMITH, C. E.; FERNÁNDEZ, C. Relation between discharge regularity and responses to externally applied galvanic currents in vestibular nerve afferents of the squirrel monkey. **Journal of Neurophysiology**, v. 51, n. 6, p. 1236-1256, Jun. 1984.

HITZIG, E. Über galvanischen schwindel. **Archiv Fur Ohren-, Nasen- und Kehlkopfheilkunde**, v. 5, n. 6, p. 34 -37, 1871.

HUMBOLDT, A. V. **Versuche** über **die Gereizte Muskel- und Nervenfaser**. Berlin: Heinrich August Rottmann, 1797.

ILES, J. F.; ALI, A. S.; SAVIC, G. Vestibular-evoked muscle responses in patients with spinal cord injury. **Brain: a journal of neurology**, v. 127, n. 7, p. 1584-1592, Jul. 2004.

IWASAKI, S. *et al.* Effect of noisy galvanic vestibular stimulation on ocular vestibular-evoked myogenic potentials to bone-conducted vibration. **Frontiers in Neurology**, v.8, n. 26, p. 1-7, Fev. 2017.

KIM, J.; CURTHOYS, I. S. Responses of primary vestibular neurons to galvanic vestibular stimulation (GVS) in the anaesthetised guinea pig. **Brain Research Bulletin**, v. 64, n. 3, p. 265-271, Set. 2004.

KO, L. *et al.* Noisy galvanic vestibular stimulation (stochastic resonance) changes electroencephalography activities and postural control in patients with bilateral vestibular hypofunction. **Brain Sciences**, v. 10, n. 10, p. 1-14, Out. 2020.

LABANCA, L. *et al.* Vestibular-evoked myogenic potential triggered by galvanic vestibular stimulation may reveal subclinical alterations in human T-cell lymphotropic virus type 1-associated myelopathy. **PloS One**, v. 13, n. 7, p. 1-17, Jul. 2018.

LIECHTI, M. *et al.* Vestibulospinal responses in motor incomplete spinal cord injury. **Clinical Neurophysiology**, v. 119, n. 12, p. 2804-2812, Dez. 2008.

MUROFUSHI, T. *et al.* Galvanic-evoked myogenic responses in patients with an absence of click-evoked vestibulo-collic reflexes. **Clinical Neurophysiology**, v. 113, n. 2, p. 305-309, Fev. 2002.

OH, S. *et al.* Ocular vestibular evoked myogenic potentials induced by air-conducted sound in patients with acute brainstem lesions. **Clinical Neurophysiology**, v. 124, n. 4, p. 770-778, Abr. 2013.

OKUNO, T.; SANDO, I. Localization, frequency, and severity of endolymphatic hydrops and the pathology of the labyrinthine membrane in Meniere's Disease. **The Annals of Otology, Rhinology, and Laryngology**, v. 96, n. 4, p. 438-445, Jul-Ago. 1987.

OPPENLÄNDER, K. *et al.* Subliminal galvanic-vestibular stimulation recalibrates the distorted visual and tactile subjective vertical in right-sided stroke. **Neuropsychologia**, v. 74, p. 178-183, Jul. 2015.

PARK, H. J. *et al.* Frequency-tuning characteristics of cervical and ocular vestibular evoked myogenic potentials induced by air-conducted tone bursts. **Clinical Neurophysiology**, v.121, n. 1, p. 85-89, Jan. 2010.

PURKINJE, J. Beiträge zur näheren kenntnis des schwindels. **Medicinische Jahrbücher des Kaiserl Königl** Österreichischen **Staates Wien**, v. 6, p. 23-35, 1820.

ROSENGREN, S. M.; WELGAMPOLA, M. S.; COLEBATCH, J. G. Vestibular evoked myogenic potentials: past, present and future. **Clinical neurophysiology**, v. 121, n.5, p. 636-651, Mai. 2010.

SILVA, T. R. *et al.* Vestibular evoked myogenic potential on ocular, cervical, and soleus muscles to assess the extent of neurological impairment in HTLV-1 infection. **Frontiers in Neurology**, v. 11, n. 433, p. 1-12, Mai. 2020.

SPRENGER, *A. et al.* Effects of perceptible and imperceptible galvanic vestibular stimulation on the postural control of patients with bilateral vestibulopathy. **Journal of Neurology**, v. 267, n. 8, p. 2383-2397, Ago. 2020.

SQUAIR, J. W. *et al.* Cortical and vestibular stimulation reveal preserved descending motor pathways in individuals with motor-complete spinal cord injury. **Journal of Rehabilitation Medicine**, v. 48, n. 7, p. 589-596, Jul. 2016.

STEPHAN, T. *et al.* Functional MRI of galvanic vestibular stimulation with alternating currents at different frequencies. **NeuroImage**, v. 26, n. 3, p. 721-732, Jul. 2005.

TAX, C. M. W. *et al.* The galvanic whole-body sway response in health and disease. **Clinical Neurophysiology**, v. 124, n. 10, p. 2036-2045, Out. 2013.

TOHYAMA, T.; KONDO, K.; OTAKA, Y. Effects of galvanic vestibular stimulation on visual verticality and standing posture differ based on the polarity of the stimulation and hemispheric lesion side in patients with stroke. **Frontiers in Neurology**, v. 12, n. 768663, p. 1-10, Nov. 2021.

TOKITA, T. *et al.* Diagnosis of otolith and semicircular canal lesions by galvanic nystagmus and spinal reflexes. In: GRAHAM, Malcolm D.; KEMINK, John L. **The Vestibular System: Neurophysiologic and Clinical Research**. New York: Raven Press, 1987.

TOKITA, T.; ITO, Y.; TAKAGI K. Modulation by head and trunk positions of the vestibulo-spinal reflexes evoked by galvanic stimulation of the labyrinth: observations by labyrinthine evoked EMG. **Acta Oto-laryngologica**, v. 107, n. 5, p. 327-332, Mai-Jun.1989.

TSUJI, K. *et al.* Temporal bone studies of the human peripheral vestibular system. Meniere's disease. **The Annals of Otology, Rhinology & Laryngology. Supplement**, v. 109, n. 5, p. 26-31, Mai. 2000.

VAILLEAU, B. *et al.* Probing residual vestibular function with galvanic stimulation in vestibular loss patients. **Otology & Neurotology**, v. 32, n. 5, p. 863-871, Jul. 2011.

VERSINO, M. *et al.* The N3 potential compared to sound and galvanic vestibular evoked myogenic potential in healthy subjects and in multiple sclerosis patients. **Journal of Vestibular Research: equilibrium & orientation**, v. 17, n. 1, p. 39-46, 2007.

WATSON, S. R.; COLEBATCH, J.G. Vestibular-evoked electromyographic responses in soleus: a comparison between click and galvanic stimulation. **Experimental Brain Research**, v. 119, n. 4, p. 504-510, Abr. 1998.

WELGAMPOLA, M. S. *et al.* Asymmetry of balance responses to monaural galvanic vestibular stimulation in subjects with vestibular schwannoma. **Clinical Neurophysiology**, v. 124, n. 9, p. 1835-1839, Set. 2013.

WELGAMPOLA, M. S.; COLEBATCH, J.G. Vestibulocollic reflexes: Normal values and the effect of age. **Clinical Neurophysiology**, v. 112, n. 11, p. 1971-1979, Nov. 2001.

# APLICAÇÕES CLÍNICAS DOS VEMPs

CAPÍTULO 5

Valdete Alves Valentins dos Santos Filha ▪ Pricila Sleifer

## INTRODUÇÃO

O presente capítulo se resume às aplicações clínicas e possíveis resultados encontrados na avaliação dos potenciais miogênicos evocados vestibulares (VEMPs), em diferentes distúrbios do sistema vestibular periférico e central.

Os VEMPs são potenciais evocados miogênicos vestibulares, provocados como uma resposta vestibular ao som conduzido por via aérea ou por vibração pela condução óssea; assim como pelo estímulo galvânico. Neurônios aferentes otolíticos desencadeiam atividade reflexa dos músculos cervicais e oculares que podem ser registrados pelo uso de eletrodos de superfície (Rosengren *et al.*, 2011); vêm sendo utilizados e estabelecidos como procedimentos imprescindíveis na avaliação vestibular da prática clínica; considerado um exame otoneurológico que permite uma avaliação rápida da função otolítica (Weber; Rosengren, 2015; Rosengren *et al.*, 2019).

Ambos os VEMPs (cVEMP – VEMP cervical e oVEMP – VEMP ocular) têm sido indicados para pacientes com sintomas vestibulares; frequentemente combinados, para avaliar de forma abrangente e objetiva a via de condução vestibular sacular e utricular, respectivamente (Rosengren *et al.*, 2011), e as estruturas centrais, como os núcleos vestibulares do tronco encefálico e as vias neurais vestibulares ascendentes e descendentes (Oh; Kim; Kim, 2016).

Recentemente, houve um crescimento rápido do conhecimento sobre os VEMPs, ampliação da sua aplicabilidade clínica e suas bases fisiológicas nas diferentes faixas etárias (Rosengren *et al.*, 2011; Hernon *et al.*, 2023); no entanto, na população infantil, embora a produção científica tenha evoluído nos últimos anos, acredita-se na importância de maior investimento da comunidade científica, com intuito de agregar novos conhecimentos e subsidiar a prática clínica. Cabe ressaltar que, nos capítulos 16 e 17 deste livro, são abordadas as aplicações clínicas dos VEMPs na população pediátrica; a contribuição desse procedimento no diagnóstico otoneurológico na infância; bem como a repercussão da tontura no desenvolvimento infantil.

Complementando a bateria de testes vestibulares tradicionais, como os testes calórico e rotacional, os VEMPs têm sido bastante utilizados para contribuir no diagnóstico de uma variedade de distúrbios vestibulares, incluindo a doença de Ménière (Huang *et al.*, 2011; Taylor *et al.*, 2011; Angeli *et al.*, 2019; Lamounier, 2017; Scarpa *et al.*, 2019; Nagarajan *et al.*, 2022), o *schwannoma* vestibular (Chiarovano *et al.*, 2014; Lin *et al.*, 2014; Taylor *et al.*, 2015; Papathanasiou e Straumann, 2019) e a neurite vestibular (Govender *et al.*, 2011;

Shin *et al.*, 2012; Oh *et al.*, 2013; Taylor *et al.*, 2016) ou o acidente vascular cerebral (Oh *et al.*, 2016). Especificamente, o cVEMP, na maioria dos estudos, têm se mostrado sensível na detecção de anomalias estruturais da orelha interna, como na deiscência do canal semicircular superior (Rosengren *et al.*, 2008; Welgampola *et al.*, 2008; Holmeslet *et al.*, 2015; Verrecchia *et al.*, 2016; Fife *et al.*, 2017; Noij; Rauch, 2020) e no aqueduto vestibular alargado (Zhou *et al.* 2011; Taylor *et al.* 2012; Rodriguez *et al.*, 2019; Liu *et al.*, 2021; Tavares *et al.*, 2023), bem responsivo (94%) nas disfunções otolíticas, aguda ou crônica, isolada ou associada (Papathanasiou, Straumann, 2019).

Como limitações para o registro desses potenciais, destaca-se a mobilidade cervical e/ou ocular, que impeça a manutenção das posições do pescoço e/ou dos olhos, necessária à realização do procedimento e a presença de perda auditiva condutiva, para testagem com estimulação aérea.

## ACHADOS DOS VEMPs NOS DISTÚRBIOS VESTIBULARES

As anormalidades do VEMP variam de acordo com a doença e o grau de comprometimento, devem ser interpretadas à luz das medidas das funções dos canais semicirculares e da audição, e considerar a taxa potencial de falso-positivos de cada VEMP; além de atentar ao possível diagnóstico trilhado pela obtenção da história clínica do paciente (Rosengren *et al.*, 2019).

A vestibulopatia bilateral (VB) pode-se apresentar com sintomas de ataxia, oscilopsia e desequilíbrio (Agrawal *et al.*, 2013). Os VEMPs são considerados complementares ao teste de *video head impulse test* (vHIT), prova calórica e rotatória, no diagnóstico de insuficiência vestibular bilateral; no entanto, as características do VEMP podem fornecer pistas sobre a etiologia da VB. Tais potenciais estão preservados na síndrome de arreflexia vestibular, na neuropatia e na ataxia cerebelar (CANVAS) (Rust *et al.*, 2017), mas podem estar reduzidos ou ausentes em alguns indivíduos sem alterações neurológicas e, provavelmente, estarão prejudicados na doença de Ménière (DM) e na toxicidade por gentamicina (Agrawal *et al.*, 2013).

A perda vestibular unilateral descompensada da doença de Ménière (DM), *schwannoma* vestibular (SV), neurite vestibular (NV) ou outras causas estruturais, também podem manifestar-se associadas à tontura crônica (Taylor *et al.*, 2015). O oVEMP é um método importante para identificar o lado afetado na perda vestibular unilateral, por representar a via vestíbulo-ocular cruzada; enquanto o cVEMP apresenta resposta não cruzada, ipsilateral. A ausência de respostas do oVEMP (por via óssea) foi evidenciada contralateral à lesão (Iwasaki *et al.*, 2007), confirmando o valor diagnóstico da assimetria do oVEMP como um teste de função otolítica cruzada (Iwasaki *et al.*, 2008).

A seguir, destacam-se os achados dos VEMPs em algumas alterações otoneurológicas.

### Doença de Ménière

A doença de Ménière é uma causa comum de vertigem espontânea recorrente. A DM típica está associada a sintomas auditivos; alguns pacientes podem apresentar vertigem isolada, necessitando de avaliação da função vestibular (Taylor *et al.*, 2011; Goebel *et al.*, 2016).

A DM reflete um perfil distinto de anormalidades nos testes audiovestibulares, como a perda auditiva de baixa frequência; os VEMPs se apresentam de formas diferentes durante as fases da doença. Na crise, obtém-se aumento das respostas; entre as crises, diminuição ou ausência de respostas; como maior sensibilidade em 1.000 Hz para estimulação sonora para o cVEMP e oVEMP (Taylor *et al.*, 2012). Dessa forma, reforça-se a realização desses potenciais, nos diferentes quadros da doença, com intuito de auxiliar no estadiamento desta (Sobhy *et al.*, 2019).

De acordo com a literatura, o cVEMP apresenta sensibilidade de 53% (Lamounier, 2017), nos casos de DM; observou-se maior sensibilidade quando associado à eletrococleografia, atingindo 87% (Nagarajan *et al.*, 2022). Além disso, constatou-se maior amplitude no oVEMP, nos estágios iniciais, seguido de redução nos estágios avançados (Nagarajan *et al.*, 2022).

Os pacientes demonstram cVEMP e oVEMP (via aérea) assimétricos; no entanto, simetria por via óssea, implicando maior envolvimento do sáculo (Taylor *et al.*, 2011). Os efeitos da hidropisia endolinfática no movimento da platina do estribo e alterações na ressonância da orelha interna foram propostos como subjacentes a essas anormalidades seletivas que afetam os VEMPs (via aérea) (Huang *et al.*, 2011; Taylor *et al.*, 2011). No Capítulo 7 deste livro são abordados os VEMPs na doença de Ménière.

## *Schwannoma* Vestibular

Os *schwannomas* vestibulares são tumores benignos, mais comum no conduto auditivo interno. Geralmente é um tumor unilateral e esporádico (Huang *et al.*, 2013), que afeta preferencialmente a divisão vestibular inferior do nervo vestibulococlear (Weber; Rosengren, 2015). Tanto o cVEMP como o oVEMP podem ser acometidos, não apenas em termos da origem do SV, mas também devido à compressão do tumor vizinho, se a divisão superior ou inferior estiver seletivamente envolvida (Papathanasiou; Straumann, 2019).

Nos SV pequenos, os cVEMP e oVEMP apresentam respostas normais, enquanto SV grandes têm maior probabilidade de comprometer os dois potenciais. Alguns pacientes com VEMPs anormais, na presença de SV, têm audição simétrica e, portanto, seriam perdidos pelos protocolos de triagem audiométrica. O uso associado de VEMPs, vHIT e audiometria tonal, no indivíduo que apresenta desequilíbrio, otimizará a detecção de um *schwannoma* não diagnosticado (Rosengren *et al.*, 2019). No SV, taxas semelhantes de cVEMP e oVEMP assimétricos foram relatadas (Taylor *et al.*, 2015).

O uso combinado de oVEMP e cVEMP pode prever o tamanho do SV. Quando ambos estão normais, com base na latência e na amplitude, espera-se que o tamanho do tumor seja inferior a 2 centímetros e, portanto, que a função vestibular esteja preservada, nesses casos, após radiocirurgia estereotaxia (Lin *et al.*, 2014).

Por fim, destaca-se a relevância em associar a análise dos VEMPs com outros exames otoneurológicos, incluindo os exames de imagem, para avaliar a extensão do comprometimento funcional e, assim, realizar o diagnóstico e a terapêutica de forma adequada.

## Neurite Vestibular

A neurite vestibular aguda pode afetar as divisões superior, inferior ou ambas do nervo vestibular ou mesmo dos nervos ampulares individualmente (Oh *et al.*, 2013; Magliulo *et al.*, 2014; Taylor *et al.*, 2016). O nervo vestibular superior demonstra maior prevalência de anormalidades, estando normalmente o oVEMP ausente (Govender *et al.*, 2011; Shin *et al.*, 2012); com comprometimdento do nervo inferior, podemos visualizar redução da amplitude de cVEMP; no entanto, pode haver ainda acometimento de todo o nervo (Magliulo *et al.*, 2014; Taylor *et al.*, 2016). Além disso, é possível verificar ausência de respostas unilaterais, no cVEMP ou no oVEMP, e assimetrias nas respostas entre os lados direito e esquerdo. Informações detalhadas sobre a neurite vestibular se encontra no Capítulo 6.

## Vertigem Posicional Paroxística Benigna

O diagnóstico da vertigem posicional recorrente e da vertigem posicional paroxística benigna (VPPB) se baseia exclusivamente na demonstração de nistagmo no plano do canal, em testes provocativos, e não requer a utilização dos VEMPs para auxiliar no diagnóstico; no entanto, tem sido indicado no monitoramento de pacientes com maior probabilidade de recorrência da VPPB, por evidenciar anormalidade do VEMP (Kim *et al.*, 2015); possivelmente apontando, em partes, para VPPB secundária a um distúrbio vestibular subjacente. Estudos referem anormalidades, nos VEMPs, em pacientes com VPPB, sendo maior na VPPB recorrente (Nakahara *et al.*, 2013; Yetiser *et al.*, 2014; Rossetto *et al.*, 2024).

Alguns investigadores relataram que pacientes com VPPB poderiam ter VEMP bilateralmente anormal (Nakahara *et al.*, 2013). Estudo de metanálise (Chen *et al.*, 2019) descreve, no cVEMP, aumento de latência das ondas P1; redução de amplitude P1-N1 e maior proporção de respostas ausentes, nos indivíduos com VPPB, quando comparados com os controles sem alteração.

Entre os órgãos otólitos, espera-se que o utrículo desempenhe papel de maior relevância que o sáculo, devido à relação anatômica. Portanto, as respostas do oVEMP apresentam maior associação com a VPPB quando comparadas com do cVEMP (Nakahara *et al.*, 2013; Murofushi, 2016; Xu *et al.*, 2016). A presença ou ausência do cVEMP pode ser fator preditivo para ocorrência de VPPB subsequente à neurite vestibular (Murofushi *et al.*, 1996). Para mais informações sobre o assunto, consultar o Capítulo 9 deste livro.

## Deiscência do Canal Semicircular Superior

Na DCSS, os VEMPs se apresentam frequentemente alterados em razão da maior sensibilidade da orelha afetada ao estímulo sonoro ou à vibração. A presença de uma terceira janela móvel, como DCSS, tem como consequência um desvio da pressão sonora para longe da cóclea e através do vestíbulo, o que resulta na hipersensibilidade vestibular ao som e audição reduzida. Ambos os cVEMPs e oVEMPs são aumentados na DCSS, com alta amplitude e baixo limiar (Rosengren *et al.*, 2008; Welgampola *et al.*, 2008; Noij; Rauch, 2020).

O oVEMP (via aérea) é considerado o melhor teste de triagem para DCSS, por demonstrar amplitudes aumentadas em orelhas deiscentes; no entanto, apenas os limiares de cVEMP apresentam fortes evidências, quanto ao seu valor na DCSS. Os cVEMPs, que são potenciais inibitórios, têm amplitudes que tendem a saturar com o uso de intensidades de estímulo-padrão e, requerem níveis de estímulo mais baixos para melhorar suas taxas de captação para DCSS usando critérios de amplitude (Fife *et al.*, 2017). Os oVEMP e cVEMP (via óssea) ainda são anormais, mas as reduções de limiar são menos acentuadas (Welgampola et al., 2008).

A DCSS altera as formas de ondas, amplitudes e latências dos VEMPs para estimulação por via óssea; normalmente se apresenta atrasado ou com duplo pico (Holmeslet *et al.*, 2015; Verrecchia *et al.*, 2016). A conexão bem-sucedida da DCSS normaliza os limiares e amplitudes do oVEMP (Welgampola *et al.*, 2008). Para maiores informações sobre o assunto, consultar o Capítulo 8 deste livro.

## Aqueduto Vestibular Alargado

Aqueduto vestibular alargado (AVA) é uma anormalidade da orelha interna, caracterizada por aumento na conexão entre o saco endolinfático e o vestíbulo; pode estar associado a sintomas auditivos, como a perda de audição, bem como apresentar sintomas vestibulares. Nas pesquisas dos VEMPs, em casos de AVA, podem-se encontrar amplitudes aumentadas de cVEMP e/ou oVEMP e limiares reduzidos (Taylor *et al.*, 2012; Liu *et al.*, 2021). No entanto, os limiares do VEMP podem aumentar e as amplitudes reduzir à medida que o dano ao órgão-alvo se instala.

O AVA é a alteração mais comum da orelha interna em crianças com perda auditiva; para mais informações sobre o assunto, consultar o Capítulo 17 deste livro, no qual são descritos estudos na população infantil.

## Implante Coclear

O implante coclear (IC) vem recebendo destaque e se observa uma crescente preocupação em avaliar a função vestibular dos pacientes no pré e pós-operatório do IC. O IC pode causar vestibulopatia flutuante ou estimulação elétrica do sistema vestibular; alguns estudos apontam que a implantação do eletrodo na cóclea pode afetar a homeostase dos líquidos da orelha interna, induzir trauma direto às estruturas do sistema vestibular, principalmente o sáculo e o canal semicircular lateral pela proximidade com à cóclea (Tien; Linthicum, 2002; Ibrahim *et al.*, 2017; Colin *et al.*, 2018).

A cirurgia de IC pode ter efeito negativo significativo no cVEMP, com atenção à grande variabilidade dos resultados dos testes, que pode ser explicada pelas idades diferentes dos usuários de IC e pela etiologia da perda auditiva; o cVEMP é o teste vestibular mais utilizado pela proximidade anatômica do sáculo com a cóclea (Psillas *et al.*, 2014).

No IC unilateral não é evidenciada diferença de amplitude de respostas entre o lado direito e o esquerdo, antes do procedimento; contudo, existe a possibilidade de ausência de respostas na orelha implantada, sintomas vestibulares e nistagmo no pós-operatório (Ajalloueyan *et al.*, 2017).

Os testes vestibulares pré-cirúrgicos são recomendados e devem ser considerados na escolha da orelha apropriada para o IC. Para mais informações sobre o assunto, consultar os Capítulos 16 e 17, referentes à população infantil.

## Toxicidade Vestibular

A toxicidade vestibular pode ser definida como danos que uma substância química causa sobre a estrutura e a função vestibular. Estes danos podem ocasionar lesões das células ciliadas das cristas das ampolas dos canais semicirculares e das células ciliadas das máculas do sáculo e do utrículo (órgãos otolíticos).

Os VEMPs contribuem para a análise de danos nos órgãos otolíticos, decorrentes da toxicidade medicamentosa (Prayuenyong *et al.*, 2018). Pesquisadores (Ehlert *et al.*, 2022) observaram ausência de respostas no VEMP, em 28,1% dos participantes, e redução na amplitude das respostas, pós-tratamento medicamentoso com cisplatina. Estudo realizado com pacientes que utilizaram aminoglicosídeo demonstrou diminuição na amplitude das respostas do oVEMP, redução na amplitude e latência das ondas no cVEMP, bem como ausência de respostas ao longo do tratamento (Hecke *et al.*, 2017).

Além disso, cabe destacar a importância do monitoramento da vestibulotoxicidade, sendo os VEMPs procedimentos que podem ser incluídos junto à videonistagmografia, posturografia, vHIT, dentre outros (Handelsman, 2018). Consultar Capítulo 12 para informações detalhadas.

## Alterações Vestibulares Centrais

As alterações vestibulares centrais podem comprometer as respostas ao longo das vias descendentes no tronco encefálico, que podem ser avaliadas pelo cVEMP e/ou das vias ascendentes, pelo oVEMP; assim como algumas lesões cerebelares, cujas vias estão envolvidas na transmissão e no processamento de sinais vestibulares, participando da modulação dos sinais otolíticos (Oh *et al.*, 2016). Diante do exposto, os VEMPs se tornam uma ferramenta importante para a avaliação de pacientes com comprometimento central, pois avaliam a integridade das vias centrais vestibuloespinhal e vestíbulo-ocular, assim como dos músculos efetores (esternocleidomastóideo e oblíquo inferior), além de refletirem função otolítica periférica (Curthoys; Dlugaiczyk, 2019; Lopes; Grasel, 2021).

No acidente vascular cerebral (AVC), as anormalidades evidenciadas nos cVEMP ou oVEMP são influenciadas pela localização da lesão. Lesões isquêmicas do tronco cerebral podem acarretar alteração unilateral no cVEMP, localizados principalmente nas áreas dos núcleos vestibulares e do nervo espinhal acessório na medula lateral, nas partes anterolaterais das fibras do trato piramidal e na área tegumentar da ponte e dos núcleos vestibulares (Oh *et al.*, 2016); assim como algumas lesões rostrais até o mesencéfalo foram associadas a cVEMPs anormais, sugerindo a existência de vias descendentes que influenciam os cVEMPs.

Uma vez que os oVEMPs representam as vias utrículo-oculares cruzadas, que sobem na ponte e no mesencéfalo, não é surpreendente que as lesões do mesencéfalo comumente mostrem oVEMPs anormais, em resposta à estimulação da orelha contralateral, lesões pontinas e medulares. A maioria desses pacientes apresentava lesões na região do fascículo longitudinal medial (FLM), trato tegumentar ventral cruzado, núcleos oculomotores e núcleo intersticial de *Cajal*. Infartos cerebelares unilaterais podem produzir cVEMPs normais, mas podem mostrar oVEMPs anormais, especialmente quando a reação clínica de inclinação ocular é evidente, indicando envolvimento das vias otolíticas oculares (Oh *et al.*, 2013).

No Capítulo 14, deste livro, são elencadas as alterações centrais referidas na literatura científica; dentre elas: ataxia cerebelar; concussão; epilepsia; paralisia supranuclear; síndrome de *Susac;* síndrome de *Chacot-Marie-Tooth*; tumores de sistema nervoso central (SNC); tremor essencial; doenças degenerativas como miastenia *gravis*; esclerose lateral amiotrófica; a doença de *Machado-Joseph* e acidentes vasculares cerebrais. Além disso, cabe ressaltar que o capítulo destacou os resultados dos VEMPs em vestibulopatias centrais que apresentam maior prevalência na população adulta, como: migrânea, esclerose múltipla e doença de *Parkinson*.

Destaca-se ainda os estudos que referem a correlação entre o declínio da função otolítica e o maior comprometimento das funções neurais do tronco encefálico em pacientes com doenças neurovegetativas, como: demência; doença de *Alzheimer* (Fujimoto *et al.*, 2015; Niu *et al.*, 2016; Lopes; Grasel, 2021; Cui; Duan; Feng, 2022) e doença de *Parkinson* (Curthoys; Dlugaiczyk, 2019; Venhovens *et al.*, 2020; Cui; Duan; Feng, 2022; Park; Kim; Kang, 2022). Ademais, estudos em pacientes com esclerose múltipla (Crnošija *et al.*, 2017; Wattjes *et al.*, 2021), que destacam a utilização dos VEMPs, no rastreio da doença em etapas iniciais, com a detecção de lesões no tronco encefálico.

Em relação à população infantil, nos Capítulos 14 e 17, foram relatados estudos que analisaram as aplicações clínicas dos VEMPs na infância e na adolescência, expondo os achados nas vestibulopatias periféricas e centrais.

Outrossim, alguns estudos avaliaram as repercussões do vírus SARS-CoV-2 , no sistema auditivo e vestibular, devido ao elevado aumento de queixas de vertigem, tontura e desequilíbrio. Pesquisadores (Aydin S *et al.*, 2023) descreveram redução de amplitude das ondas P13-N23, na pesquisa do cVEMP, em pacientes acometidos pela Covid-19; cabe destacar que são necessárias investigações futuras com essa população.

Os VEMPs se mostram como possibilidade viável para o monitoramento da reabilitação da função vestibular e da evolução clínica do paciente. O detalhamento sobre as aplicações clínicas dos VEMPs em outros distúrbios vestibulares ou afecções periféricas e/ou centrais evidencia-se ao longo dos próximos capítulos.

## CONCLUSÃO

Os potenciais evocados miogênicos vestibulares têm se mostrado apropriados na investigação do funcionamento da via vestibular-otolítica e vias centrais (auxiliando no diagnóstico), uni ou bilateral, e no monitoramento da evolução clínica dos pacientes.

A avaliação e análise dos VEMPs devem ocorrer com cautela, considerando possíveis interferências causadas por fatores técnicos (como colocação dos eletrodos e tipo de fone), pela idade, além de limitações na sua indicação como: perda auditiva condutiva, cognição, acuidade visual, mobilidade cervical e/ou ocular, destacando a importância do conhecimento sobre os VEMPs por parte do examinador. Deve-se reforçar a importância da padronização em cada equipamento, a fim de estimar os limites superior e inferior de amplitude, latência e índice de assimetria.

Ratifica-se que a combinação de testes otoneurológicos podem melhorar a sensibilidade e a especificidade no diagnóstico otoneurológico. Na prática clínica, a associação dos VEMPs com outros procedimentos revela-se útil para detectar a extensão da afecção, bem como ampliar o diagnóstico funcional e monitorar a evolução clínica do paciente.

**Palavras-chave:** potenciais evocados miogênicos vestibulares; testes de função vestibular; sáculo e utrículo; tontura; vias vestibulares centrais.

## REFERÊNCIAS BIBLIOGRÁFICAS

AGRAWAL, Y. *et al.* Semicircular canal, saccular and utricular function in patients with bilateral vestibulopathy: analysis based on etiology. **J Neurol,** v.260, n. 3, p. 876-883, 2013.

AJALLOUEYAN, M. *et al.* The effects of cochlear implantation on vestibular function in 1-4 years old children. **Int J Pediatr Otorhinolaryngol**, v.94, p.100-103, 2017.

ANGELI, S. I.; GONCALVES, S. Cervical VEMP tuning changes by Meniere's disease stages. **Laryngoscope Investigative Otolaryngology**, v.4, n.5, p.543-549, 2019.

CHEN, G. *et al.* Cervical vestibular evoked myogenic potentials in benign paroxysmal positional vertigo: a systematic review and meta-analysis. **Front Neurol**, v.10, p.1043, 2019.

CHIAROVANO, E. *et al.* The role of cervical and ocular vestibular evoked myogenic potentials in the assessment of patients with vestibular schwannomas. **Plos One**, v.9, n.8, e105026, 2014.

COLIN V., *et al.* Impact of cochlear implantation on peripheral vestibular function in adults. **Eur Ann Otorhinolaryngol Head Neck Dis**, v. 135, n. 6, p.41-420, 2018.

CRNOŠIJA, L. *et al.* Vestibular evoked myogenic potentials and MRI in early multiple sclerosis: Validation of the VEMP score. **Journal neurol sciences**, v. 372, p. 28-32, 2017.

CUI,W., DUAN, Z., FENG, J. Assessment of Vestibular-Evoked Myogenic Potentials in Parkinson's Disease: A Systematic Review and Meta-Analysis. **Brain Sci**, v. 12, n. 7, p. 956, 2022.

CURTHOYS, I. S. DLUGAICZYK, J. Physiology, clinical evidence and diagnostic relevance of sound-induced and vibration-induced vestibular stimulation. **Curr Opin Neurol,** v. 33, n. 1, p. 126-135, 2019.

FIFE, T.D. *et al.* Gloss 2nd, DS. Practice guideline: Cervical and ocular vestibular evoked myogenic potential testing: Report of the Guideline Development, Dissemination, and Implementation

Subcommittee of the American Academy of Neurology. **Neurology**, v. 89, n. 22, p.2288-2296, 2017.

FUJIMOTO, C. *et al.* Involvement of vestibular organs in idiopathic sudden hearing loss withvertigo: an analysis using oVEMP and cVEMP testing. **Clin Neurophysiol,** v.126, n.5, p. 1033-108, 2015.

GOEBEL, J. A. *et al.* Equilibrium Committee Amendment to the 1995 AAO-HNS Guidelines for the Definition of Ménière's Disease. **Otolaryngology-Head and Neck Surgery**, v. 154, n. 3, p. 403-404, 2016.

GOVENDER, S. *et al.* Vestibular neuritis has selective effects on air- and bone-conducted cervical and ocular vestibular evoked myogenic potentials. **Clin Neurophysiol**, v.122, n.6, p.1246-1255, 2011.

HECKE, R. V *et al.* Systemic Aminoglycosides-Induced Vestibulotoxicity in Humans. **Ear Hear**, v. 38, n.6, p.1-10, 2017.

HERNON, E. E. *et al.* Effect of Real-Ear Adjusted Stimuli on Vestibular Evoked Myogenic Potential Variability in Children and Young Adults. **Ear Hear**, v.44, n.4, p. 854-864, 2023.

HIN, B.S. *et al.* Cervical and ocular vestibular-evoked myogenic potentials in acute vestibular neuritis. **Clin Neurophysiol**, v.123, n.2, p.369-375, 2012.

HOLMESLET, B. *et al.* Ocular vestibular-evoked myogenic potentials (oVEMPs) in response to bone-conducted vertex vibration. **Clin Neurophysiol**, v. 126, n. 3, p. 608-613, 2015.

HUANG, C.H. *et al.* Localization and prevalence of hydrops formation in Ménière's disease using a test battery. **Audiol Neurootol**, v.16, n.1, p.41-48, 2011.

HUANG, X. *et al.* Distinct spontaneous shrinkage of a sporadic vestibular schwannoma. **Auris Nasus Larynx**, v.40, p.243-246, 2013.

IBRAHIM I., et al. Effect of cochlear implant surgery on vestibular function: meta-analysis study. **J Otolaryngol Head Neck Surg**, n.46, v.1, p.44, 2017.

IWASAKI, S. *et al.* Head taps evoke a crossed vestibulo-ocular reflex. **Neurology**, v.68, n.15, p.1227-1229, 2007.

IWASAKI, S. *et al.* Ocular vestibular evoked myogenic po- tentials to bone conducted vibration of the midline forehead at Fz in healthy subjects. **Clin Neurophysiol**, v.119, n.9, p.2135-2147, 2008.

KANTNER , C., GÜRKOV, R. Characteristics and clinical applications of ocular vestibular evoked myogenic potentials. **Hear Res**, v.294, n.1-2, p.55-63, 2012.

KIM, E. J. *et al.* Persistent otolith dysfunction even after successful repositioning in benign paroxysmal positional vertigo. **J Neurol Sci,** v. 358, n. 1-2, p. 287- 293, 2015.

LAMOUNIER, P. *et al.* Evaluation of vestibular evoked myogenic potentials (VEMP) and electrocochleography for the diagnosis of Ménière's disease. **Braz J Otorhinol**, v. 83, n. 4, p. 394-403, 2017.

LIN, K.L. *et al.* Correlating vestibular schwannoma size with vestibular-evoked myogenic potential results. **Ear Hear**, v.35, p.571-576, 2014.

LIU X. *et al.* Air and bone-conducted vestibular evoked myogenic potentials in children with large vestibular aqueduct syndrome. **Acta Otolaryngol**, v.141, n.1, p.50-56, 2021.

LOPES, K. C., GRASEL, S. S. Atualização em potenciais evocados miogênicos vestibulares. **Associação Brasileira de Otorrinolaringologia e Cirurgia Cérvico-Facial.** PRO-ORL Programa de Atualização em Otorrinolaringologia: Ciclo 15. Artmed Panamericana. v. 4, p. 55-80. 2021.

MAGLIULO, G. *et al.* Vestibular neurolabyrinthitis: a follow-up study with cervical and ocular vestibular evoked myogenic potentials and the video head impulse test. **Ann Otol Rinol Laringol**, v.123, n. 3, p. 162-173, 2014.

MUROFISHI, T. Clinical application of vestibular evoked myogenic potential (VEMP). **Auris Nasus Larynx**, v.43, n. 4, p.367-376, 2016.

MUROFUSHI, T. *et al.* Absent Vestibular Evoked Myogenic Potentials in Vestibular NeurolabyrinthitisAn Indicator of Inferior Vestibular Nerve Involvement? **Arch Otolaryngol Head Neck Surg**, v. 122, n. 8, p. 845-848, 1996.

NAGARAJAN, P., THANGARAJ, M. S. Comparison of Glycerol Test, ECochG and VEMP Findings in Patients with Meniere's Disease. **Indian Journal of Otolaryngology and Head & Neck Surgery**, v.74, n. Suppl 1, p.668-674, 2022.

NAKAHARA, H. *et al.* Damaged utricular function clarified by oVEMP in patients with benign paroxysmal positional vertigo. **Acta Otolaryngol**, v.133, p. 144-149, 2013.

NIU, X. *et al.* The relationship between hearing loss and vestibular dysfunction inpatientswith sudden sensorineural hearing loss. **Acta Otolaryngol**, v.136, n. 3, p. 225-231, 2016.

NOIJ, K. S.; RAUCH, S. D. Vestibular Evoked Myogenic Potential (VEMP) Testing for Diagnosis of Superior Semicircular Canal Dehiscence. **Front Neurol**, v. 11, p. 695, 2020.

OH, S.Y. *et al.* Cervical and ocular vestibular-evoked myogenic potentials in vestibular neuritis: comparison between air- and bone-conducted stimulation. **J Neurol**. v.260, n.8, p. 2102-2109, 2013.

OH, S.Y., KIM, H.J., KIM, J.S. Vestibular-evoked myogenic potentials in central vestibular disorders. **J Neurol**, v.263, n. 2, p. 210-220, 2016.

PAPATHANASIOU, E. S., STRAUMANN, D. Why and when to refer patients for vestibular evoked myogenic potentials: A critical review. **Clinical Neurophysiology**, v.130, p.1539-1556, 2019.

PARK, J. H.; KIM, M. S; KANG, S. Y. Initial Vestibular Function May Be Associated with Future Postural Instability in Parkinson's Disease. **Journal of clinical medicine**, v. 11, n. 19, p. 5608, 2022.

PSILLAS, G. *et al.* Vestibular evoked myogenic potentials in children after cochlear implantation. **Auris Nasus Larynx**, v.4, n.5, p.432-435, 2014.

RODRIGUEZ, A. I, THOMAS, M. L. A, JANKY, K. L. Air-Conducted Vestibular Evoked Myogenic Potential Testing in Children, Adolescents, and Young Adults: Thresholds, Frequency Tuning, and Effects of Sound Exposure. **Ear Hear**, v. 40, n.1, p.192-203, 2019.

ROSENGREN, S. M. *et al.* Ocular and cervical vestibular evoked myogenic potentials produced by air- and bone-conducted stimuli: comparative properties and effects of age. **Clin Neurophysiol**, v.122, n.11, p. 2282-2289, 2011.

ROSENGREN, S. M. *et al.* Ocular vestibular evoked myogenic potentials in superior canal dehiscence. **J Neurol Neurosurg Psychiatry**, v.79, n.5, p. 559-568, 2008.

ROSENGREN, S. M. *et al.* Vestibular evoked myogenic potentials: past, present and future. **Clin Neurophysiol**, v.121, n. 5, p. 636-651, 2010.

ROSENGREN, S.M. *et al.* Vestibular evoked myogenic potentials in practice: Methods, pitfalls and clinical applications. **Clin Neurophysiol Pract**, v.4, p.47-68, 2019.

ROSSETTO, A. P. *et al.* Benign paroxysmal positional vertigo and vestibular myogenic evoked potential. **Seven Editora**, *[S. l.]*, p.545-553, 2024.

RUST, H. *et al.* VEMPs in a patient with cerebellar ataxia, neuropathy and vestibular areflexia (CANVAS). **J Neurol Sci**, v.378, p.9-11, 2017.

SCARPA, A. *et al.* Clinical application of cVEMPs and oVEMPs in patients affected by Meniere's disease, vestibular neuritis and benign paroxysmal positional vertigo: a systematic review. **Acta Otorhinolaryngologica Italica**, v. 39, n. 5, p. 298, 2019.

SOBHY, O. A., ELMOAZEN, D. M., ABD-ELBASKY, F. A. Towards a new staging of menière's disease: a vestibular approach. **Acta Otorhinolaryngol**, v.39, n.6, p. 419-428, 2019.

TAVARES, A. S. *et al.* Cervical vestibular evoked myogenic potential in children and adolescents with enlarged vestibular aqueduct: systematic review. **Audiol Commun Res,** v. 28, p.e2815, 2023.

TAYLOR, R. L. *et al.* Prevalence of vestibular dysfunction in patients with vestibular schwannoma using video head-impulses and vestibular-evoked potentials. **J Neurol**, v.262, n.5, p.1228-1237, 2015.

TAYLOR, R. L. *et al.* The vestibular evoked-potential profile of Ménière's disease. **Clinical Neurophysiology**, v.122, n. 6, p. 1256-1263, 2011.

TAYLOR, R. L. *et al.* Tuning characteristics of ocular and cervical vestibular evoked myogenic potentials in intact and dehiscent ears. **Audiol Neurootol**, v.17, n.4, 207-218, 2012.

TAYLOR, R. L. *et al.* Vestibular neuritis affects both superior and inferior vestibular nerves. **Neurology,** v.87, n.16, p.1704-1712, 2016.

TIEN, H. C., LINTHICUM, F. H. Histopathologic changes in the vestibule after cochlear implantation. **Otolaryngol Head Neck Surg**, v.127, n.4, p.260-264, 2002.

VENHOVENS, J. *et al.* Neurovestibular Dysfunction and Falls in Parkinson's Disease and Atypical Parkinsonism: A Prospective 1 Year Follow-Up Study. **Front Neurol**, v. 11, p.580285, 2020.

VERRECCHIA, L. *et al.* Ocular vestibular evoked myogenic potentials to vertex low frequency vibration as a diagnostic test for superior canal dehiscence. **Clin Neurophysiol**, v.127, n.4, p.2134-2139, 2016.

WALTHER, L. E., BLODOW, A. Ocular vestibular evoked myogenic potential to air conducted sound stimulation and video head impulse test in acute vestibular neuritis. **Otol Neurotol**, v. 34, n.6, p. 1084-1089, 2013.

WATTJES, M. P. *et al.* MAGNIMS-CMSC-NAIMS consensus recommendations on the use of MRI in patients with multiple sclerosis. **The Lancet Neurology**, v. 20, n. 8, p. 653-670, 2021.

WEBER, K. P., ROSENGREN, S. M. Clinical Utility of Ocular Vestibular-Evoked Myogenic Potentials (oVEMPs). **Curr Neurol Neurosci Rep**, v.15, p.22, 2015.

WELGAMPOLA, M. S. *et al.* Vestibular-evoked myogenic potential thresholds normalize on plugging superior canal dehiscence. **Neurology**, v. 70, n.6, p. 464-472, 2008.

XU, H. *et al.* Evaluation of the utricular and saccular function using oVEMPs and cVEMPs in BPPV patients**. J Otolaryngol Head Neck Surg**, v. 45, p.12, 2016.

YETISER, S. *et al.* An analysis of vestibular evoked myogenic potentials in patients with benign paroxysmal positional vertigo. **Ann Otol Rhinol Laryngol**, v.123,n.10, p.686-695, 2014.

ZHOU, G., GOPEN, Q. Characteristics of vestibular evoked myogenic potentials in children with enlarged vestibular aqueduct. **Laryngoscope**, v.1, n.121, p.220-5, 2011.

# UTILIZAÇÃO DOS VEMPs NO DIAGNÓSTICO DA NEURITE VESTIBULAR

CAPÍTULO 6

Ricardo Schaffeln Dorigueto ▪ Milena Quadros Sampaio Andrade
Jessica Miranda Lemos

## INTRODUÇÃO

A neurite vestibular (NV) é caracterizada pela perda súbita e unilateral da função vestibular periférica, conhecida como desaferentação vestibular, atribuída a um processo inflamatório agudo de um ou mais ramos dos nervos vestibulares. A queixa clínica característica é vertigem de início súbito e duração prolongada, náusea, vômito, desequilíbrio intenso, ausência de déficits neurológicos e presença de audição normal.

Devido à intensidade dos sintomas, é comum que o diagnóstico seja feito em unidades médicas de pronto atendimento. O interrogatório e exame físico bem conduzidos quase sempre fornecem as informações necessárias para seu diagnóstico, além de serem úteis para descartar doenças neurológicas, como o acidente vascular encefálico em território cerebelar ou de tronco encefálico.

Após a fase de emergência, o médico pode utilizar exames para avaliar a função vestibular, visando mapear a localização da lesão vestibular, acompanhar a recuperação do paciente e desenvolver um plano de tratamento médico. Os potenciais evocados miogênicos vestibulares, tanto os oculares (oVEMP) quanto os cervicais (cVEMP), desempenham papel particularmente importante na identificação do comprometimento neural entre os ramos superior e inferior do nervo vestibular. Além disso, são procedimentos não invasivos, de aplicação clínica simples e bem tolerados pelos pacientes.

Neste capítulo, iremos abordar o uso destes potenciais no diagnóstico da neurite vestibular.

## EPIDEMIOLOGIA

A NV é uma das causas mais frequentes de vertigem, classificando-se como o terceiro distúrbio vestibular periférico mais prevalente, após a vertigem posicional paroxística benigna (VPPB) e a doença de Ménière. Sua incidência é estimada em aproximadamente 3,5 casos por cada 100.000 habitantes.

Seu quadro clínico foi inicialmente descrito por Rutin, em 1908. Embora não haja restrição de idade para o seu aparecimento, é menos comum em crianças; a maioria dos casos ocorre entre os 30 e 60 anos de idade, sem diferença significativa entre os sexos.

## ETIOLOGIA

A teoria mais amplamente aceita sugere que a NV tem origem inflamatória viral. Estudos realizados *post-mortem* detectaram degenerações inflamatórias no nervo vestibular. É frequente o relato de episódios de infecções das vias aéreas superiores, nas semanas que antecedem o desenvolvimento da doença. Além disso, argumenta-se que a ocorrência da NV, semelhante às infecções virais do trato respiratório, é mais comum durante os meses mais frios, embora essa sazonalidade não seja consistente em todos os estudos.

O principal agente etiológico identificado é o herpes simples-1 (HSV-1). Esse vírus afeta preferencialmente a divisão superior do nervo vestibular, que é responsável pela inervação dos canais semicirculares horizontal e superior, bem como do utrículo.

## QUADRO CLÍNICO DO PACIENTE COM NEURITE VESTIBULAR

A história clínica, relatada por esses pacientes, é de vertigem de instalação súbita, intensa, prolongada (mais de 24 h, quando não tratada), agravada por movimentação cefálica. Além da vertigem interna, também podem queixar-se de sintomas visuais, como oscilopsia e sensação rotatória do ambiente. A instabilidade acompanha o quadro, com tendência a quedas. Tais sintomas geram grande mal-estar, sudorese, náuseas e vômitos. Em alguns casos, a intensidade dos sintomas pode ser tão dramática que os pacientes se sentem incapazes de se mover por conta própria, chegando ao atendimento médico em maca ou cadeira de rodas.

A ausência de sintoma auditivo associado é característica marcante do quadro, sendo a sua presença considerada um sinal de alarme cardinal para investigação de doença neurológica. Também se torna essencial investigar sintomas como disfagia, ataxia e disartria, que indicam acometimento de tronco encefálico ou cerebelo.

Ao exame físico, é encontrado nistagmo espontâneo horizontal ou horizonto-torcional, unidirecional, com fase rápida dirigida ao ouvido sadio; por tratar-se de quadro periférico, o nistagmo segue as leis de Alexander. É mais bem evidenciado ao suprimir a visão com auxílio de lentes de Frenzel, para reduzir o efeito inibidor da fixação ocular. Nos raros casos de acometimento isolado do nervo vestibular inferior, o nistagmo segue a direção do canal semicircular posterior – torcional com componente vertical inferior. Esse cenário é incomum e, muitas vezes, confundido com quadro central.

Diante de um paciente que apresenta nistagmo com as características mencionadas anteriormente, é de extrema importância identificar um teste de impulso cefálico anormal no lado afetado, ou seja, uma falha na fixação que resulta em um movimento de correção rápido (sacada corretiva).

A instabilidade corporal manifesta-se, durante testes estáticos, como o teste de Romberg, ou testes dinâmicos, como o teste de Fukuda, com uma inclinação ou tendência em direção ao lado afetado.

## EXAMES COMPLEMENTARES E VEMPs

O diagnóstico de vestibulopatia unilateral periférica aguda é clínico, mas o examinador pode lançar mão de estratégias que facilitem a investigação. Muitos autores descrevem o uso do vídeo de teste do impulso cefálico (vHIT) para tornar a avaliação do RVO objetiva e quantificável. Em caso de vHIT normal ou indisponível, há descrições na literatura de uso de prova calórica com tal propósito. Exames laboratoriais e de imagem, além de avaliação audiológica, auxiliam no diagnóstico diferencial e devem ser priorizados em pacientes com quadro clínico atípico ou múltiplas comorbidades.

Por tratar-se de exames de rápida realização e não invasivos, além de não necessitarem de movimentação brusca (como no vHIT), nem oferecerem estímulo nauseoso (como na prova calórica), os VEMPs são considerados como opções acessíveis, confortáveis e seguras para investigação de pacientes em vigência de quadro agudo de vertigem.

Quando registrado na região cervical e evocado por meio de um estímulo sonoro apresentado por via aérea, avalia o reflexo saculocervical e depende da integridade funcional do nervo vestibular inferior (VEMP cervical - cVEMP). Já quando registrado na musculatura ocular, avalia o reflexo utrículo-ocular e a integridade funcional do nervo vestibular superior (VEMP ocular - oVEMP).

Em face à literatura atual disponível, tem-se que o principal papel dos VEMPs na NV é no auxílio à topografia da lesão. A maior parte dos pacientes apresenta alteração na função do nervo vestibular superior, isoladamente ou em conjunto com o ramo inferior. O nervo vestibular superior é responsável por inervar o utrículo, portanto não é surpresa que a redução ou ausência do oVEMP seja estimada em 70%; enquanto a alteração no cVEMP é encontrada em torno de 40% dos pacientes com NV.

Os achados mais comuns, em pacientes com NV, incluem a ausência de reflexos em uma das aferências, seja no cVEMP ou no oVEMP, ou uma assimetria nas respostas entre os lados. Entretanto, é importante levar em consideração a influência de fatores como idade e tônus muscular nos resultados, o que pode levar a variações nas respostas.

Ainda, alguns autores recomendam a utilização dos VEMPs no seguimento da recuperação vestibular desses pacientes. Contudo, até o presente momento, não há evidências robustas na literatura vigente que determinem seu uso como mandatório nos quadros de neurite vestibular.

## CASO CLÍNICO

Paciente de 68 anos, gênero feminino, casada, professora aposentada.

Em junho de 2020, durante o período de convalescência de um resfriado, foi internada por 12 dias devido à crise de vertigem de início súbito, associada a náuseas, vômitos, desidratação, intenso mal-estar e incapacidade para deambular. Neste período, relatou também dor moderada na orelha direita; negou perda auditiva ou plenitude aural; negou cefaleia e sintomas neurológicos e nega doenças preexistentes e uso de medicamentos.

Durante o período de internação, foi registrado nistagmo espontâneo de 15 graus/s, horizontal para esquerda, com redução de sua amplitude com a fixação visual. O vídeo de teste do impulso cefálico (vHIT) evidenciou hipofunção vestibular direita, isolada no plano dos canais semicirculares superior e horizontal; ressonância de crânio normal. Resumo dos exames alterados durante o período da internação, conforme apresentado na Figura 6-1.

A paciente experimentou melhora progressiva e completa da vertigem e dos sintomas relacionados até novembro de 2020, quando desenvolveu um episódio de vertigem posicional paroxística benigna (VPPB) por ductolitíase de canal semicircular posterior direito.

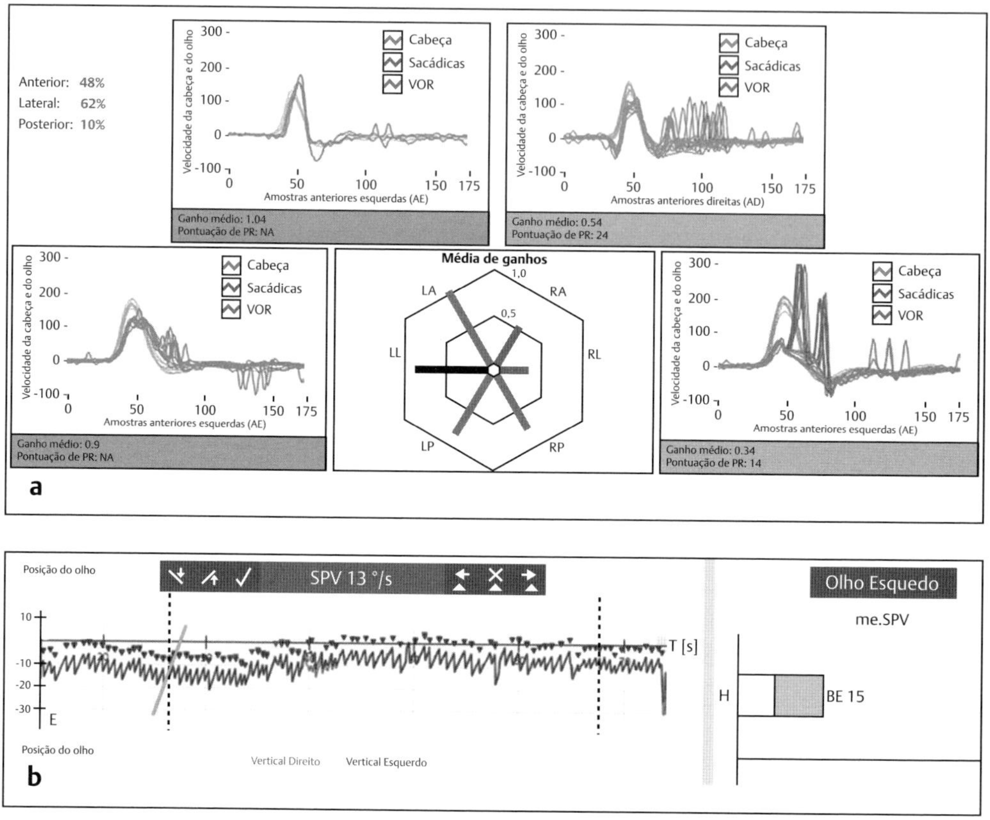


**Fig. 6-1.** Exames complementares realizados durante o período de internação hospitalar da paciente. (**a**) Vídeo de teste do impulso cefálico (vHIT) revela redução do ganho do reflexo vestíbulo-ocular e sacadas patológicas no plano dos canais semicirculares anterior e lateral direitos. (**b**) Registro de oculografia por meio de videonistagmografia infravermelha evidencia nistagmo espontâneo horizontal para esquerda, com amplitude entre 12 e 15°/s, com presença de efeito inibidor da fixação visual.

## Conduta Médica

Manobra de Epley para tratamento de VPPB de canal posterior. Diante do histórico de neurite vestibular direita e VPPB de canal posterior ipsilateral, o médico solicitou exames complementares para elucidação clínica, dentre eles o cVEMP e o oVEMP (Fig. 6-2).

## Comentário

A neurite vestibular é uma síndrome clínica caracterizada por episódio único, prolongado e intenso de vertigem. No caso deste paciente, é importante destacar que a falta de resposta do oVEMP no lado direito pode ter contribuído para a deterioração do utrículo no mesmo lado, resultando posteriormente no comprometimento do mesmo labirinto com VPPB. Além disso, a integridade do nervo vestibular inferior é um fator necessário para a manifestação dos sintomas de VPPB do canal semicircular posterior, já que o nervo vestibular inferior intacto é essencial para o desenvolvimento do nistagmo e da vertigem relacionada com a posição.

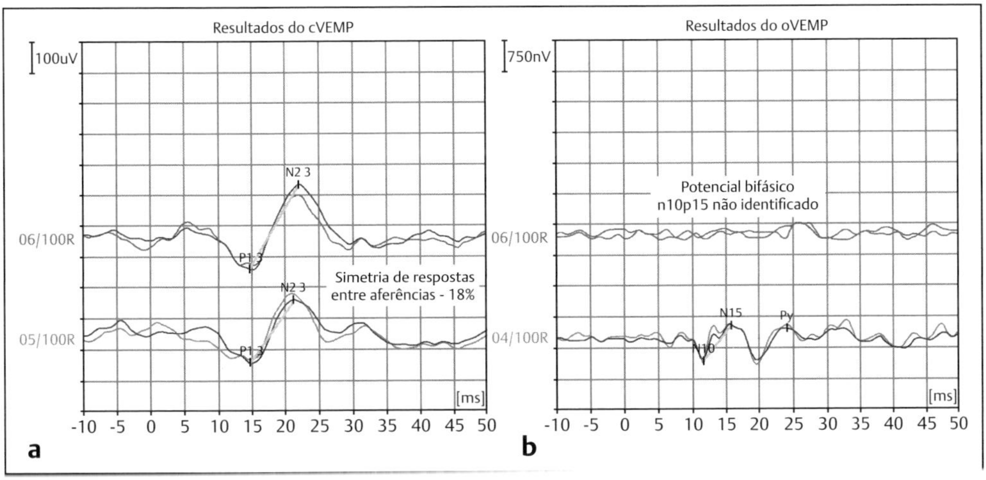


**Fig. 6-2.** Resultados dos cVEMP e oVEMP no paciente com diagnóstico clínico de neurite vestibular direita. (**a**) cVEMP evidencia integridade do reflexo saculocervical, em ambas as aferências, com simetria de respostas entre as aferências (18%). (**b**) oVEMP evidencia integridade do reflexo utrículo-ocular em aferência esquerda e comprometimento do reflexo em aferência direita.

## CONCLUSÃO

Episódios de queixas vestibulares de instalação súbita e duração prolongada causam grande desconforto e medo aos pacientes. O objetivo principal na avaliação é distinguir os quadros neurológicos graves de episódios de neurite vestibular aguda. Apesar de ser com base na história clínica e exame físico, o diagnóstico pode tornar-se um desafio, e a propedêutica armada serve de grande suporte para o médico avaliador. Nesse contexto, a incorporação dos VEMPs pode fornecer valiosas informações na investigação e avaliação da extensão da lesão.

**Palavras-chave:** neurite vestibular; potenciais evocados miogênicos vestibulares; vertigem; nervo vestibular; sistema vestibular.

## BIBLIOGRAFIA

ADAMEC, I. *et al.* Incidence, seasonality and comorbidity in vestibular neuritis. **Neurological Sciences**, v. 36, n. 1, p. 91-5, 2014.

BRONSTEIN, A. M.; DIETERICH, M. Long-term clinical outcome in vestibular neuritis. **Current Opinion in Neurology**, v. 32, n. 1, p. 174-180, 2019.

CURTHOYS, I. S. *et al.* The ocular vestibular-evoked myogenic potential to air-conducted sound; probable superior vestibular nerve origin. **Clinical Neurophysiology**, v. 122, n. 3, p. 611-6, 2011.

CURTHOYS, I. S. The interpretation of clinical tests of peripheral vestibular function. **The Laryngoscope**, v. 122, n. 6, p. 1342-52, 2012.

EGGERS, S. D. Z. *et al.* Classification of vestibular signs and examination techniques: Nystagmus and nystagmus-like movements. **Journal of Vestibular Research**, v. 29, n. 2-3, p. 57-87, 2019.

FIFE, T. D. *et al.* Practice guideline: Cervical and ocular vestibular evoked myogenic potential testing. **Neurology**, v. 89, n. 22, p. 2288-96, 2017.

KATTAH, J. C. *et al.* HINTS to Diagnose Stroke in the Acute Vestibular Syndrome. **Stroke**, v. 40, n. 11, p. 3504-10, 2009.

KIM, J.-S.; KIM, H. J. Inferior vestibular neuritis. **Journal of Neurology**, v. 259, n. 8, p. 1553-60, 2012.

LE, T. N.; WESTERBERG, B. D.; LEA, J. Vestibular Neuritis: Recent Advances in Etiology, Diagnostic Evaluation, and Treatment. **Advances in Oto-Rhino-Laryngology**, p. 87-92, 2019.

LEE, S.-H.; KIM, J. S. Differential diagnosis of acute vascular vertigo. **Current Opinion in Neurology**, v. 33, n. 1, p. 142-9, 2020.

MACDOUGALL, H. G. *et al.* The video head impulse test: Diagnostic accuracy in peripheral vestibulopathy. **Neurology**, v. 73, n. 14, p. 1134-41, 2009.

MACHNER, B. *et al.* Usability of the head impulse test in routine clinical practice in the emergency department to differentiate vestibular neuritis from stroke. **European Journal of Neurology**, v. 28, n. 5, p. 1737-44, 2021.

MANTOKOUDIS, G. *et al.* Stroke Prediction Based on the Spontaneous Nystagmus Suppression Test in Dizzy Patients. **Neurology**, v. 97, n.1, p. e42-e51, 2021.

OH, S. Y. *et al.* Cervical and ocular vestibular-evoked myogenic potentials in vestibular neuritis: comparison between air- and bone-conducted stimulation. **Journal of Neurology**, v. 260, n. 8, p. 2102-9, 2013.

ROSENGREN, S. M. *et al.* Vestibular evoked myogenic potentials in practice: Methods, pitfalls and clinical applications. **Clinical Neurophysiology Practice**, v. 4, p. 47-68, 2019.

SCARPA, A. *et al.* Clinical application of cVEMPs and oVEMPs in patients affected by Ménière's disease, vestibular neuritis and benign paroxysmal positional vertigo: a systematic review. **Acta Otorhinolaryngol Ital**, v.39, n.5, p. 298-307, 2019.

TAYLOR, R. L. *et al.* Vestibular neuritis affects both superior and inferior vestibular nerves. **Neurology**, v. 87, n. 16, p. 1704-12, 2016.

YAN, T. *et al.* Vestibular Neuritis in Patients Among Different Age Groups: Clinical Features and Outcomes. **Journal of the American Academy of Audiology**. v. 31, n. 09, p. 629-35, 2020.

# USO DO VEMP NO DIAGNÓSTICO E MONITORAMENTO DA DOENÇA DE MÉNIÈRE

CAPÍTULO 7

Roberto Miquelino de Oliveira Beck ▪ Signe Grasel
Paulo Almeida Rocha

## INTRODUÇÃO

O exame de potenciais vestibulares é um exame que avalia a integridade dos principais reflexos posturais vestibulares, que são: o reflexo vestíbulo-ocular (RVO) e o reflexo vestibuloespinhal (RVE). Estes reflexos são deflagrados por estimulação sonora dos órgãos maculares, respectivamente, utrículo e sáculo. A resposta dos órgãos maculares aos estímulos sonoros é justificada pela presença de remanescentes embriológicos de células auditivas nestes órgãos.

O RVO é responsável pela estabilização da imagem na retina e nitidez visual; enquanto o RVE é responsável pelo controle postural, ambos durante o movimento. Estes reflexos são avaliados respectivamente pelo VEMP ocular (oVEMP) e pelo VEMP cervical (cVEMP).

O RVO provoca uma resposta excitatória da contração contralateral dos músculos oblíquos inferiores, gerando um potencial bifásico. Os estudos atuais sugerem que as aferências primárias do reflexo saem predominantemente do utrículo, seguem via nervo vestibular superior (VIII par), predominantemente, núcleos vestibulares, fascículo longitudinal medial, núcleos e nervos oculomotores (III par), troclear (IV par) e abducente (VI par).

O cVEMP avalia o reflexo vestíbulo-cólico (RVC), importante componente do RVE, que é deflagrado por estimulação sonora auditiva do sáculo, e que realiza movimentos compensatórios de correção postural. O potencial sáculo-cólico é um reflexo inibitório descendente ipsilateral, que segue via nervos vestibulares (inferior principalmente), núcleos vestibulares, trato vestíbulo espinhal medial, núcleo e nervo acessório até motoneurônios que modulam uma resposta inibitória da contração ipsilateral dos músculos do pescoço, principalmente o esternocleidomastóideo, gerando um potencial bifásico captado pelo cVEMP.

Estes exames têm diversas aplicações na avaliação da função da via e dos órgãos envolvidos, como órgãos otolíticos e também cerebelo. Geralmente indicam aumento patológico da sensibilidade dos sons do sistema vestibular. Aplicações na otoneurologia são bem conhecidas, em entidades como as síndromes de terceira janela (tema abordado no capítulo 8) que, com alta sensibilidade e especificidade apresentam menores limiares com grandes amplitudes de respostas; bem como no diagnóstico e monitoramento da doença de Menière, foco deste capítulo.

## DOENÇA DE MÉNIÈRE

Como já descrito e mencionado com precisão na introdução deste capítulo e nos iniciais desta obra, os VEMPs podem ser registrados através da contração do músculo esternocleidomastóideo (cVEMP) ou do músculo infraorbitário (oVEMP), o que possibilita a avaliação dos órgãos otolíticos – sáculo e utrículo – bem como dos reflexos saculocólico e vestíbulo-ocular.

Sabemos que na hidropisia e na doença de Ménière, habitualmente, existe progressão da doença desde a cóclea, passando pelo sáculo e, na sequência, utrículo. Isso torna essa bateria de exames bastante útil na avaliação e no diagnóstico.

### O que Sabemos da Fisiopatologia?

A perda auditiva observada, usualmente, nas fases iniciais na doença de Ménière está localizada nas frequências mais graves, o que reflete o comprometimento inicial da membrana de Reissner do ápice da cóclea. Nessa fase, a perda auditiva ainda é flutuante e o cVEMP, na maioria dos casos, é normal ou tem amplitude aumentada, indicando que o sáculo ainda não foi afetado.

De acordo com a classificação de 1995, da Academia Americana de Otorrinolaringologia (AAO-HNS), a doença de Ménière pode ser classificada de acordo com o grau da perda auditiva baseada na média aritmética dos limiares auditivos de via aérea de quatro frequências (0,5, 1, 2 e 3 KHz) na pior orelha (Quadro 7-1).

Autores mostram que a evolução da perda auditiva está relacionada com o aumento de volume da endolinfa no ducto coclear; há, inicialmente, distensão mecânica da membrana basilar e, na sequência, lesão celular que justifica a perda auditiva na audiometria e as alterações na eletrococleografia.

Nos estágios I e II, as alterações observadas no VEMP têm origem mecânica ou biomecânica reversível. O aumento da amplitude do cVEMP, nos estágios iniciais, está relacionado com a compressão da membrana sacular e do vestíbulo contra o estribo. A hidropisia endolinfática facilitaria a disseminação do som para dentro do sáculo, o que proporciona maior amplitude do potencial. Já nos estágios mais avançados, há alteração morfológica do sáculo e as alterações ao cVEMP tendem a ser de redução da amplitude ou ausência de respostas.

Como sequência da evolução, haverá alteração do utrículo, que poderá ser detectada pela prova calórica e pelo oVEMP. Os potenciais, por estarem relacionados com o músculo oblíquo inferior, têm amplitude muito menor que o cVEMP, da ordem de 3 a 5 microvolts.

Os potenciais miogênicos evocados vestibulares (VEMPs) são exames de extremo interesse na doença de Ménière nos estágios mais avançados, dado que já há alteração moderada ou piora na audiometria e na eletrococleografia, e, por depender dos limiares

**Quadro 7-1.** Classificação dos estágios da doença de Ménière (1995)

| Estágio | Média das frequências |
|---|---|
| I | < 26 dB |
| II | 26-40 dB |
| III | 41-70 dB |
| IV | > 70 dB |

audiométricos, pode ter resultados pobres ou ausentes. Como já visto anteriormente, no Capítulo 1, os VEMPs não dependem do nervo coclear e suas respostas podem ser obtidas mesmo em pacientes com surdez profunda, desde que o sáculo esteja íntegro.

O VEMP tem papel importante, inclusive, na indicação de intervenção cirúrgica: descompressão, labirintectomia ou injeção de gentamicina. Em casos de ausência de respostas, já pode ser evidenciada a redução da função vestibular.

Nas crises de vertigem aguda, relacionadas com Ménière, 67% dos pacientes têm cVEMP alterado, indicando participação do sáculo por distensão ou ruptura. Comparando-se o oVEMP com a prova calórica, há correlação significativa entre os exames e ambos avaliam a mesma via, RVO (Piker *et al.* 2011).

A literatura mostra que, durante a evolução da doença de Ménière, há a possibilidade de ocorrer um fenômeno chamado dissociação dos VEMPs. Observa-se alteração ou ausência do cVEMP e aumento da amplitude do oVEMP. A possibilidade de estimulação por via óssea do oVEMP ajuda a avaliar a aceleração linear (Pooja; Thangaraj, 2022).

Angeli *et al.* (2019) estudaram o cVEMP *tuning*, ou seja, a diferença de amplitude de P13N23 medida com estímulos *tone burst* de 1.000 Hz dividida pela amplitude obtida com *tone burst* de 500 Hz. Baseiam-se em estudos prévios que mostram que, nos estágios mais avançados da doença de Ménière, o cVEMP pode estar ausente ou alterado com 500 Hz e presente com 1.000 Hz. Nos indivíduos normais, a relação deve ser menor que 1. Esses autores não observaram alteração na associação entre a interamplitude 1.000/500 Hz e a classificação nos estágios da Academia Americana. Concluíram que a mudança na amplitude 1.000/500 está mais presente em Ménière ativa que na doença estável.

A grande dificuldade da doença de Ménière são os casos atípicos, quando não há coexistência de sintomas auditivos e vestibulares. Para isso, a associação de exames vestibulares e de imagem pode ser útil (Pooja; Thangaraj, 2022).

A possibilidade de combinação de vários testes vestibulares pode melhorar a sensibilidade e especificidade no diagnóstico. A literatura indica sensibilidade da eletrococleografia com a relação SP/AP entre 40% e 61%. Já o cVEMP, apresenta sensibilidade de 53%. O oVEMP parece ter maior amplitude nos estágios iniciais e posterior redução em estágios avançados. No estudo de cada método isoladamente, a sensibilidade variou entre 31% e 62% para os métodos isolados; enquanto melhores taxas de sensibilidade (87%) foram obtidas quando usada eletrococleografia associada ao oVEMP para a doença de Ménière. Com o uso de todos os métodos juntos, a positividade no diagnóstico chegou a 94% (Grasel *et al.* 2017; Pou, 1996; Lamounier, 2017).

Para exemplificar e resumir todos os achados, apresentamos um caso clínico de nosso serviço, de modo a tornar mais didático o presente capítulo.

Trata-se de uma paciente do sexo feminino, 55 anos, história de tontura tipo vertigem, com duração de 2-3 horas (há cerca de 5 anos), associada à plenitude auricular à direita que piora durante a crise. Apresenta perda auditiva à direita inicialmente flutuante, depois progressiva e atualmente estável. A primeira discussão, nesse caso, é sobre os critérios clínicos para o diagnóstico de doença de Ménière. Segundo a *Barany Society*, a paciente tem o diagnóstico de doença de Ménière definida: episódios de vertigem, audiometria com perda auditiva neurossensorial documentada, outros sintomas auditivos flutuantes (plenitude e zumbido) e descartadas outras doenças que poderiam justificar o caso (Lopez-Escamez, 2015).

O primeiro exame a ser solicitado, neste caso, é a audiometria tonal e vocal com imitância acústica (Fig. 7-1).

AUDIOMETRIA

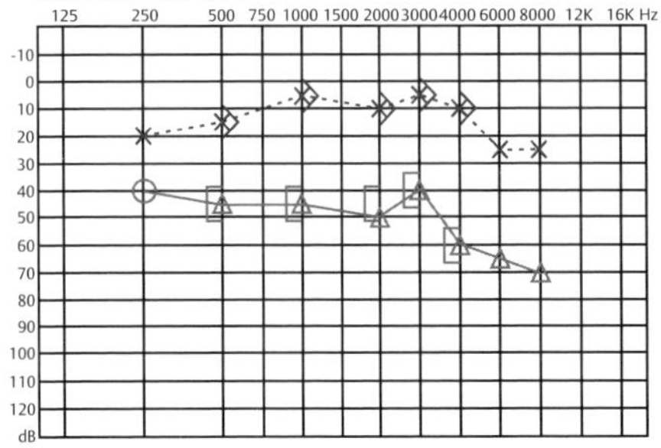


LRF-OD: 45 dB LRF-OE: 15 dB
LRF-OD: LRF-OE:

IMITÂNCIA ACÚSTICA

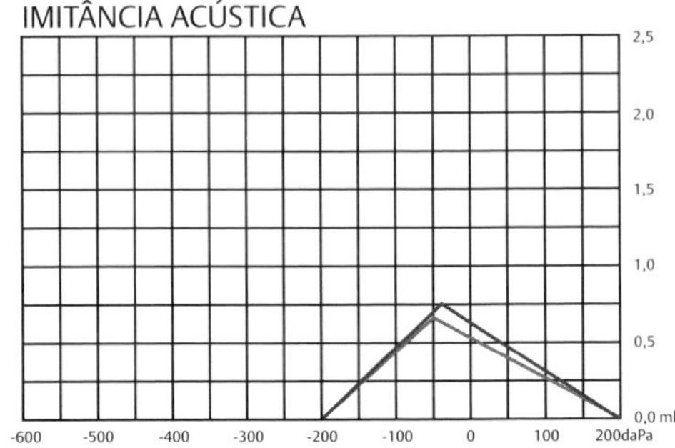


Classificação (Jerger, 1970) - OD: A
Classificação (Jerger, 1970) - OE: A

Índice Percentual de Reconhecimento de Fala

| | Intensi | Monossil | Dissil |
|---|---|---|---|
| Pal. Faladas | ——— | 25 | 25 |
| OD | 75 dB | 76% | 84% |
| OE | 45 dB | 100% | |

**Fig. 7-1.** Audiometria tonal mostrando perda auditiva neurossensorial à direita de grau moderado. Exame normal à esquerda. Curva timpanométrica tipo A bilateral.

Dada a alteração do índice percentual de reconhecimento de fala (IPRF) à direita, optou-se por solicitar ressonância magnética de ouvidos internos, que não evidenciou alterações.

Como próximo passo na investigação da paciente, foi solicitada eletrococleografia (Fig. 7-2).

Dando prosseguimento ao processo de investigação, seguimos a possível evolução anatômica que a doença de Ménière costuma ter, optamos por realizar o cVEMP, a fim de avaliar a função sacular. Este exame tem como característica não depender da audição para se obter respostas (Fig. 7-3).

O próximo passo, nessa investigação clínica, seria o oVEMP para avaliação do utrículo (Fig. 7-4).

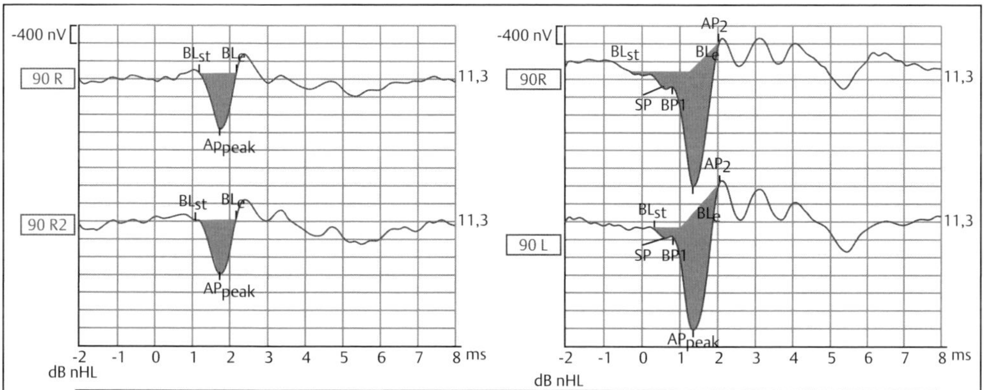


| Curve | Latencies (ms) | | | | | | | |
|---|---|---|---|---|---|---|---|---|
| | SP Amp | SP Area | SP Dur | SP Amp | SP Area | SP Dur | SP/AP Area | SP/AP Amp |
| 90 L | 0,223 | 43,11 | 0,33 | 2,305 | 51,64 | 1,20 | 0,835 | 0,097 |
| 90 L1 | 0,401 | 57,21 | 0,97 | 2,633 | 53,54 | 1,23 | 1,068 | 0,152 |
| 90 R | | 20,76 | | -1,28 | | | | |
| 90 R2 | | 19,57 | | 1,192 | | | | |

**Fig. 7-2.** Achados à eletrococleografia. Na orelha esquerda, respostas com amplitude preservada. Relação SP/AP entre 8,7% e 15,2%, dentro da normalidade. Na orelha direita, nota-se amplitude bastante reduzida em relação à orelha esquerda, além de potencial de ação mais alargada. Este achado é compatível com a perda auditiva moderada e, nessa fase, já não foi mais possível observar potencial de somação, prejudicando a análise. O exame indica que já há comprometimento coclear à direita.

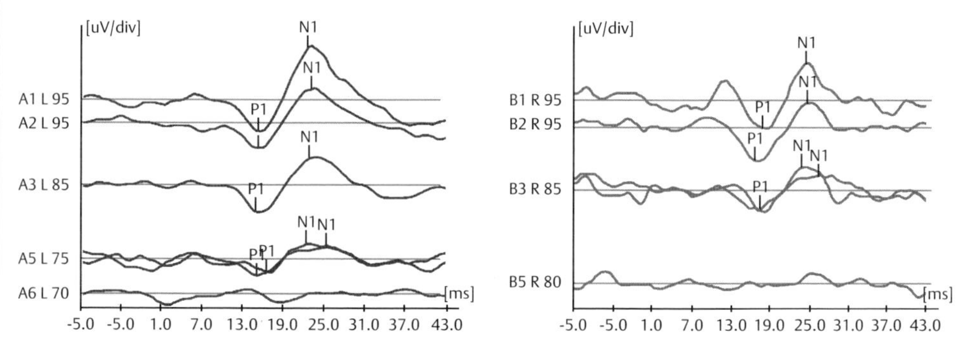


**Interamplitudes (uV)**

| Label Index | P1-N1 | N1-P2 |
|---|---|---|
| A1 | -140.240 | |
| A2 | -96.590 | |
| B1 | -16.240 | |
| B2 | -40.590 | |

**Amplitude Asymmetry (uV%)**

P1-N1

50

a b

**Fig. 7-3.** Achados ao cVEMP. (**a**) cVEMP normal com amplitude entre 96,5 e 104,2 *microvolts* e limiar em 75 dBNA. (**b**) Amplitude entre 40,5 e 46,2 microvolts e limiar de 85 dBNA. A complicação entre os lados mostra índice de assimetria de 50%, o que indica exame alterado à custa de redução do lado direito. Ou seja, há alteração do sáculo deste lado.

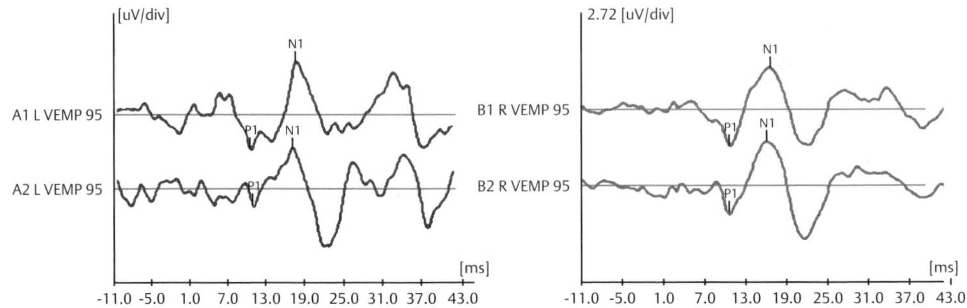


**Interamplitudes (uV)**

| Label Index | SmartTag | P1-N1 | N1-P2 |
|---|---|---|---|
| A1 | L VEMP95 | -2.940 | |
| A2 | L VEMP95 | -1.890 | |
| B1 | R VEMP95 | -4.670 | |
| B2 | R VEMP95 | -4.270 | |

**Interaural Amplitude Asymmetry (%)**
-23

**Latencies (ms)**

| Label Index | SmartTag | P1-N1 | N1 | P2 |
|---|---|---|---|---|
| A1 | L VEMP95 | 10.44 | 17.72 | |
| A2 | L VEMP95 | 11.06 | 17.20 | |
| B1 | R VEMP95 | 10.85 | 16.58 | |
| B2 | R VEMP95 | 10.85 | 16.27 | |

**Fig. 7-4.** Achados ao oVEMP. oVEMP normal bilateralmente, com amplitudes dentro da normalidade e índice de assimetria de 23% (normal até 34%) (Piker, 2011).

## CONCLUSÃO

Os VEMPs podem ser de grande valia na avaliação do paciente com doença de Ménière para diagnóstico mais aprofundado da topografia da alteração, bem como no diagnóstico diferencial. O cVEMP tem maior facilidade de realização, dado o tamanho do músculo esternocleidomastóideo, e o oVEMP tende a uma maior dificuldade técnica, porém de grande valor, após curva de aprendizado.

**Palavras-chave:** potenciais evocados miogênicos vestibulares; doença de Ménière; sáculo e utrículo;nervo vestibular; perda auditiva.

## REFERÊNCIAS BIBLIOGRÁFICAS

ANGELI, S. I.; GONCALVES, S. Cervical VEMP tuning changes by Meniere's disease stages. **Laryngoscope Investigative Otolaryngology,** v. 4, n. 5, p. 543-549, 2019.

GRASEL, S. S. *et al.* Normative data for TM electrocochleography measures. **Journal of Otology**, v. 12, n. 2, p. 68-73, 2017.

LAMOUNIER, P. *et al.* Evaluation of vestibular evoked myogenic potentials (VEMP) and electrocochleography for the diagnosis of Ménière's disease. **Brazilian Journal of Otorhinolaryngology,** v. 83, n. 4, p. 394-403, 2017.

LOPEZ-ESCAMEZ, J. A. *et al.* Diagnostic criteria for Menière's disease. **Journal of vestibular research: equilibrium & orientation**, v. 25, n. 1, p. 1-7, 2015.

PIKER, E. G. *et al.* Normal Characteristics of the Ocular Vestibular Evoked Myogenic Potential. **Journal of the American Academy of Audiology,** v. 22, n. 4, p. 222-230, 2011.

POOJA N.; THANGARAJ, M. S. Comparison of Glycerol Test, ECochG and VEMP Findings in Patients with Meniere's Disease. **Indian Journal of Otolaryngology and Head & Neck Surgery,** 74(Suppl 1):668-674, 2022.

POU, A. M. *et al.* The efficacy of tympanic electrocochleography in the diagnosis of endolymphatic hydrops. **PubMed,** v. 17, n. 4, p. 607-11, 1996.

# CAPÍTULO 8

# VEMP NA SÍNDROME DA TERCEIRA JANELA

Pedro Luis Cóser

## INTRODUÇÃO

A deiscência do canal semicircular superior (DCSS), descrita pela primeira vez em 1998, por Minor *et al.*, é reconhecida como causa estrutural de vertigem e perda auditiva. Ela pode dar origem a vertigem e/ou nistagmo induzidos por som e/ou pressão no conduto auditivo externo, oscilopsia, autofonia e hipoacusia (Krombach *et al.*, 2003; Minor *et al.*, 1998). A perda auditiva, quando presente, apresenta um *gap* aéreo-ósseo característico das perdas de transmissão, porém com timpanometria normal e reflexos estapedianos presentes. Os limiares da via óssea podem inclusive apresentar valores negativos de intensidade em decibel em nível de audição (dBNA). Os achados da imitanciometria apontam para orelha média normal, sendo a perda de transmissão causada pelas alterações hidrodinâmicas na orelha interna decorrentes da deiscência.

A deiscência de um canal semicircular se comporta como uma terceira janela extra, além das janelas normais, como a oval e a redonda. Esta terceira janela desviaria a energia acústica da cóclea causando uma perda auditiva do tipo condutiva. Essa energia desviada da cóclea, por sua vez, induziria um fluxo do fluido para a parte vestibular da orelha interna que excitaria a cúpula do canal semicircular superior causando tontura, oscilopsia e nistagmo (Merchant; Rosowski, 2008; Minor, 2005).

A DCSSs pode causar uma síndrome caracterizada por vertigem e alterações auditivas, mas também pode permanecer assintomática.

O diagnóstico desta condição é fundamentado não só na presença de sintomas vestibulares ou auditivos, mas também nos achados radiológicos (ausência de osso sobrejacente ao canal semicircular superior, por exemplo), movimentos oculares verticais-torcionais evocados por pressão ou estímulos sonoros e por achados neurofisiológicos (hipersensibilidade vestibular a estímulos sonoros nos potenciais evocados miogênicos – VEMP) (Brantberg *et al.*, 2001).

É importante citar que a tomografia computadorizada (TC) tende a superestimar a incidência de DCSS. Um estudo realizado em 160 ossos temporais de cadáver mostrou uma incidência de DCSS radiológica de 3,6%, enquanto dados anatômicos revelaram que a verdadeira incidência de deiscência é de 0,6%. Portanto, o diagnóstico não deve ser com base apenas nos achados radiológicos. Nesse estudo também foi identificada uma incidência radiológica de 0,6% de deiscência do canal semicircular posterior (Crovetto *et al.*, 2010).

Em 2014, Robert Jyung *et al.* foram os primeiros a identificar a deiscência coclear-facial (DCF) resultando em síndrome da terceira janela (STJ) com tomografia negativa para DCSS, mas com sintomas semelhantes (Blake *et al.*, 2014).

Depois disso, foram identificados muitos outros locais de ocorrência dessas deiscências. Wackym *et al.*, em 2019, propuseram o uso do termo síndrome da terceira janela (STJ) ou síndrome da deiscência da cápsula ótica (SDCO), pois o mesmo espectro de sintomas, sinais no exame físico e achados diagnósticos audiológicos foram encontrados nessas várias situações anatômicas, como a DCSS (Fig. 8-1), deiscência entre o canal semicircular posterior e o bulbo jugular (DCP) (Fig. 8-2), deiscência entre o nervo facial e a cóclea (DCF) (Fig. 8-3), deiscência entre a cóclea e a carótida interna, deiscência entre conduto auditivo interno e a cóclea, deiscência entre canal semicircular lateral e a ampola do canal semicircular superior, deiscência entre a artéria subarqueada e canal semicircular superior, deiscência da veia petrosa superior e o canal semicircular superior, deiscência entre a orelha média e o vestíbulo, deiscência entre o nervo facial e o canal semicircular lateral, aqueduto vestibular largo em crianças, platina do estribo hipermóvel pós-traumática e otosclerose com comprometimento do conduto auditivo interno.

O uso dos potenciais evocados miogênicos vestibulares (VEMP) tem mostrado-se um valioso aliado no diagnóstico dessas deiscências. De um modo geral, a terceira janela criaria um fluxo aumentado de endolinfa no labirinto posterior em resposta a uma estimulação acústica; com isso, as estruturas sensoriais do sáculo e do utrículo seriam agitadas de forma muito maior do que o normalmente acontece, gerando uma resposta eletrofisiológica também maior quando comparada com aquela obtida com a mesma intensidade de estímulo em uma orelha que não tivesse a terceira janela. Em outras palavras, a resposta é obtida com estímulo bem mais fraco que o normalmente necessário e com amplitude muito maior do que aquela esperada para uma determinada intensidade de estímulo acústico.

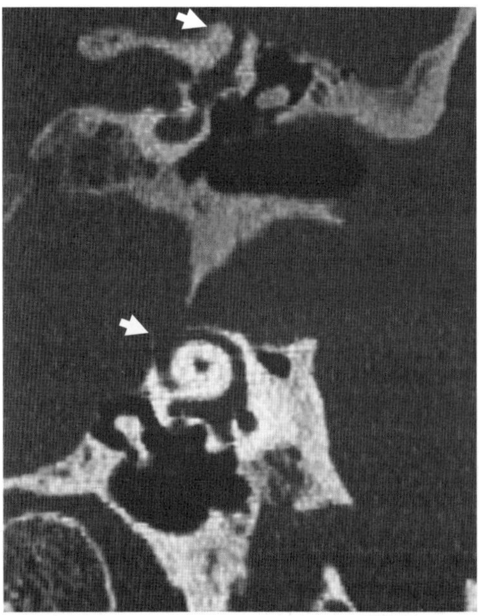

**Fig. 8-1.** Deiscência do canal semicircular superior vista em corte coronal (superior) e em corte oblíquo no plano de Poschl (inferior).

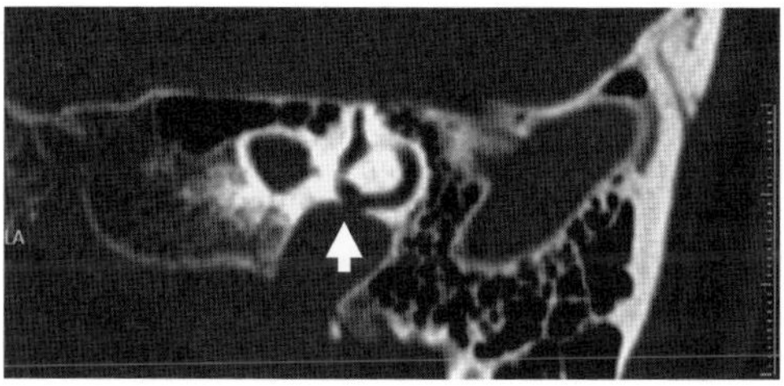

**Fig. 8-2.** Deiscência do canal posterior no plano de Stenvers.

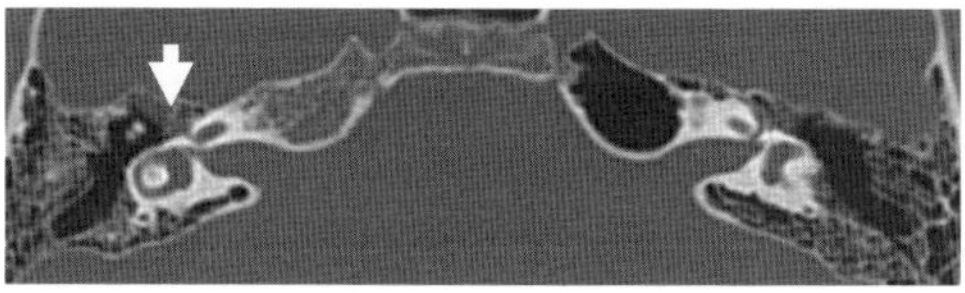

**Fig. 8-3.** Nesse corte axial se observa que do lado direito (lado em que também se pode ver o canal lateral e ossículos) há uma falta do osso que separa a cóclea do nervo facial, presente do lado oposto.

## VEMP EM CASOS DA SÍNDROME DA TERCEIRA JANELA

Tanto o VEMP cervical (cVEMP) como o VEMP ocular (oVEMP) têm sido empregados para avaliar as orelhas suspeitas de apresentarem STJ.

Rosengren *et al.*, em 2008, demonstraram que, em pacientes com DCSS, os oVEMPs têm latência normal, mas são caracterizados por alta amplitude e limiar patologicamente baixo em resposta ao estímulo acústico de 500 Hz com duração de 2 ms, do mesmo modo que ocorre com o cVEMP.

Janky *et al.*, em 2013, demonstraram em orelhas com DCSS confirmada cirurgicamente que a amplitude do cVEMP em resposta ao *tone burst* de 500 Hz apresenta aumento médio de aproximadamente 2 vezes em relação aos controles, enquanto a amplitude do oVEMP, em resposta ao mesmo estímulo, apresenta aumento de 10 vezes. Como estímulo acústico por via aérea, usaram cliques de 0,1 ms, 105 dBNA (140 dBNPS) de polaridade positiva a uma taxa de repetição de 5 por segundo e 500 Hz, 125 dB dBNPS, de polaridade positiva, com envelope linear duração de 4 ms (tempo de subida/descida de 1 ms, platô de 2 ms), a uma taxa de repetição de 5 por segundo. Cem promediações foram realizadas em média para cada estímulo do VEMP (Janky *et al.*, 2013).

No mesmo estudo, observaram que, ao estimular com clique o cVEMP, este estava ausente em uma orelha com DCSS e em uma orelha de controle. Os limiares dos pacientes com DCSS foram significativamente menores (mediana, 75 dBNA) em relação aos controles (mediana, 95 dBNA). O valor de 85 dBNA ou menos foi considerado 86% sensível e 90% específico para detectar DCSS.

Observaram ainda que as respostas do oVEMP obtidas com *tone burst* de 500 Hz efetivamente separaram os pacientes com DCSS dos do grupo de controle ao analisar as amplitudes pico a pico (mediana, DCSS 48,9 uV; controles 3,8 uV). Amplitudes pico a pico de 17,1 uV ou mais também apresentaram excelente sensibilidade (100%) e especificidade (100%).

Observaram também que as respostas ao clique resultaram em amplitudes de oVEMP significativamente maiores para as orelhas da DCSS em relação aos controles com mediana pico a pico nos portadores de DCSS de 35,2 uV e nos controles de 3,55 kV. As amplitudes pico a pico de 9,9 uV ou mais apresentaram sensibilidade e especificidade de 100% para a DCSS.

Concluíram que a amplitude da resposta do oVEMP tem melhor sensibilidade e especificidade que a pesquisa de limiar do cVEMP, e é muito mais rápida (duas estimulações com 100 estímulos na saída máxima seriam suficientes) e menos cansativa que o cVEMP. Sugerem que a pesquisa com oVEMP poderia ser a única necessária no caso de suspeita de DCSS.

Em 2018, Noij *et al.* avaliaram o cVEMP em pacientes com DCSS e compararam os resultados com os obtidos em indivíduos de controle. Usaram estímulos de *tone burst*, envoltória Blackman com 2 ciclos de 500, 750, 1.000 e 2.000 Hz, nas intensidades de 83, 93, 103, 113 e 123 dBNPS. Usaram de 200 a 300 estímulos em cada intensidade. No caso de não obter respostas nestas intensidades, usavam a saída máxima do equipamento de 133 dBNPS.

Concluíram que as respostas aos *tone burst* de 2.000 Hz teriam sensibilidade de 92% e 100% de especificidade e sugeriram que o teste fosse feito nessa frequência de *tone burst* e na intensidade de 123 dBNPS.

Em 2020, Noij e Rauch fizeram um estudo de revisão sobre os métodos de VEMP até então empregados, e chegaram à conclusão de que os resultados obtidos com estímulos agudos são os mais específicos e sensíveis para detectar STJ. Assim, oVEMP presente em resposta a estímulo de *tone burst* de 4.000 Hz teria 100% de especificidade e de sensibilidade em detectar a presença de STJ (Manzari *et al.*, 2013). Da mesma forma, o cVEMP com *tone burst* de 2.000 Hz teria os mesmos 100% de sensibilidade e especificidade (Noij *et al.*, 2020).

Em nosso serviço, a ocorrência de STJ é muito pequena para ter uma opinião própria sobre qual a melhor forma de fazer o estudo com VEMP na suspeita da STJ. Abaixo apresento dois casos ilustrativos em que o diagnóstico foi feito com estímulo de *tone burst* de 500 Hz.

## EXEMPLOS DE CASOS CLÍNICOS

**Caso 1:** Paciente de 56 anos, sexo feminino, com história de tonturas não rotatórias de algumas semanas de duração. Quando tonta, tinha a impressão de que iria desmaiar. Foi medicada com flunarizina sem qualquer melhora. Não tinha queixas auditivas ou outros antecedentes significativos. Foi submetida a avaliação audiológica e vestibular que foi normal exceto pela resposta ao oVEMP mostrada nas Figuras 8-4 a 8-6.

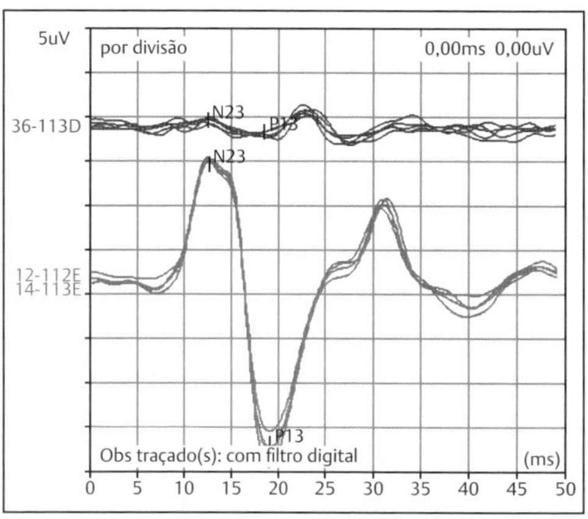


**Fig. 8-4.** Exame de oVEMP de SBCT. Nos traços superiores observa-se o oVEMP em resposta a 50 estímulos com tone burst de 500 Hz apresentados do lado direito, repetidos 4 vezes, sendo marcadas as respostas na soma deles (aqui com a cor azul, contralateral). A amplitude interpicos foi de 2,76 uV em resposta ao tone burst de 500Hz, envoltória Blackmann, 5 ciclos (10 ms de duração) a 113 dBNPS. No traço inferior está a resposta do lado esquerdo com DCSS (aqui com a cor azul, contralateral) com amplitude de 63,86 uV, 23 vezes maior que no lado normal. A assimetria foi de 92% em favor do lado com DCSS. Gráfico feito com janela de 50 ms de duração e com amplitude na escala de 10 uV/div. (equipamento MASBE Contronic). (Ver Prancha em Cores.)

Nestas respostas, ficou evidente que a amplitude do oVEMP do lado direito, de 63 uV, excedia em muito o critério de corte para diagnóstico de DCSS, de > 17,1 uV, em resposta ao *tone burst* de 500 Hz (Zuniga *et al.*, 2013).

O limiar de detecção do oVEMP também se mostrou muito inferior ao do outro lado.

O cVEMP neste caso, em resposta ao *tone burst* de 500 Hz, mostrou-se normal. Não foi feita pesquisa do cVEMP com o *tone burst* de 2.000 Hz, que poderia ser mais sensível ao diagnóstico da DCSS de acordo com Noij *et al.*, em 2018.

A tomografia computadorizada confirmou a presença da DCSS como se vê na Figura 8-7.

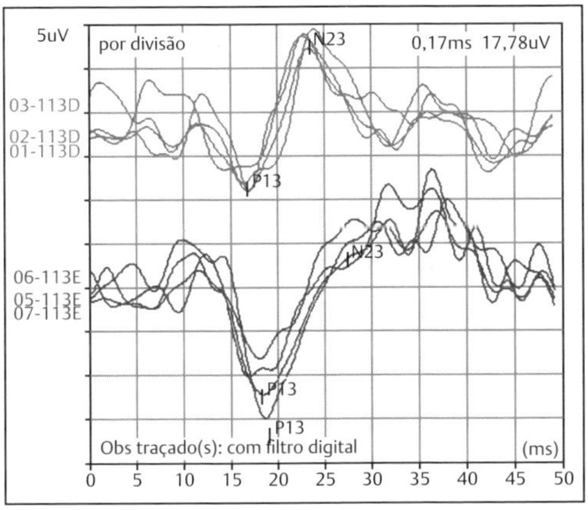


**Fig. 8-5.** Exame de cVEMP de SBCT. No traço inferior cVEMP esquerdo (aqui com a cor azul, ipsilateral) com 57,40 uV em resposta ao tone burst de 500Hz, envoltória Blackmann, 5 ciclos (10 ms de duração) a 113 dBNPS. No traço superior está a resposta do lado direito (aqui com vermelho, ipsilateral) com 48,32 uV. O exame é normal mesmo na presença de DCSS. O índice de assimetria foi de 1,47%. A janela é de 50 ms e a sensibilidade de 15uV por divisão (equipamento MASBE Contronic). (Ver Prancha em Cores.)

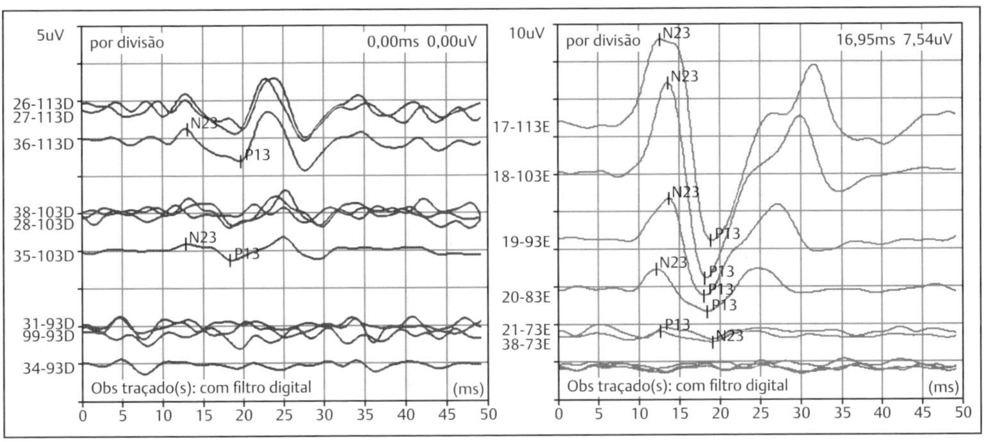


**Fig. 8-6.** Exame de oVEMP de SBCT, pesquisa de limiar. No lado direito oVEMP esquerdo (aqui em vermelho, contralateral) com limiar em 73 dBNPS (49,5 dBNA) em resposta ao tone burst de 500Hz, envoltória Blackmann, 5 ciclos (10ms de duração). No lado esquerdo está a resposta do lado direito (aqui com a cor azul, contralateral) com limiar de 103 dBNPS (79,5 dBNA). Note que escala é 10 uV/div no lado esquerdo e de 5 uV/div no lado direito, a janela é de 50 ms.(equipamento MASBE Contronic). (Ver Prancha em Cores.)

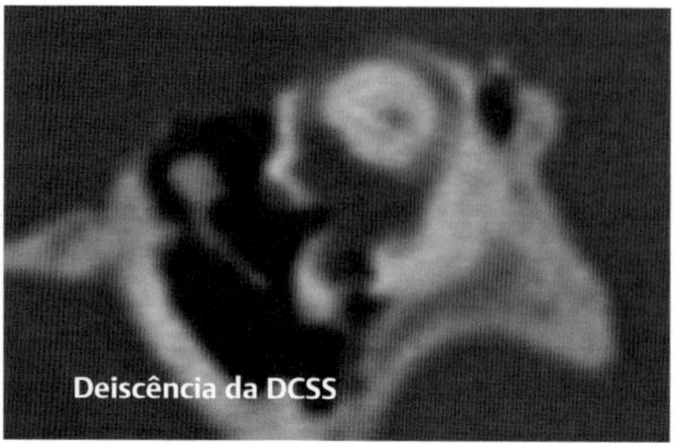


**Fig. 8-7.** Deiscência do canal superior do lado esquerdo descoberta acidentalmente pela pesquisa do oVEMP. Paciente sem sintomas vestibulares ou audiológicos que possam ser atribuídos a deiscência.

**Caso 2:** Paciente de 53 anos, masculino. Tonturas sem características vertiginosas há meses, provocadas pela movimentação da cabeça. Teve a avaliação audiológica e vestibular normal exceto pelos VEMPs cervical e ocular mostrados nas Figuras 8-8 e 8-9.

Neste caso, tanto o cVEMP como o oVEMP mostraram respostas com amplitude muito maior do lado com a DCSS do que aquela obtida no lado normal. A amplitude do oVEMP de 54 uV ficou muito acima do valor 17,1 uV sugerido como 100% sensível e específico para o diagnóstico de DCSS. Já no cVEMP, apesar da grande assimetria de 68% com o lado normal, o valor da amplitude de 369 uV pode ser encontrado em indivíduos normais (Cóser *et al.*, 2019a; Cóser *et al.*, 2019b).

Nesse caso, também a DCSS foi confirmada radiologicamente.

Como os sintomas não puderam ser relacionados com a DCSS, a conduta foi expectante.

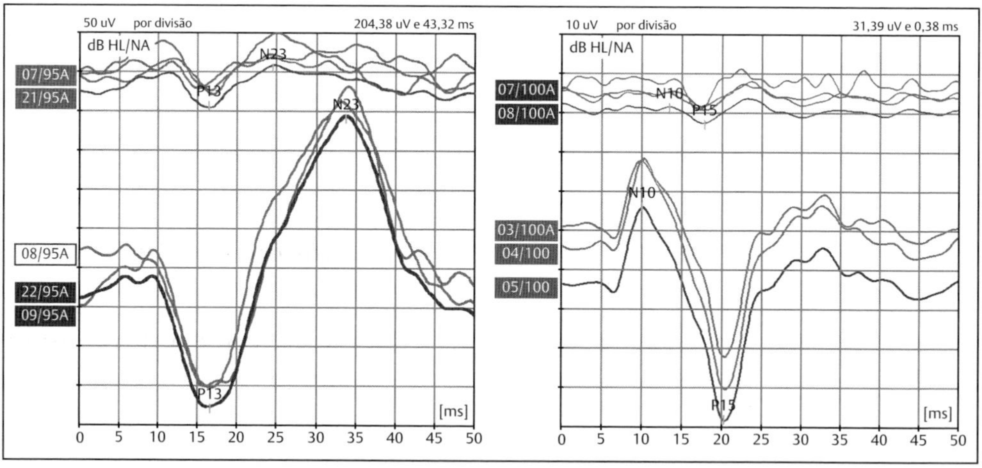


**Fig. 8-8.** A direita o cVEMP em resposta ao tone burst de 500 Hz (2ciclos, envelope Blackmann) com 118,5 dBNPS (95 dBNA) de intensidade, observa-se a resposta do lado esquerdo que teve amplitude de 369,15 uV (Azul) e do lado direito 51,69uV(vermelho) ficando a assimetria da resposta de 68% em favor do lado esquerdo (escala de 50 uV por divisão). No gráfico a esquerda, oVEMP em resposta ao mesmo estímulo, mas com 123,5 dBNPS (100 dBNA), observa-se a resposta do lado esquerdo que teve a amplitude de 54,03 uV e do lado direito 4,18 uV ficando assimetria da resposta em 84,33% em favor do lado esquerdo (escala de 10 uV/div). (Equipamento Contronic Evokadus). (Ver Prancha em Cores.)

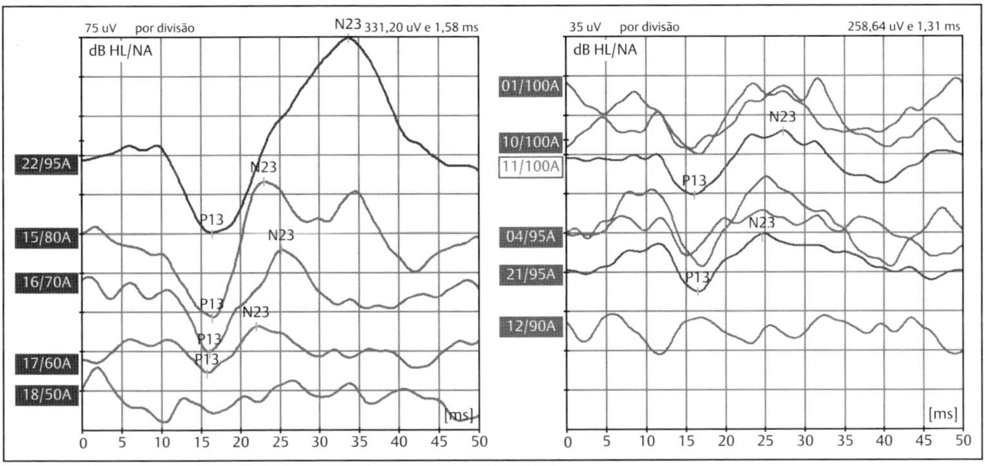


**Fig. 8-9.** No gráfico à esquerda (em azul) está a pesquisa de limiar do cVEMP em resposta ao tone burst de 500 Hz (2 ciclos, envelope Blackmann), do lado esquerdo. Observa-se resposta até a intensidade de 83,5 dBNPS (60 dBNA). Exame na escala de 75 uV por divisão. No gráfico à esquerda observa-se respostas do lado direito (em vermelho) que foram detectadas até 118,3 dBNPS (95 dBNA). Exame na escala de 15 uV/div. (Equipamento Evokadus Contronic). (Ver Prancha em Cores.)

Em ambos os casos, a amplitude do oVEMP de forma isolada já faria o diagnóstico, uma vez que os valores da amplitude no lado da deiscência excedem, em muito, os valores máximos possíveis de serem encontrados em pessoas normais, obtidos em resposta ao *tone burst* de 500 Hz, com 4 ms de duração, e 125 dBNPS de intensidade que foram entre 14,5 e 22 uV dependendo da faixa etária (Zuniga *et al.*, 2013).

## CONCLUSÃO

Concluo que o VEMP é um exame capaz de identificar a presença de terceira janela, mesmo antes que os sintomas clínicos se apresentem. As respostas ao oVEMP parecem ser mais sensíveis e específicas quando comparadas com o cVEMP. O estímulo de 500 Hz no oVEMP gera respostas, em média, 10 vezes maiores que a média dos indivíduos normais. Há quem sugira o emprego do oVEMP com 4.000 Hz, quando a simples presença de resposta de qualquer magnitude já seria suficiente para o diagnóstico. Com relação ao cVEMP, parece que o estímulo com 2.000 Hz aumentaria a sensibilidade e especificidade do diagnóstico desta modalidade de VEMP, o que poderia ser útil quando não se obtivesse respostas ao oVEMP dos dois lados, algo relativamente frequente em indivíduos normais com mais de 60 anos de idade.

**Palavras-chave:** potenciais evocados miogênicos vestibulares; sistema vestibular; sáculo e utrículo; canais semicirculares; orelha interna.

## REFERÊNCIAS BIBLIOGRÁFICAS


BLAKE, D. M. *et al.* Cochlear-facial dehiscence–a newly described entity. **Laryngoscope**, Hoboken, v.124, p.283-289, 2014.

BRANTBERG, K. *et al.* Symptoms, findings and treatment in patients with dehiscence of the superior semicircular canal. **Acta Otolaryngol**, Stockholm, v.121, n.1, p.68-75, 2001.

CÓSER, P. L. *et al.* VEMP ocular no diagnóstico otoneurológico: valores de referência para o equipamento Contronic Evokadus. In: CONGRESSO BRASILEIRO DE OTORRINOLARINGOLOGIA E CIRURGIA CÉRVICO-FACIAL, 49, 2019, Brasília. Poster #517. Brasília: ABORL-CCF, 2019b.

COSER, P. L. *et al.* Ocular Vestibular-Evoked Myogenic Potentials in Normal Subjects. **Int Arch Otorhinolaryngol**, São Paulo, v.18, p.a2454, 2014b.

COSER, P. L. *et al.* Cervical Vestibular-Evoked Myogenic Potentials in Normal Subjects. **Int Arch Otorhinolaryngol**, São Paulo, v.18, p. a2459, 2014a.

CÓSER, P. L. *et al.* VEMP Cervical no diagnóstico otoneurológico: valores de referência para o equipamento Contronic Evokadus. In: CONGRESSO BRASILEIRO DE OTORRINOLARINGOLOGIA E CIRURGIA CÉRVICO-FACIAL, 49, 2019, Brasília. Poster #518. Brasília: ABORL-CCF, 2019a.

CROVETTO, M. *et al.* Anatomo-radiological study of the Superior Semicircular Canal Dehiscence Radiological considerations of Superior and Posterior Semicircular Canals. **European Journal of Radiology**, Amsterdam, v.76, p.167-172, 2010.

JANKY, K. L. *et al.* Air-conducted oVEMPs provide the best separation between the intact and dehiscent labyrinths. **Otol Neurotol**, Philadelphia, v.34, p. 128-135, 2013.

KROMBACH, G. A. *et al.* Posterior semicircular canal dehiscence: a morphological cause of vertigo similar to superior semicircular canal dehiscence. **Eur Radiol, Berlin**, v.13, n.6, p.1444-1450, 2003.

MANZARI, L. *et al.* An indicator of probable semicircular canal dehiscence: ocular vestibular evoked myogenic potentials to high frequencies. **Otolaryngol Head Neck Surg,** Thousand Oaks, v.149, p.142-145, 2013.

MERCHANT, S. N.; ROSOWSKI, J. R. Conductive hearing loss caused by third-window lesions of the inner ear. **Otol Neurotol**, Philadelphia, v.29, n.3, p. 282-289, 2008.

MINOR, L. B. Clinical manifestations of superior semicircular canal dehiscence. **Laryngoscope**, Hoboken, v.115, n.10, p.1717-1727, 2005.

MINOR, L. B. *et al.* Sound-and/or pressure-induced vertigo due to bone dehiscence of the superior semicircular canal. **Arch Otolaryngol Head Neck Surg**, Chicago, v.124, n.3, p.249-258, 1998.

NOIJ, K. S. *et al.* Detecting superior semicircular canal dehiscence syndrome using 2 kHz cVEMP in a clinical population. In: ASSOCIATED FOR RESEARCH IN OTOLARYNGOLOGY MID-WINTER MEETING, 43, 2020, San Jose. Poster #264. San Jose: ARO, 2020.

NOIJ, K. S. *et al.* Toward Optimizing cVEMP: 2,000-Hz Tone Bursts Improve the Detection of Superior Canal Dehiscence. **Audiology & neurotology**, Basel, v.23, n.6, p.335-344, 2018.

NOIJ, K. S.; RAUCH, S. D. Vestibular Evoked Myogenic Potential (VEMP) Testing for Diagnosis of Superior Semicircular Canal Dehiscence. **Frontiers in neurology**, Lausanne, v.11, p.695, 2020.

ROSENGREN, S. M. *et al.* Ocular vestibular evoked myogenic potentials in superior canal dehiscence. **Journal of Neurology Neurosurgery and Psychiatry**, London, v.79, p.559-568, 2008.

WACKYM, P. A. *et al.* Third Window Syndrome: Surgical Management of Cochlea-Facial. **Frontiers in neurology**, Lausanne, v.10, p.1281, 2019.

ZUNIGA, M. G. *et al.* Ocular Versus Cervical VEMPs in the Diagnosis of Superior Semicircular Canal Dehiscence Syndrome. **Otology & neurotology,** Philadelphia, v.34, n.1, p.121-126, 2013.

## Anexo

Valores de referência para amplitude obtidos com equipamentos Evokadus da Contronic (Cóser *et al.*, 2019a; Cóser *et al.*, 2019b) em resposta ao *tone burst* de 500 Hz, com 100 dBNA (123,5 dBNPS).

| cVEMP | Amplitude média | + ou – 2DP | Assimetria média | + 2DP |
|---|---|---|---|---|
| P13/N23 | 162,18 uV | 41,05 a 404,53 uV | 10,35% | 25% |
| **oVEMP** | | | | |
| N10/P15 | 4,21 uV | 0,82 a 6,87 uV | 11,14% | 25% |

Valores de referência para amplitude obtidos com equipamentos MASBE da Contronic (Cóser *et al.*, 2014; Cóser *et al.*, 2014b) em resposta ao *tone burst* de 500 Hz, com 100,5 dBNA (124 dBNPS).

| cVEMP | Amplitude média | + ou – 2DP | Assimetria média | + 3DP |
|---|---|---|---|---|
| P13/N23 | 115,60 uV | 35 a 195 uV | 9% | 25% |
| **oVEMP** | | | | |
| N10/P15 | 8,74 uV | 2,26 a 15,22 uV | 11% | 25% |

# CAPÍTULO 9

# VEMPs NA INVESTIGAÇÃO CLÍNICA DA VPPB

Maria Cecília Greco

## INTRODUÇÃO

A investigação do equilíbrio corporal constitui uma faceta fundamental da disciplina de Otoneurologia, abrangendo cuidadosa anamnese, minucioso exame otorrinolaringológico, realização de exames audiológicos específicos e avaliação pormenorizada do estado de equilíbrio do indivíduo.

Essa avaliação deve ser meticulosamente abrangente, visando proporcionar contribuição valiosa para o diagnóstico preciso das disfunções relacionadas com o equilíbrio. Os testes audiológicos e vestibulares desempenham papel crucial na identificação de eventuais lesões auditivas e/ou vestibulares, com o intuito de determinar sua natureza periférica, central ou mista; identificar o lado afetado; caracterizar o tipo de lesão auditiva e/ou vestibular; quantificar a gravidade da lesão; avaliar a presença de compensação por parte do paciente; prognosticar a evolução do quadro; contribuir para a elucidação da etiologia subjacente; e monitorar o curso clínico da condição.

Dentre as enfermidades mais comuns que afetam os órgãos otolíticos destaca-se a vertigem postural paroxística benigna (VPPB), foco deste capítulo.

## VERTIGEM POSTURAL PAROXÍSTICA BENIGNA (VPPB): CONCEITOS, FISIOPATOLOGIA E ETIOLOGIA

A vertigem postural paroxística benigna (VPPB) é uma perturbação biomecânica que afeta o labirinto vestibular (Herdman, 1997). Nessa condição, ocorre o deslocamento dos estatocônios para um ou mais canais semicirculares, resultando em uma estimulação inadequada da cúpula. É uma das mais frequentes afecções do sistema vestibular periférico. Foi descrita, em 1921, por Barany (1921) e detalhada por Dix e Hallpike (1952).

Sua característica clínica típica é uma crise vertiginosa súbita, algumas vezes severa, de curta duração, com desaparecimento completo dos sintomas em menos de 45 segundos; essa crise vertiginosa é sempre desencadeada por uma mudança de posição da cabeça do paciente. Movimentos tipicamente desencadeantes são: deitar, levantar da cama, virar de lado quando deitado e movimentar a cabeça para olhar para cima. Essa condição assume uma posição proeminente como a principal causa de vertigem secundária para distúrbios vestibulares periféricos, e sua relevância clínica é acentuada pela sua alta incidência, especialmente em idosos, e pelo potencial de morbidade associado, como o risco aumentado de quedas (Brandt,1999).

Os sintomas característicos da VPPB incluem episódios transitórios de vertigem, frequentemente acompanhados de náusea e/ou nistagmo de posicionamento, desencadeados pela mudança de posição da cabeça. Esses sintomas e sinais têm origem na presença inadequada de partículas de carbonato de cálcio, resultantes do fracionamento de estatocônios da mácula utricular, que se alojam de forma indevida no interior do labirinto (Brandt,1999). Especificamente, o acúmulo de partículas na cúpula do ducto semicircular é denominado "cupulolitíase"; enquanto a presença de partículas que flutuam livremente no ducto semicircular, em vez de aderirem à cúpula, é referida como "ductolitíase" (Korres; Balatsoura, 2004; Schunecht, 1973). Essas características patológicas constituem a base da fisiopatologia da VPPB, levando aos sintomas incapacitantes associados a essa condição.

Embora predominantemente idiopática em sua etiologia (Katsarkas,1999), a vertigem postural paroxística benigna (VPPB) pode ser desencadeada por uma variedade de condições subjacentes, incluindo traumatismo cranioencefálico, insuficiência vertebrobasilar ou intervenções cirúrgicas otológicas (Parnes; Agrawal, 2003). Relatos da literatura também documentaram a associação entre a VPPB e a doença de Menière, sessão para esta última pode ser vista no Capítulo 7 (Hughes; Proctor, 1997).

As características do nistagmo de posicionamento, avaliadas por meio da manobra de Dix-Hallpike (Dix; Hallpike,1952) ou da pesquisa de nistagmo posicional em decúbito lateral direito e esquerdo, desempenham papel essencial na identificação do labirinto afetado (direito, esquerdo ou ambos) e do canal semicircular comprometido (posterior, anterior ou lateral). O nistagmo de posicionamento, frequentemente acompanhado de vertigem e/ou náusea, manifesta-se com latência perceptível, exibe natureza paroxística e demonstra tendência à fadiga quando o procedimento desencadeante é repetido (Herdman; Tusa, 2002). Essas características clínicas são fundamentais para o diagnóstico e a caracterização da VPPB, auxiliando na determinação da localização e da natureza da disfunção vestibular subjacente.

O envolvimento do canal posterior se manifesta por meio de nistagmo de posicionamento com componente vertical direcionado para cima e uma componente rotatória, ocorrendo no sentido anti-horário em casos de lesões no labirinto direito e no sentido horário em casos de lesões no labirinto esquerdo. O comprometimento do canal anterior é caracterizado por nistagmo de posicionamento com componente vertical direcionado para baixo e uma componente rotatória, ocorrendo no sentido anti-horário em casos de lesões no labirinto direito e no sentido horário em casos de lesões no labirinto esquerdo. Quando o nistagmo de posicionamento apresenta exclusivamente uma componente rotatória, seja no sentido anti-horário ou no sentido horário, isso indica o envolvimento de um canal vertical, porém não permite determinar qual canal vertical está afetado. No caso de comprometimento dos canais verticais, a ductolitíase é caracterizada por nistagmo com duração de até 1 minuto; enquanto a cupulolitíase é caracterizada por nistagmo com duração superior a 1 minuto (Quadro 9-1) (Ganança *et al.*, 2000; Herdman; Tusa, 2002).

Por outro lado, o acometimento do canal lateral reflete-se na ocorrência de nistagmo de posicionamento horizontal/nistagmo posicional horizontal. O nistagmo posicional horizontal é classificado como geotrópico quando a inclinação da cabeça para a direita induz nistagmo horizontal para a direita e a inclinação para a esquerda induz nistagmo horizontal para a esquerda. Por sua vez, é considerado ageotrópico quando a inclinação da cabeça para a direita resulta em nistagmo horizontal para a esquerda, e a inclinação para a esquerda resulta em nistagmo horizontal para a direita. Para fins de diagnóstico, o nistagmo geotrópico mais intenso com a orelha direita para baixo indica ductolitíase do

**Quadro 9-1.** Síntese das informações acerca do comprometimento dos canais semicirculares verticais

| Canais semicirculares | Componente vertical | Componente rotatória sentido | Tempo de duração do nistagmo |
|---|---|---|---|
| **Superior/anterior direito** | baixo | AH | - |
| **Superior/anterior esquerdo** | baixo | H | - |
| **Posterior direito** | cima | AH | - |
| **Posterior esquerdo** | cima | H | - |
| **Ductolitíase** | - | - | < 60 segundos |
| **Cupulolitíase** | - | - | > 60 segundos |

canal lateral direito; enquanto o nistagmo geotrópico mais intenso com a orelha esquerda para baixo sugere ductolitíase do canal lateral esquerdo. Por oposição, o nistagmo ageotrópico mais intenso com a orelha direita para baixo aponta para a presença de cupulolitíase do canal lateral esquerdo; enquanto o nistagmo ageotrópico mais intenso com a orelha esquerda para baixo sugere cupulolitíase do canal lateral direito (Quadro 9-2) (Ganança *et al.*, 2000; Herdman; Tusa, 2002).

Na vertigem postural paroxística benigna (VPPB), o comprometimento do canal semicircular posterior é amplamente predominante; enquanto as ocorrências afetando os canais anterior ou lateral são menos frequentes (Korres; Balatsoura, 2004; Parnes; Agrawal; Atlas, 2003). É importante notar que a VPPB pode, em algumas instâncias, manifestar-se de forma bilateral ou envolver simultaneamente diferentes canais, o que resulta em uma ampla gama de variantes clínicas (Ganança *et al.*, 2006). No tratamento desta condição, as manobras de reposicionamento de partículas são amplamente recomendadas, demonstrando eficácia em grande parte dos casos (Epley, 1992; Korres; Balatsoura, 2004; Steenerson; Cronin; Marbach, 2005). No entanto, é importante considerar que recorrências podem ocorrer, exigindo a repetição do tratamento em algumas situações (Brandt *et al.*, 2006; Richard *et al.*, 2005; Steenerson; Cronin; Marbach, 2005).

A coleta de dados demográficos e informações clínicas de pacientes diagnosticados com VPPB pode desempenhar papel fundamental na caracterização desta condição em nosso contexto. Isso destaca a importância de reconhecer todas as suas variações clínicas, permitindo uma orientação diagnóstica e terapêutica mais precisa e adaptada a cada cenário clínico específico.

**Quadro 9-2.** Síntese das informações acerca do comprometimento dos canais semicirculares horizontais

| Canais semicirculares | Inclinação da cabeça | Nistagmo horizontal | Geotrópico Ageotrópico | Ductolitíase Cupulolitíase |
|---|---|---|---|---|
| **Lateral direito** | Direita/baixo | Direita | Geotrópico + intenso | Ductolitíase de CSCLD |
| **Lateral esquerdo** | Esquerda/baixo | Esquerda | Geotrópico + intenso | Ductolitíase de CSCLE |
| **Lateral direito** | Direita/baixo | Esquerda | Ageotrópico + intenso | Cupulolitíase de CSCLE |
| **Lateral esquerdo** | Esquerda/baixo | Direita | Ageotrópico + intenso | Cupulolitíase de CSCLD |

O diagnóstico da vertigem postural paroxística benigna (VPPB) é feito principalmente com base na avaliação clínica da história do paciente, que inclui episódios curtos de vertigem desencadeados por mudanças na posição da cabeça (Furman; Cass, 1999; Koelliker; Summers; Hawkins, 2001). Devido às características únicas da condição, os pacientes frequentemente sofrem de ansiedade, e tanto a vertigem quanto as posturas desencadeadoras limitam suas atividades diárias (Lempert; Gresty; Bronstein, 1995).

É importante notar que os sintomas da VPPB tendem a se resolver, espontaneamente, ao longo de semanas ou meses. No entanto, alguns pacientes podem vivenciar recorrências, que podem ocorrer meses ou mesmo anos após o episódio inicial. Essas recorrências podem variar em intensidade e frequência, desde episódios curtos até décadas de sintomas recorrentes com intervalos curtos de remissão (Lempert; Gresty; Bronstein, 1995).

Os achados clínicos da VPPB estão em consonância com a hipótese de que os canais semicirculares, com uma incidência particularmente maior no canal posterior, contêm partículas flutuantes ou debris, que possuem uma densidade superior à endolinfa circulante (Maia; Diniz; Carlesse, 2001).

Cada ocorrência de debris livres em um ponto específico requer uma abordagem terapêutica distinta, por meio de manobras elaboradas que envolvem movimentos da cabeça, com o objetivo de restaurar a função semicircular normal e, assim, eliminar o nistagmo posicional e a vertigem (Hilton; Pinder, 2003). A terapia envolve a realização de mudanças na posição da cabeça em uma série de repetições, seguindo abordagens como a proposta por Brandt e Daroff (1994), a manobra liberatória de Semont (Dal; Özlüoglu; Ergin, 2000), o reposicionamento canalicular de Epley, dentre outras (Norré,1987; Rine; Schubert; Balkany, 1999); com o propósito principal de recolocar os debris livres do(s) canal(is) semicircular(es) de volta ao utrículo, onde presumivelmente se fixam. Essas intervenções visam induzir adaptação e compensação no sistema nervoso central (SNC), com o objetivo de aliviar os sintomas.

Existem três modalidades de tratamento fundamentais para a VPPB, cada uma com suas indicações específicas: reposição canalítica, exercícios de liberação e exercícios de habituação. A literatura científica relata que todos os três métodos facilitam a recuperação. Geralmente, a reposição canalítica ou a manobra liberatória são preferidas; enquanto os exercícios de habituação são mais adequados para casos com queixas residuais mais leves (Herdman; Tusa, 2002).

Alguns estudos têm demonstrado que a eficácia da manobra de reposição canalítica é limitada em termos de melhora dos sintomas a longo prazo e apresenta evidências insuficientes quando comparada com outras modalidades terapêuticas, médicas ou cirúrgicas para o tratamento da VPPB do canal posterior. Isso se deve, principalmente, à falta de estudos clínicos com rigor científico nessa área (Hilton; Pinder, 2003).

Herdman e Tusa (2002) destacaram uma polêmica significativa em relação à eficácia da reposição canalítica no tratamento da VPPB. Referiram-se a estudos que apresentaram taxas de remissão dos sintomas na faixa de 85% a 95% em pacientes com VPPB do canal posterior. No entanto, esses estudos careciam de grupos controle e, portanto, não era possível descartar a possibilidade de que a melhora observada pudesse ter ocorrido de maneira espontânea.

A VPPB é caracterizada por uma série de características distintivas, incluindo prevalência predominante na faixa etária de 41 a 60 anos, maior ocorrência em indivíduos do sexo feminino, presença de nistagmo e vertigem de posicionamento, comprometimento unilateral do canal posterior (com maior frequência no labirinto direito devido à ductolitíase), forma idiopática de apresentação, maior associação com a doença de Ménière em relação a outras patologias vestibulares, possibilidade de cura ou melhora significativa por meio da manobra de reposicionamento de partículas, bem como tendência à recorrência desses episódios (Caldas *et al.*, 2009).

É importante ressaltar que, embora os recursos terapêuticos, incluindo exercícios e manobras específicas, sejam amplamente reconhecidos como valiosos no tratamento de vertigens (Ödkvist; Ödkvist, 1988), é essencial enfatizar que apenas ensaios clínicos controlados são capazes de avaliar, de forma abrangente, a confiabilidade, a tolerância, a efetividade e a eficácia de uma intervenção terapêutica (Acceturi; Lewwi; Lousana, 1997).

## USO DE VEMP NA INVESTIGAÇÃO CLÍNICA DA VPPB

O diagnóstico de VPPB que afeta o canal semicircular posterior é estabelecido com base na história clínica do paciente, que relata episódios de vertigem episódica desencadeados por mudanças na posição da cabeça, juntamente com a presença de nistagmo característico induzido pelo teste de Dix-Hallpike, conforme preconizado pelas diretrizes da Academia Americana de Otorrinolaringologia-Cirurgia de Cabeça e Pescoço.

Uma teoria proposta por Gacek (2003) sugere que a VPPB possa estar associada a alterações morfológicas relacionadas com o envelhecimento do labirinto, resultando na formação de depósitos cupulares. Nessa teoria, ele argumenta que a ação inibitória dos órgãos otolíticos sobre a ativação do canal é perdida devido à degeneração dos neurônios otolíticos, o que explicaria a rápida resposta do canal induzida por estímulo posicional. Gacek também propõe que a inadequada inibição, na mácula sacular, pode levar ao nistagmo na VPPB de canal posterior; enquanto a diminuição da inibição utricular da ativação do canal lateral pode estar presente na VPPB de canal lateral. Este conceito especulativo pode fornecer uma explicação mais abrangente para pacientes com VPPB crônica, VPPB refratária e VPPB subjetiva.

A VPPB é tipicamente atribuída à degeneração da mácula utricular e, muitas vezes, possui uma origem idiopática (You *et al.*, 2019). Os potenciais evocados miogênicos vestibulares (VEMPs) são frequentemente empregados como testes clínicos para avaliar a função do sáculo e do utrículo. Em alguns estudos, foram observadas anormalidades nos VEMPs em pacientes com VPPB, sendo que a prevalência dessas anormalidades é ainda maior na VPPB recorrente (Krempaska; Koval, 2012; Nakahara *et al.*, 2013; Yetiser *et al.*, 2014).

Indivíduos diagnosticados com VPPB costumam apresentar VEMPs anormais nas orelhas afetadas, essa tendência é mais pronunciada naqueles com VPPB recorrente (Singh; Apeksha, 2016; Yang *et al.*, 2008). Uma metanálise conduzida por Chen *et al.* (2019) identificou características distintivas nos testes de cVEMP realizados em pacientes com VPPB, quando comparados com controles saudáveis, incluindo maior latência de p13, menor amplitude de p13-n23 e maior proporção de respostas ausentes. Outros estudos sugeriram que o oVEMP, em comparação ao cVEMP, é mais frequentemente anormal em pacientes com VPPB, levantando a possibilidade de que a disfunção utricular possa ser mais prevalente do que a disfunção sacular (Nakahara *et al.*, 2012; Xu *et al.*, 2016).

Pesquisas realizadas por Seo *et al.* (2013) sugerem que a redução dos VEMPs pode estar relacionada com a degeneração parcial das células ciliadas utriculares. Por outro lado, acredita-se que o aumento dos VEMPs nas orelhas afetadas possa ser resultado da hipermobilidade dos estereocílios devido ao desprendimento dos otocônios dentro do utrículo. Parece que as respostas do oVEMP não têm correlação direta com a recuperação dos sintomas, embora alguns estudos tenham relatado aumento na amplitude do oVEMP no lado afetado, após manobra de reposicionamento bem-sucedida. Isso pode estar relacionado com a hipótese de retorno dos otocônios para a área da mácula utricular (Bremova *et al.*, 2013; Mendes *et al.*, 2017).

Singh *et al.* (2016) sugeriram que a característica mais proeminente do oVEMP, na VPPB, é presença de assimetrias no índice de assimetria da amplitude. Além disso, um estudo identificou que as anormalidades nos VEMPs, tanto cVEMP quanto oVEMP, nas orelhas não afetadas de pacientes com VPPB eram significativamente maiores em comparação com o grupo controle (Kim *et al.*, 2015). Niu *et al.* (2022) utilizaram testes de cVEMP e oVEMP, induzidos por som conduzido por via aérea, para uma avaliação abrangente do estado funcional da via otolítica em pacientes com VPPB; com o objetivo de obter resultados mais robustos por meio de uma amostra maior, e concluíram que a prevalência de cVEMPs e oVEMPs anormais, nas orelhas afetadas e não afetadas de pacientes com VPPB, foi significativamente maior que a observada no grupo controle. O mecanismo fisiopatológico da VPPB idiopática unilateral pode estar associado à degeneração bilateral das vias otolíticas.

No estudo conduzido por Godha *et al.* (2020), foram analisados 50 pacientes com queixa de vertigem, constatando-se que 36% estavam na faixa etária da quinta década de vida. Observou-se também que as mulheres foram mais afetadas que os homens, o que está alinhado com as conclusões do estudo de Maurício *et al.* (2018), que reportou que as mulheres (69,8%) eram mais frequentemente acometidas pela VPPB, em comparação com os homens (30,2%). No entanto, esses resultados diferem das descobertas de Patangay e Ansari (Patangay; Ansari, 2016), que identificaram maior incidência em homens (62,7%) em relação às mulheres (37,2%).

No estudo de Godha *et al.* (2020), o teste de Dix-Hallpike revelou-se positivo em 74% dos pacientes, o que é consistente com a pesquisa de Caldas *et al.* (2009), que relatou que a VPPB com tontura e nistagmo de posicionamento ocorreu em 81,3%. Já 52% dos pacientes apresentaram resultados positivos no lado direito, enquanto 12% dos pacientes tiveram resultados positivos no lado esquerdo, totalizando assim 64% dos pacientes com envolvimento unilateral da orelha. Apenas 12% dos pacientes apresentaram positividade bilateral. Esses achados se assemelham aos resultados obtidos por Caldas *et al.* (2009), em que a VPPB foi unilateral em 91,8% dos casos e bilateral em 8,2% dos casos em pacientes com tontura e nistagmo de posicionamento.

Lopez-Escámez *et al.* (2002) também identificaram predominância do lado direito (75,9%) e corroboraram a hipótese amplamente aceita de que essa predominância se deve à posição preferencial deitada do lado direito durante o sono em indivíduos suscetíveis.

No estudo realizado por Yang *et al.* (2008), foi observado que as latências do VEMP estavam aumentadas em pacientes diagnosticados com VPPB. De maneira semelhante, no estudo conduzido por Godha *et al.* (2020), ao realizar o cVEMP, 34,2% dos pacientes diagnosticados com VPPB apresentaram latências e amplitudes anormais, sugerindo funcionamento sacular anormal no lado afetado. Esses resultados indicaram alta especificidade, porém baixa sensibilidade do VEMP como ferramenta de diagnóstico para a VPPB.

Essas constatações são coerentes com o estudo conduzido por Hong (2008), que identificou que, dentre os 53 pacientes com VPPB examinados, 24,5% apresentaram respostas anormais do VEMP no lado afetado quando comparados com um grupo controle correspondente em termos de faixa etária. Um estudo posterior, realizado por Yetiser *et al.* (2014) para avaliar o impacto do VEMP em pacientes com VPPB, também revelou que 23,5% dos pacientes avaliados apresentaram anormalidades evidentes no VEMP.

Kim *et al.* (2015) relataram anormalidades em aproximadamente 20% dos testes de cVEMP, realizados em pacientes com VPPB. Em estudo realizado por Pascual *et al.* (2019), o grupo de pacientes com VPPB apresentou respostas anormais no cVEMP em 49,25% dos casos, em comparação com apenas 16,67% no grupo controle. Esses resultados levaram à conclusão que a disfunção utricular e sacular em pacientes com VPPB, conforme evidenciada pelo VEMP, é mais prevalente que em indivíduos saudáveis.

Mais recentemente, o estudo de Semmanaselvan *et al.* (2019), que tinha como objetivo identificar anormalidades do VEMP em indivíduos com VPPB do canal posterior, encontrou anormalidades no cVEMP em 22,22% e 50% no oVEMP, nas orelhas afetadas por VPPB. Os pesquisadores concluíram que indivíduos com VPPB do canal posterior podem apresentar deslocamento de otocônios ou degeneração macular do utrículo e sáculo, tanto unilateralmente quanto bilateralmente.

As respostas do oVEMP têm sido relatadas como apresentando maior associação significativa com a VPPB que o cVEMP. Essa interpretação baseia-se na consideração de que o utrículo desempenha papel mais proeminente que o sáculo devido à sua conexão anatômica com os canais semicirculares (CSCs). De acordo com o estudo realizado por Nakahara *et al.* em 2013 (Nakahara *et al.*, 2013), foram encontradas taxas de oVEMP anormais em 66,7% dos pacientes com VPPB de CSC posterior, em contraste com taxas de cVEMP anormais de apenas 16,7%. Esses resultados sugerem que a ocorrência mais frequente de oVEMP anormal pode indicar o deslocamento de otocônios da mácula utricular, levando à disfunção utricular. Resultados semelhantes foram obtidos por Kim *et al.* (2015), que identificaram taxas significativamente mais elevadas de cVEMP e oVEMP anormais em pacientes com VPPB em comparação com controles saudáveis.

A VPPB é considerada como sendo causada pelo deslocamento de otocônias da mácula do utrículo. No entanto, evidências crescentes sugerem que tanto o utrículo quanto o sáculo podem ser afetados pelo processo degenerativo da mácula (Longo *et al.*, 2012; Welling *et al.*, 1997). Alterações degenerativas na membrana otolítica, como a diminuição da camada gelatinosa, podem ser induzidas pelo envelhecimento e por distúrbios metabólicos, como osteopenia, osteoporose e deficiência de vitamina D. Essas alterações podem predispor ao deslocamento espontâneo dos otocônios da mácula utricular ou sacular (Kim *et al.*, 2012; Lee *et al.*, 2013). Com o avanço da idade, os otocônios podem sofrer degeneração, tornando-se fragmentados e penetrando nos canais semicirculares. Essa condição pode resultar em sintomas clínicos no lado correspondente e contribuir para o desenvolvimento da disfunção otolítica bilateral. Portanto, parece que as alterações degenerativas da mácula, decorrentes do envelhecimento ou de distúrbios metabólicos, desempenham papel significativo na patogênese da VPPB.

Vale ressaltar que as anormalidades nos VEMPs, provocadas pela estimulação com via aérea em pacientes com VPPB, caracterizam-se principalmente pela ausência de resposta. Alguns estudos prévios identificaram parâmetros de forma de onda de VEMPs em pacientes com VPPB, tais como latência prolongada, redução na amplitude e valores anormais da razão de assimetria (IA) (Singh; Apeksha, 2016; Yang *et al.*, 2008).

Em contraste, resultados semelhantes foram relatados por Singh *et al.* (Singh *et al.*, 2014), que não observaram diferenças significativas na latência ou amplitude dos VEMPs entre indivíduos saudáveis e aqueles com VPPB.

Os estudos conduzidos por Yetiser *et al.* (2014) e Singh *et al.* (2014) evidenciaram que a anormalidade observada no cVEMP não apresenta correlação com o canal semicircular específico afetado em pacientes com VPPB. Além disso, Kim *et al.* (2015) realizaram comparação das taxas de anormalidades nos cVEMPs e oVEMPs entre 47 pacientes com VPPB de canal semicircular posterior e 51 pacientes com VPPB de canal semicircular lateral, não identificando diferenças significativas entre os dois grupos.

Em contrapartida, os resultados do estudo de Niu *et al.* (2022) indicam que a ocorrência de cVEMP ou oVEMP anormal, nas orelhas afetadas e não afetadas dos pacientes com VPPB, foi significativamente maior que nas orelhas do grupo controle, sugerindo que a disfunção das vias otolíticas ocorre bilateral e simultaneamente nas vias sacular e utricular. Portanto, o mecanismo patológico subjacente da VPPB idiopática unilateral pode estar relacionado com a degeneração bilateral das vias otolíticas. O lado afetado daqueles com VPPB que gera os sintomas pode ocorrer de maneira aleatória ou pode estar relacionado com fatores físicos, como a posição de dormir ou a anatomia da orelha interna. O oVEMP por via aérea, utilizado neste estudo (Niu *et al.*, 2022), pode ser mais sensível que o oVEMP por via óssea na detecção de doenças; porém está associado a maior taxa de resultados falsos-positivos (anormais). É importante destacar que o VEMP por via aérea pode ser influenciado mesmo por pequenas irregularidades na condução aérea-óssea. Portanto, é essencial adotar uma abordagem cautelosa ao interpretar os VEMPs ausentes, no contexto de pacientes com perda auditiva e idosos.

O estudo de Singh e Apeksha (2016) avaliou a integridade funcional dos órgãos otolíticos por meio da análise dos cVEMP e oVEMP (estimulados por *tone burst* de 500 Hz), em indivíduos diagnosticados com VPPB do canal posterior, perfazendo um total de 31 pacientes com VPPB do canal posterior unilateral e 31 indivíduos saudáveis, pareados quanto à idade e gênero. Os resultados obtidos não revelaram diferenças significativas entre os dois grupos, em relação a nenhum dos parâmetros do cVEMP ($p > 0,05$); tendência semelhante foi observada em relação aos parâmetros relacionados com a latência do oVEMP. No entanto, foi observada redução significativa na amplitude pico a pico, nas orelhas afetadas dos indivíduos com VPPB, em comparação com as orelhas não afetadas e as orelhas dos indivíduos saudáveis ($p < 0,05$). Além disso, o grupo com VPPB apresentou razão de diferença de amplitude interaural significativamente maior que o grupo controle saudável ($p < 0,05$). A sensibilidade e a especificidade do oVEMP também se mostraram consideravelmente superiores às do cVEMP. Assim, os resultados deste estudo indicam envolvimento do utrículo, em vez do sáculo, na VPPB do canal posterior e, consequentemente, sugerem que o oVEMP pode ser mais apropriado para fins de investigação clínica em indivíduos com VPPB do canal posterior.

## CONCLUSÃO

A VPPB é reconhecida como a etiologia mais prevalente de vertigem; sua incidência apresenta maior predominância no sexo feminino, com maior ocorrência na faixa etária entre a quarta e a quinta décadas de vida. O teste de Dix-Hallpike é amplamente reconhecido como o padrão de referência para o diagnóstico subjetivo da VPPB, revelando uma tendência à predominância do envolvimento da orelha direita, possivelmente relacionada com os padrões de sono mais encontrados na população em geral, embora na maioria dos casos a afecção seja unilateral. A avaliação do VEMP tem demonstrado correlação positiva com os resultados do teste de Dix-Hallpike, no diagnóstico de vertigem de origem posicional, destacando assim o VEMP como ferramenta diagnóstica de alta especificidade para a VPPB.

A análise das incidências de anormalidades nos cVEMP e oVEMP, nas orelhas afetadas e não afetadas de pacientes com VPPB, revelou significativa elevação dessas incidências, sugerindo que a disfunção da via otolítica ocorre de forma bilateral e simultânea nas vias sacular e utricular. Portanto, pode-se inferir que o mecanismo patológico subjacente à VPPB unilateral idiopática pode estar associado à degeneração bilateral das vias otolíticas. É importante notar que essa prevalência de anormalidades é ainda mais pronunciada em casos de VPPB recorrente (Krempaska; Koval, 2012; Nakahara *et al.*,2012; Niu *et al.*, 2022; Yetiser *et al.*, 2014).

Comparativamente, o oVEMP apresenta maior propensão à anormalidade em pacientes com VPPB em relação ao cVEMP, sugerindo a possibilidade de uma disfunção utricular mais prevalente em detrimento da disfunção sacular. Adicionalmente, observa-se que as taxas de cVEMP e oVEMP anormais nas orelhas afetadas de pacientes com VPPB são significativamente mais elevadas que nas orelhas normais. No entanto, não se observam diferenças estatisticamente significativas entre as orelhas afetadas e não afetadas no grupo VPPB, em relação às taxas anormais de cVEMP ou oVEMP. Isso sugere que, mesmo em pacientes com VPPB que manifestam sintomas clínicos em apenas um lado, pode ocorrer disfunção simultânea nas vias sacular e utricular de ambos os ouvidos. As taxas de anormalidades em cVEMPs e oVEMPs também não apresentam variações significativas em relação aos diferentes subtipos de VPPB. A detecção de cVEMP ou oVEMP anormais, nas orelhas afetadas e não afetadas, de pacientes com VPPB é consistentemente mais alta (Nakahara *et al.*, 2013; Xu *et al.*, 2016).

Conclui-se de maneira confiável que existem diversas características distintivas nos testes de cVEMP em pacientes com VPPB, incluindo maior latência de p13, menor amplitude de p13-n23 e maior proporção de resposta ausente. Isso sugere que a anormalidade no cVEMP pode estar associada à ocorrência da VPPB, com a degeneração neural na mácula sacular sendo uma potencial patogênese subjacente à VPPB (Singh; Apeksha, 2016).

Adicionalmente, foi observado que as latências do VEMP estão prolongadas em pacientes com VPPB, indicando possíveis alterações degenerativas neuronais na mácula do sáculo. Quando os resultados do VEMP indicam um dano neuronal extenso, como uma resposta "ausente" no VEMP, a evolução da doença tende a apresentar um curso crônico e resistente ao tratamento. Sendo assim, sugere-se que o VEMP pode ser uma ferramenta útil para determinar o prognóstico clínico de pacientes com VPPB.

**Palavras-chave**: vertigem posicional paroxística benigna; potenciais evocados miogênicos vestibulares; sáculo e utrículo; vertigem; testes de função vestibular.

## REFERÊNCIAS BIBLIOGRÁFICAS

ACCETURI, C.; LEWWI, D.; LOUSANA, G. **Manual de boas práticas em ensaios clínicos.** São Paulo: Unifesp/EPM; 1997.

BARANY, R., cited by DIX, R.; HALLPIKE, C. S. Diagnose von Krankheitserscheinungen im Bereiche des Otolithenapparates. **Acta Otolaryngol,** v. 2, p.434-437, 1921.

BRANDT, T. **Vertigo: its multisensory syndromes**. London: Springer; 1999.

BRANDT, T.; DAROFF, R. Physical therapy for benign paroxysmal positional vertigo. **Otolaryngol Head Neck Surg**, v. 110, p. 484-485, 1994.

BRANDT, T.; HUPPERT, D.; HECHT, J.; KARCH, C.; STRUPP, M. Benign paroxysmal vertigo: a long-term follow-up (6-17 years) from 125 patients. **Acta Otolaryngol,** v. 2, n. 126, p.160-163, 2006.

BREMOVA, T. *et al.* Ocular VEMPs indicate repositioning of otoconia to the utricle after successful liberatory maneuvers in benign paroxysmal positioning vertigo. **Acta Otolaryngol**, v.133, p.1297-1303, 2013.

CALDAS, M. A. *et al.* Clinical features of benign paroxysmal positional vertigo. **Braz J Otorhinolaryngol,** v. 75, n. 4, p. 502-506, 2009.

CHEN, G. *et al.* Cervical vestibular evoked myogenic potentials in benign paroxysmal positional vertigo: a systematic review and meta-analysis. **Front Neurol**, v.10, n.1043, p. 1-14, 2019.

DAL, T.; ÖZLÜOGLU, L. N.; ERGIN, N. T. The canalith repositioning maneuver in patients with benign positional vertigo. **Eur Arch Otorhinolaryngol**, v. 257, p. 133-136, 2000.

DIX, M. R.; HALLPIKE, C. S. The pathology, symptomatology and diagnosis of certain common disorders of the vestibular system. **Proc Soc Med,** v. 45, p.431-454, 1952.

DIX, R.; HALLPIKE, C. S. The pathology, symptomatology and diagnosis of certain common disorders of the vestibular system. **Ann Otol Rhinol Laryngol**, v. 6, p.987-1016,1952.

EPLEY, J. M. The canalith repositioning procedure for treatment of benign paroxysmal positional vertigo. **Otolaryngol Head Neck Sur,** v. 3, n.107, p.399-404, 1992.

FURMAN, J.; CASS, S. P. Benign paroxysmal positional vertigo. **N Engl J Med,** v.21, n. 34, p.1590-1596, 1999.

GACEK, R. R. Pathology of benign paroxysmal positional vertigo revisited. **Ann Otol Rhinol Laryngol**, v. 7, n. 112, p. 574-582, 2003.

GANANÇA, M. M. *et al.* eds. Managing Vertigo. **Hannover: Solvay**; 2006.

GANANÇA, M. M. *et al.* Vertigem posicional paroxística benigna. **Rev Bras Med Otorrinolaringol,** v.7, p. 66-72, 2000.

GODHA, S. *et al.* VEMP: An Objective Test for Diagnosing the Cases of BPPV. **Indian J Otolaryngol Head Neck Surg**, v.2, n. 72, p. 251-256, 2020.

HERDMAN, S. J. Advances in the treatment of vestibular disorders. **Phys Ther**, v. 6, n. 77, p. 602-618, 1997.

HERDMAN, S. J.; TUSA, R. J. Avaliação e tratamento dos pacientes com vertigem posicional paroxística benigna. In: Herdman S. J., editor. **Reabilitação Vestibular**, 2ed, São Paulo: Manole; 2002. p. 447-471.

HILTON, M.; PINDER, D. The Epley (canalith repositioning) maneuvers for benign paroxysmal positional vertigo. In: **The Cochrane Library**. Oxford: Update Software; 2003.

HONG, S. M. Vestibular evoked myogenic potentials in patients with benign paroxysmal positional vertigo involving each semicircular canal. **Am J Otolaryngol**, v. 29, n. 3, p. 184-187, 2008.

HUGHES, C. A.; Proctor, I. Benign paroxysmal positional vertigo. **Laryngoscope,** v. 5, n.107, p.607-613, 1997.

KATSARKAS, A. Benign paroxysmal positional vertigo (BPPV): idiopathic versus post-traumatic. **Acta Otolaryngol**, v.7, n. 119, p.745-749, 1999.

KIM, E. J. *et al.* Persistent otolith dysfunction even after successful repositioning in benign paroxysmal positional vertigo. **J Neurol Sci**, v. 358, p. 287-293, 2015.

KIM, J. S. *et al.* Randomized clinical trial for geotropic horizontal canal benign paroxysmal positional vertigo. **Neurology,** v. 79, p. 700-707, 2012.

KOELLIKER, P.; SUMMERS, R.; HAWKINS, B. Benign paroxysmal positional vertigo: diagnosis and treatment in the emergency department - A review of the literature and discussion of the canalith-repositioning maneuvers. **Ann Emerg Med**, v. 4, n.37, p. 392-398, 2001.

KORRES, S. G.; BALATSOURA, D. G. Diagnostic, pathophysiologic, and therapeutic aspects of benign paroxysmal positional vertigo. **Otolaryngol Head Neck Surg**, v. 131, p. 438-444, 2004.

KREMPASKA, S.; KOVAL, J. The role of vestibular evoked myogenic potentials (VEMPs) in vestibulopathy diagnostics. **Bratisl Lek Listy**, v. 113, p.301-306, 2012.

LEE, J. D. et al. Abnormality of cervical vestibular-evoked myogenic potentials and ocular vestibular-evoked myogenic potentials in patients with recurrent benign paroxysmal positional vertigo. **Acta Otolaryngol**, v.133, p.150-153, 2013.

LEMPERT, T.; GRESTY, M.; BRONSTEIN, A. Benign positional vertigo: recognition and treatment. **Br Med J**, v. 311, p. 489-491, 1995.

LONGO, G. *et al.* Benign paroxysmal positional vertigo: is vestibular evoked myogenic potential testing useful? **Acta Otolaryngol**, v. 132, p.39-43, 2012.

LOPEZ-ESCÁMEZ, J. A. *et al.* Position in bed is associated with left or right location in benign paroxysmal positional vertigo of the posterior semicircular canal. **Am J Otolaryngol**, v. 23, p. 263-266, 2002.

MAIA, R.; DINIZ, F.; CARLESSE, A. Tratamento da vertigem posicional paroxística benigna com manobras de reposição. **Rev Bras Otorrinolaringol**, v. 5, n. 67, p. 612-616, 2001.

MAURICIO, C. E. *et al.* Dizziness and vertigo in emergency: a population-based analysis. **J Otol Rhinol**, v. 7, p.1, 2018.

MENDES, T. *et al.* Role of vestibular evoked myogenic potentials as an indicator of recovery in patients with benign paroxysmal positional vertigo**. Acta Clin Croat**, v. 56, p.756-764, 2017.

NAKAHARA, H. *et al.* Damaged utricular function clarified by oVEMP in patients with benign paroxysmal positional vertigo. **Acta Otolaryngol**, v.2, n.133, p.144-149, 2013.

NIU, X. *et al.* Bilateral Dysfunction of Otolith Pathway in Patients with Unilateral Idiopathic BPPV Detected by ACS-VEMPs. **Front Neurol**, v. 3, p. 921133, 2022.

NORRÉ, M. Rationale of rehabilitation treatment for vertigo. **Am J Otolaryngol**, v. 1, n. 8, p. 31-35,1987.

ÖDKVIST, I.; ÖDKVIST, L. Physiotherapy in vertigo. **Acta Otorrinolaringol**, Suppl 455, p. 74-746, 1988.

PARNES, L. S.; AGRAWAL, S. K.; ATLAS, J. Diagnosis and management of benign paroxysmal positional vertigo (BPPV)**. Can Med Assoc J**, v. 7, n. 169, p. 681-693, 2003.

PASCUAL, P. M.; MERINO, P. A. Otolithic damage study in patients with benign paroxysmal positional vertigo with vestibular evoked myogenic potentials. **Acta Otorrinolaringol Esp**, v. 70, n. 3, p. 131-135, 2019.

PATANGAY, K. K.; ANSARI, R. Benign paroxysmal positional vertigo: our experience**. Indian J Otolaryngol Head Neck Surg**, v. 68, n. 1, p. 39-41, 2014.

RICHARD, W. *et al.* Efficacy of the Epley maneuver for posterior canal BPPV: a long-term, controlled study of 81 patients. **Ear Nose Throat J**, v. 1, n. 84, p. 22-25, 2005.

RINE, R.; SCHUBERT, M.; BALKANY, T. Visual-vestibular habituation and balance training for motion sickness. **Phys Ther**, v. 10, n.79, p. 949-957, 1999.

SCHUNECHT, H. F.; RUBY, R. R. Cupulolithiasis**. Adv Otorhinolaryngol**, v. 20, p. 434-443, 1973.

SEMMANASELVAN, K. *et al.* Vestibular evoked myogenic potentials after Epley's maneuver among individuals with benign paroxysmal positional vertigo. **Indian J Otolaryngol Head Neck Surg**, v. 71, n. 2, p.195-200, 2019.

SEO, T. *et al.* Detection of utricular dysfunction using ocular vestibular evoked myogenic potential in patients with benign paroxysmal positional vertigo. **Neurosci Lett**, v. 550, p. 12-16, 2013.

SINGH, N. K. *et al.* Are cervical vestibular evoked myogenic potentials sensitive to changes in the vestibular system associated with benign paroxysmal positional vertigo? **Hear Balance Commun**, v. 12, p. 20-26, 2014.

SINGH, N. K.; APEKSHA, K. Efficacy of cervical and ocular vestibular-evoked myogenic potentials in evaluation of benign paroxysmal positional vertigo of posterior semicircular canal. **Eur Arch Otorhinolaryngol**, v. 273, p. 2523-2532, 2016.

STEENERSON, R. L.; CRONIN, G. W.; MARBACH, P. M. Effectiveness of treatment techniques in 923 cases of benign paroxysmal positional vertigo. **Laryngoscope,** v. 115, p. 226-231, 2005.

WELLING, D. B. *et al.* Particulate matter in the posterior semicircular canal. **Laryngoscope,** v. 107, p. 90-94, 1997.

XU, H. *et al.* Evaluation of the utricular and saccular function using oVEMPs and cVEMPs in BPPV patients**. J Otolaryngol Head Neck Surg**, v. 45, n.12, 2016.

YANG, W. S. *et al.* Clinical significance of vestibular evoked myogenic potentials in benign paroxysmal positional vertigo. **Otol Neurotol,** v. 29, p. 1162-1166, 2008.

YETISER, S. *et al.* An analysis of vestibular evoked myogenic potentials in patients with benign paroxysmal positional vertigo. **Ann Otol Rhinol Laryngol**, v. 10, n.123,p. 686-695, 2014.

YOU, P. *et al.* Benign paroxysmal positional vertigo**. Laryngoscope Investig Otolaryngol.**, v. 4, p.116-123, 2019.

# CAPÍTULO 10

# APLICAÇÃO CLÍNICA DO VEMP – PRÉ E PÓS-IMPLANTE COCLEAR

Maurício Noschang Lopes da Silva ▪ Nicole Cislaghi Sartor
Sady Selaimen da Costa

## INTRODUÇÃO

A audição é um dos sentidos mais preciosos da experiência humana, porque nos permite conectar com o mundo ao nosso redor através dos sons. No entanto, para aqueles que sofrem de perda auditiva profunda, essa conexão pode ser severamente comprometida, afetando não apenas a comunicação, mas também a qualidade de vida. Felizmente, avanços significativos na saúde auditiva têm proporcionado o estabelecimento da audição nesses indivíduos e o implante coclear é um importante aliado no tratamento deles. Contudo, uma parte crucial da experiência auditiva está intrinsecamente ligada ao sistema vestibular, responsável pelo nosso equilíbrio e pela nossa orientação espacial. Nesse contexto, o potencial evocado miogênico vestibular (VEMP) tem chamado a atenção como método na busca por uma avaliação labiríntica completa e sua aplicação nos indivíduos que receberão os implantes cocleares. Apesar de incipiente, a aplicação do VEMP nos usuários de implante coclear merece atenção e estudos, pois pode auxiliar nas avaliações pré e pós-operatórias.

## IMPLANTE COCLEAR E O SISTEMA VESTIBULAR

O implante coclear é uma intervenção cirúrgica que envolve a inserção de eletrodos na cóclea para estimular diretamente o nervo coclear e restaurar a audição em pacientes com perda auditiva severa a profunda. Durante o procedimento, realiza-se a abertura da janela oval ou se confecciona uma abertura diretamente na cóclea (cocleostomia) onde o eletrodo é posicionado no giro basal e médio. No entanto, devido à proximidade das estruturas vestibulares no ouvido interno, o implante coclear tem a capacidade de afetar a função desse sistema, o que pode refletir-se em alterações no equilíbrio corporal. Na Figura 10-1 pode-se observar a imagem de transoperatório após a inserção do eletrodo do implante na cóclea.

Enquanto alguns autores como Buchman *et al.* (2004) advogam pela melhora da postura e do equilíbrio nos pacientes com implante coclear, outros, como Krause *et al.* (2010) apresentam dados que alertam para possíveis danos no sistema vestibular após a cirurgia. Os estudos demonstram uma ampla variação na incidência de sintomas vestibulares após o implante coclear, variando de 0,33% a 75%. A redução do reflexo vestíbulo-ocular ocorre entre 23% e 100% dos pacientes avaliados. Enquanto isso, a estabilidade postural pode piorar, melhorar ou se manter igual após o procedimento cirúrgico. Uma metanálise realizada

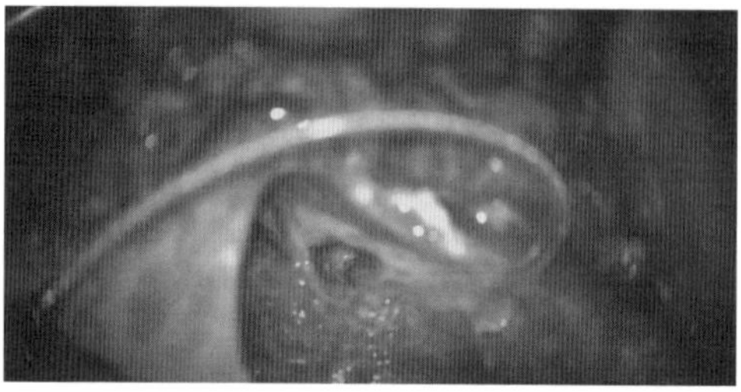

**Fig. 10-1.** Imagem de transoperatório após a inserção do eletrodo do implante na cóclea. (Ver Prancha em Cores.)

por Ibrahim *et al.* (2017) publicada recentemente, porém, concluiu que a função vestibular se apresentou alterada depois da realização de implante coclear apenas nos resultados do VEMP cervical e da prova calórica, sugerindo uma maior sensibilidade desses testes para indicar possíveis lesões após a cirurgia. Apesar disso, os dados são heterogêneos quanto à repercussão clínica desses achados. Em nossa experiência, a maioria dos pacientes implantados não apresenta sintomas vestibulares.

O implante coclear pode causar deaferentação unilateral, vestibulopatia flutuante ou estimulação elétrica do sistema vestibular. Estudos apontam que a implantação do eletrodo na cóclea pode afetar a homeostase dos líquidos da orelha interna, induzir trauma direto às estruturas do sistema vestibular, principalmente o sáculo e o canal semicircular lateral pela proximidade da cóclea, e induzir inflamação pelo procedimento cirúrgico. Estudos histológicos de ossos temporais de indivíduos com implantes cocleares mostraram diversas alterações teciduais: fibrose no vestíbulo, distorção da membrana do sáculo, neoformação óssea e neuromas reativos. Na Figura 10-2 pode-se visualizar tomografia computadorizada de mastoides com presença de implante coclear na orelha esquerda. Como resultado de dano à lâmina espiral óssea ou membrana basilar do giro basal da cóclea, o envolvimento da escala vestibular foi altamente correlacionado com dano vestibular (75%) (Tien *et al.*, 2002).

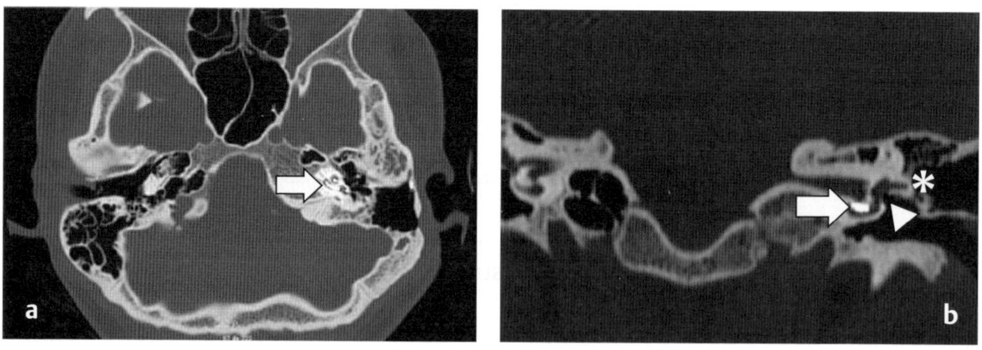


**Fig. 10-2.** Tomografia computadorizada de mastoides com presença de implante coclear na orelha esquerda. (**a**) Plano axial. Seta: eletrodo do implante no giro basal e médio da cóclea esquerda. (**b**) Plano coronal. Seta: eletrodo na cóclea. Ponta de seta: vestíbulo; asterisco: canal semicircular lateral esquerdo.

Abaixo, listamos maneiras como o implante coclear pode influenciar na função vestibular:

1. *Irritação durante a cirurgia:* a cirurgia de implante coclear envolve a inserção de eletrodos na cóclea, que está localizada próxima às estruturas vestibulares no ouvido interno. Durante a cirurgia, a manipulação dessas estruturas pode causar irritação temporária, graus variados de trauma na cóclea e alteração na pressão da endolinfa e perilinfa.
2. *Estimulação elétrica:* o implante coclear funciona estimulando eletricamente o nervo coclear para transmitir sinais elétricos ao córtex auditivo. A estimulação elétrica pode ter efeitos indiretos no sáculo e no canal semicircular lateral.
3. *Adaptação e plasticidade:* após o implante coclear, o paciente passa por um processo de adaptação à estimulação auditiva elétrica. Isso pode afetar temporariamente a função vestibular. Conforme o paciente se adapta, as alterações eletrofisiológicas tendem a se normalizar com o processo de compensação vestibular central.

## AVALIAÇÃO PRÉ-OPERATÓRIA

O VEMP cervical é um teste utilizado para avaliar a função do sistema vestibular, especialmente do sáculo. Embora o VEMP seja mais frequentemente utilizado na avaliação de pacientes com vertigem, tontura e desequilíbrio, ele também pode ser relevante em avaliações de pacientes que serão submetidos ao implante coclear.

A perda auditiva neurossensorial (PANS) é a deficiência sensorial congênita mais comum, ocorrendo em 3 a cada 1.000 nascidos vivos, e a prevalência de disfunção vestibular nessas crianças é significativa, podendo variar de 20% a 70%. Um estudo realizado pela Universidade de Toronto sugere que 35% das crianças com PANS bilateral profunda apresentam função vestibular ausente ou severamente comprometida e, se consideradas alterações mais leves, as anormalidades no funcionamento do labirinto chegam a 50% (Hazen; Cushing, 2021). Outras causas de perda auditiva e disfunção vestibular concomitantes são aquelas adquiridas por infecções como citomegalovírus (congênito ou adquirido), causas sindrômicas como síndrome de Usher e malformações cocleovestibulares como aqueduto vestibular alargado. Apesar disso, a apresentação clínica da vestibulopatia pode ser sutil, como atrasos no desenvolvimento motor e desequilíbrio.

Ademais, como uma evolução natural das doenças que causam perda auditiva progressiva, pode-se perceber uma redução da função vestibular, sendo um achado comum em idosos. Outras doenças como otosclerose e surdez súbita idiopática podem gerar sintomas vestibulares que impactam na qualidade de vida dos indivíduos afetados. Portanto, nesses casos, a avaliação dos potenciais evocados miogênicos vestibulares pode ter um papel importante na avaliação pré-operatória.

Estudos realizados sobre a avaliação vestibular em pacientes com perda auditiva sugerem que existe uma disfunção labiríntica demonstrada pelo VEMP cervical na maioria dos que serão submetidos a implante coclear (Colin *et al.*, 2018. Miwa *et al.*, 2019). Porém nem sempre este achado é positivamente correlacionado com sintomas, uma vez que o mecanismo de compensação é essencial no controle postural. Com a realização do exame, é possível determinar assimetrias na função do labirinto, gerando mais um dado que auxilie na escolha da orelha em que será colocado o eletrodo. Maheu *et al.* (2017) revelam, através de avaliações com VEMP tanto no pré como no pós-operatório, que a piora do equilíbrio está associada à colocação do implante no lado com melhor função vestibular. Dessa forma, a realização de cVEMP pode ajudar no planejamento cirúrgico.

Por outro lado, devemos levar em consideração as limitações do exame na avaliação pré-operatória. Sabe-se que as perdas auditivas condutivas alteram os potenciais evocados, portanto pacientes com otosclerose avançada podem apresentar resultados falsos-negativo de VEMPs antes da cirurgia. Outro fator que precisa ser levado em conta é a idade dos pacientes que serão submetidos a tal exame, uma vez que idosos podem apresentar respostas reduzidas ao VEMP e isso pode não ser exclusivamente relacionado com a perda de função vestibular. A realização do VEMP é possível e confiável em bebês e crianças (West *et al.*, 2021).

## AVALIAÇÃO PÓS-OPERATÓRIA

A realização de cVEMP após o implante coclear é uma prática que pode ser útil em alguns casos para monitorar a função vestibular e avaliar possíveis efeitos do dispositivo no labirinto. Alguns pacientes poderão apresentar, ocasionalmente, sintomas vestibulares como tontura, vertigem ou desequilíbrio. Na maioria dos casos, são sintomas transitórios que se resolvem espontaneamente nos dias subsequentes à cirurgia. Como descrito na seção anterior, a perda auditiva profunda pode apresentar concomitante hipofunção vestibular, ocasionando sintomas mais duradouros.

Estudos demonstraram que existe redução da função sacular com redução das amplitudes do cVEMP ou mesmo ausência de resposta na realização do exame no lado implantado (Colin *et al.*, 2018; Krause *et al.*, 2010; Ibrahim *et al.*, 2017). Alguns trabalhos mostram respostas mantidas ao longo do seguimento realizado, enquanto outros, como o realizado por Miwa *et al.* (2019), evidenciam uma compensação das respostas do sistema sacular-nervo vestibular inferior ao realizar o teste com o implante coclear em funcionamento, o que sugere que, não obstante as possíveis lesões causadas pelo dispositivo, a estimulação elétrica pode compensar tal injúria no aparelho labiríntico.

O VEMP pós-implante coclear pode ser utilizado em diferentes cenários como:

1. *Monitoramento da função vestibular:* após a cirurgia, é importante acompanhar os sintomas do paciente para detectar possíveis alterações. O cVEMP pode ser usado como uma ferramenta útil na detecção de variações da função sacular.
2. *Avaliação de efeitos colaterais:* as avaliações pré e pós-operatórias podem trazer informações para a definição da causa dos sintomas, uma vez que os pacientes podem já apresentar disfunções pela alteração que causou a perda auditiva e suas queixas não estarem diretamente relacionadas com o dispositivo implantado. O cVEMP nesse contexto auxilia na topografia da injúria que pode ou não ser a responsável pelas queixas do paciente.
3. *Planejamento da reabilitação vestibular:* com base nos resultados do VEMP pós-implante coclear, os profissionais envolvidos nos cuidados desses pacientes podem planejar a reabilitação adequada quando necessário. Isso pode incluir exercícios específicos e terapia para melhorar o equilíbrio e a função sacular.

## CONCLUSÃO

É importante ressaltar que as alterações encontradas no VEMP geralmente são temporárias e fazem parte do processo de adaptação ao implante coclear. A maioria dos pacientes não apresenta queixas clínicas relacionadas com o equilíbrio corporal e melhoram espontaneamente à medida que se acostumam com a estimulação elétrica.

Em resumo, a aplicação do VEMP antes do implante coclear pode fornecer informações valiosas sobre a função vestibular, ajudar na tomada de decisões clínicas e no planejamento cirúrgico. No entanto, a decisão de realizar o VEMP deve ser feita pela equipe assistencial com base na avaliação clínica do paciente e nas suas necessidades individuais.

**Palavras-chave:** implante coclear; testes de função vestibular; sáculo e utrículo; potenciais evocados miogênicos vestibulares; perda auditiva.

## REFERÊNCIAS BIBLIOGRÁFICAS

BUCHMAN, C. A. *et al.* Vestibular Effects of Cochlear Implantation. **The Laryngoscope**, v. 114, n.103, p. 1-22, 2004.

COLIN, V. *et al.* Impact of cochlear implantation on peripheral vestibular function in adults. **European Annals of Otorhinolaryngology, Head and Neck Diseases**, v. 135, n. 6, p. 417-420, 2018.

CUSHING, S. L. *et al.* Evidence of Vestibular and Balance Dysfunction in Children With Profound Sensorineural Hearing Loss Using Cochlear Implants. **The Laryngoscope**, v. 118, n. 10, p. 1814 1823, 2008.

CUSHING, S. L. *et al.* Vestibular End-Organ Dysfunction in Children With Sensorineural Hearing Loss and Cochlear Implants. **Otology & Neurotology**, v. 34, n. 3, p. 422-428, 2013.

GUAN, R. *et al.* Vestibular Function in Children and Adults Before and After Unilateral or Sequential Bilateral Cochlear Implantation. **Frontiers in Neurology**, v. 12, p,1-13, 2021.

HAZEN, M.; CUSHING, S. L. Vestibular Evaluation and Management of Children with Sensorineural Hearing Loss. **Otolaryngologic Clinics of North America**, v. 54, n. 6, p. 1241-1251, 2021.

IBRAHIM, I. *et al.* Effect of cochlear implant surgery on vestibular function: meta-analysis study. **Journal Otolaryngology - Head & Neck Surgery**, v. 46, n. 44, 2017.

KELSCH, T. A.; SCHAEFER, L. A.; ESQUIVEL, C. R. Vestibular Evoked Myogenic Potentials in Young Children: Test Parameters and Normative Data. **The Laryngoscope**, v. 116, n. 6, p. 895-900, 2006.

KRAUSE, E. *et al.* Influence of cochlear implantation on peripheral vestibular receptor function. **Otolaryngology-Head and Neck Surgery**, v. 142, n. 6, p. 809-813, 2010.

MAHEU, M. *et al.* The impact of vestibular status prior to cochlear implantation on postural control: A multiple case study. **Cochlear Implants International**, v. 18, n. 5, p. 250-255, 2017.

MELI, A. *et al.* Vestibular function after cochlear implant surgery. **Cochlear Implants International**, v. 17, n. 3, p. 151-157, 2016.

MIWA, T. *et al.* The effect of cochlear implants on vestibular-evoked myogenic potential responses and postural stability. **Auris Nasus Larynx**, v. 46, n. 1, p. 50-57, 2019.

TIEN, H.; LINTHICUM, F. H. Histopathologic Changes in the Vestibule after Cochlear Implantation. **Otolaryngology-Head and Neck Surgery**, v. 127, n. 4, p. 260-264, 2002.

VAZ, F. DE C. *et al.* The effect of cochlear implant surgery on vestibular function in adults: A meta-analysis study. **Frontiers in Neurology**, v. 13, p.10-18, 2022.

WEST, N. *et al.* Objective Vestibular Test Battery and Patient Reported Outcomes in Cochlear Implant Recipients. **Otology & Neurotology**, v. 42, n. 4, p. 416-424, 2021.

# CAPÍTULO 11

# VEMP NA PERDA AUDITIVA INDUZIDA POR RUÍDO

Joel Lavinsky ▪ Vagner Antônio Rodrigues da Silva
Pietro Scolmeister Perufo

## INTRODUÇÃO

O ruído ocupacional é responsável por aproximadamente 16% da perda auditiva incapacitante em adultos (Le; Straatman; Weatterberg, 2017). A perda auditiva induzida pelo ruído (PAIR) é a segunda doença ocupacional mais encontrada, a despeito da legislação, regulação e intervenções em ambientes de trabalho na tentativa de prevenir esse problema. Apesar da importância médico-legal, existem poucos estudos relacionados com a função vestibular em trabalhadores expostos ao ruído. Alguns desses estudos avaliam apenas queixas vestibulares, sem testes objetivos e com resultados controversos (Ogido; Costa; Machada, 2009).

Existem vários testes que podem ser utilizados para avaliar a função vestibular, como o teste de prova calórica, o potencial evocado miogênico vestibular, a cadeira rotatória ou testes do impulso cefálico (Yilmaz *et al.*, 2018).

## VEMP: REFLEXO DA EXPOSIÇÃO AO RUÍDO

Os potenciais evocados miogênicos vestibulares estão categorizados em cervical (cVEMP) e ocular (oVEMP). O cVEMP é uma manifestação eletrofisiológica do reflexo vestibulocólico, parte do reflexo vestibuloespinhal (RVE). Enquanto isso, o oVEMP avalia a integridade funcional do reflexo vestíbulo-ocular (RVO). Ambos os VEMPs avaliam o arco reflexo acionado após a estimulação do labirinto posterior, a mácula sacular e utricular, respectivamente (Colebatch, 2001).

O cVEMP é predominantemente desencadeado pela estimulação sacular. Isso representa a mudança de transiente na atividade muscular cervical, caracterizada por uma modulação inibitória ipsilateral no funcionamento da contração muscular. As estruturas envolvidas nesse arco reflexo são o sáculo, nervo vestibular inferior, núcleo vestibular, trato vestibuloespinhal medial, núcleo e nervo acessório, e neurônio motor do músculo esternocleidomastóideo ipsilateral (Colebatch, 2001).

O cVEMP é uma resposta ipsilateral descendente e saculocólica inibitória. Existe inicialmente um pico positivo (p1) aos 13 ms, seguido por um pico negativo (n1) aos 23 ms gravado através da superfície por uma eletroneuromiografia (EMG). Os parâmetros analisados são a latência de p13 e n23, amplitude da p13-23, e o índice de assimetria (AI). A simetria das amplitudes direita-esquerda é tipicamente o parâmetro mais valioso; entretanto, a amplitude é afetada por dois fatores maiores, além da integridade das vias saculocólicas: a intensidade do estímulo sonoro e a contração muscular (Kumar; Vivarthini; Bhat, 2010).

O teste calórico, a prova da cadeira rotatória e o vHIT avaliam a função da crista e dos nervos vestibulares; desse modo, eles nos fornecem informações sobre o RVO em diferentes intervalos de frequência e vias de estímulos (Mezzalira *et al.*, 2017). A cóclea, os canais semicirculares e os órgãos otolíticos possuem uma estrita relação anatômica e similaridades filogenéticas; dessa forma, pacientes com deficiência auditiva podem desenvolver sintomas vestibulares (Singh; Gupta; Kumar, 2012).

O ruído pode afetar o sistema vestibular nos animais (Kumar; Vivarthini; Bhat, 2010; Shupak *et al.*, 1994; Golz *et al.*, 2001). O sáculo, em anfíbios e peixes, atua como um receptor acústico. O ruído danoso para as células ciliadas cocleares pode também afetar a mácula sacular (Hsu *et al.*, 2008). Estudos em porquinhos-da-índia expostos a ruído intenso demonstraram que a cóclea e o sáculo são mais suscetíveis ao dano, enquanto os canais semicirculares e o utrículo, que possuem a mesma origem embriológica, são menos afetados (Tseng; Young, 2013). Um aumento no limite de p1 e uma redução na amplitude de p1-n1 no cVEMP foi demonstrado em indivíduos e animais cronicamente expostos ao ruído. Essas alterações estão relacionadas com a piora dos limiares audiométricos entre a faixa de frequência mais afetada pelo ruído (Hsu *et al.*, 2008; Viola *et al.*, 2020; Fetoni *et al.*, 2009; Akin *et al.*, 2012; Stewart *et al.*, 2020; Stewart *et al.*, 2016).

A exposição crônica ao ruído produz danos subclínicos ao sáculo, evidenciados pelo aumento da latência e redução da amplitude das ondas p13-n23 observadas no cVEMP (Viola *et al.*, 2020). A sensibilidade do sáculo e algumas condições anatômicas tornam esta parte do labirinto posterior suscetível a danos causados por ruídos. A vulnerabilidade do labirinto superior difere da vulnerabilidade do labirinto inferior devido a: a) existência de membranas que atuam como verdadeiras barreiras (protegendo a parte superior do labirinto de traumas mecânicos), b) mudanças na pressão do fluido e c) por retardar a passagem de substâncias tóxicas (Hara; Kimura, 1993). Essas condições tornam o sáculo e a cóclea mais vulneráveis à exposição ao ruído do que o utrículo e os canais semicirculares. Tseng e Young (2013) observaram, por meio das alterações do oVEMP, do cVEMP e da prova calórica, que o ruído afeta primeiro a cóclea, seguida do sáculo, do utrículo e dos canais semicirculares, quando comparados a indivíduos sem histórico de exposição ao ruído.

A lesão vestibular pode preceder a perda auditiva devido à exposição ao ruído (Abd El-Salam; Ismail; El-Sharabasy, 2017). Porém, a manifestação clínica do déficit vestibular é limitada porque a compensação vestibular aparece à medida que o dano progride lentamente (Viola *et al.*, 2020). Além disso, o reflexo vestíbulo-ocular é menos sensível à exposição ao ruído, a menos que haja uma abertura do sistema, como uma fístula labiríntica ou uma deiscência do canal semicircular (Kumar; Vivarthini; Bhat, 2010).

A cóclea e o sáculo têm uma origem embrionária comum e utilizam o mesmo princípio de transdução mecânico-elétrica com o suporte de células sensoriais especializadas. Estudos por VEMP mostram que o sáculo pode ser estimulado por sons acima de 100 dBSPL. Portanto, níveis de ruído que podem causar danos à cóclea também podem estimular o sistema vestibular (Halmagyi *et al.*, 2003; Watson; Halmagyi, 2003). O mecanismo de lesão está relacionado com algumas alterações celulares que ocorrem no ouvido interno devido a trauma mecânico direto ou mudanças metabólicas, levando à isquemia e à formação de radicais livres, resultando em sobrecarga metabólica no órgão de Corti (Tseng; Young, 2013; Abd El-Salam; Ismail; El-Sharabasy, 2017).

Abd El-Salam, Ismail e El-Sharabasy (2017) observaram uma relação entre a presença de vertigem, aumento na latência e redução na amplitude do cVEMP em indivíduos expostos a ruído, demonstrando que a latência aumenta à medida que a duração e a gravidade da perda auditiva aumentam. Kumar *et al.* (2010) e Wang *et al.* (2007) também observaram que essas alterações no VEMP aumentam de acordo com o nível de perda auditiva entre esses indivíduos, reforçando a evidência de lesões no sáculo resultantes da exposição ao ruído. Kumar *et al.* (2010) e Abd El-Salam *et al.* (2017) utilizaram um grupo de controle em seus estudos, o que confere maior robustez aos seus resultados (Kumar *et al.*, 2010; Wang; Young, 2007; Abd El-Salam *et al.*, 2017).

O teste calórico é considerado o teste principal para avaliar a função vestibular. Ele analisa e registra a função de cada labirinto separadamente, permitindo definir qual lado está envolvido, mas avalia apenas o canal semicircular lateral. Tseng & Young (2013) incluíram o teste calórico em seu estudo e encontraram alterações em apenas 25% dos sujeitos, demonstrando baixa sensibilidade do teste em comparação com o cVEMP, que revelou alterações em 50%. Esse resultado constitui uma evidência adicional de lesões no sáculo devido à exposição ao ruído.

A amplitude do cVEMP é influenciada pelo tônus muscular do esternocleidomastóideo (Colebatch, 2001; Eleftheriadou; Koudoumarakis, 2011) e aumenta com a intensidade do estímulo (Colebatch, 2001; Wit; Kingma, 2006). O potencial evocado miogênico diminui após a sexta década de vida (Basta *et al.*, 2005). A avaliação da amplitude das ondas p13-n23 (de maneira isolada) não é adequada na prática clínica devido às grandes variações individuais na amplitude da resposta do cVEMP (Pchi; Ohashi, 2003; Avci; Polat; Atas, 2020). A latência é o parâmetro mais apropriado para ser avaliado (Abd El-Salam *et al.*, 2017). Embora os estudos mencionem alterações na amplitude das ondas p13-n23, o principal parâmetro utilizado foi a latência, que também apresentou variações entre os estudos analisados.

## EVIDÊNCIAS

Existe uma grande heterogeneidade das amostras dos estudos (Quadros 11-1 a 11-3).

Os autores utilizaram diferentes critérios para o diagnóstico de perda auditiva induzida por ruído (PAIR). As atividades realizadas e o tempo de exposição ao ruído variam entre os estudos. As comorbidades dos trabalhadores não foram claras e poderiam influenciar os resultados dos testes vestibulares. A técnica para a realização do VEMP e o padrão de normalidade também variam entre os principais estudos sobre esse tema. Apenas dois estudos utilizaram um grupo de controle composto por indivíduos não expostos ao ruído.

Entretanto, com base nessas evidências, sugere-se que a exposição crônica ao ruído prejudica os órgãos vestibulares, particularmente o sáculo. Trabalhadores assintomáticos com exames alterados podem estar em alto risco em situações mais sensíveis, como em alturas. Portanto, pode ser apropriado adicionar o cVEMP ao protocolo de avaliação para trabalhadores expostos ao ruído.

A exposição crônica ao ruído pode danificar o sistema vestibular. O cVEMP deve ser usado em indivíduos expostos ao ruído para avaliar a função do sáculo e prevenir acidentes ocupacionais.

**Quadro 11-1.** Características avaliadas nos estudos selecionados

| Autores | Ano | Desenho | Número de pacientes (M:F) | Média de idade (anos) | Alterações no cVEMP | Anos de exposição ao ruído |
|---|---|---|---|---|---|---|
| Wang YP *et al.* | 2007 | P | 20 (18:2) | 52,8 | 50% | 10-30 |
| Kumar K *et al.* | 2010 | CC | 60[a] (56:4) | 55 | 64% | > 10 |
| Abd El Salam NM *et al.* | 2017 | CC | 60[b] (60:0) | 32,5 | 100% | Até 5 (n = 20)<br>> 10 (n = 20) |
| Tseng CC *et al.* | 2013 | CC | 60[a] (52:8) | 48 | 70% | 1-19 (n = 10)<br>20-29 (n = 9)<br>> 30 (n = 11) |

CC: Caso-controle; F: feminino; M: masculino; P: prospectivo.
[a]30 pacientes com PAIR e 30 pacientes controle.
[b]40 pacientes com PAIR e 20 pacientes controles.

**Quadro 11-2.** Parâmetros utilizados para a realização do cVEMP nos estudos selecionados

| Estudo | Estímulo | Normalidade (latência do p13) | Alterações no cVEMP |
|---|---|---|---|
| Wang YP *et al.* | Estímulo de condução aérea (95 dBHL; 500 Hz) | 13,5 ± 1,6 ms | Ausente: sem reprodutibilidade das ondas p13 e n23<br>Atraso: latência de p13 > 16,7 ms |
| Kumar K *et al.* | Clique (99 dBnHL) | Média ± 2SD | Ausente: sem reprodutibilidade das ondas p1 e n1<br>Atraso: latência < 2 SD |
| Abd El Salam NM *et al.* | Clique (95 dBnHL) | NA | NA |
| Tseng CC *et al.* | Condução óssea (128 dB intensidade; 500 Hz) | 14,4 ± 1,3 ms | Ausente: sem reprodutibilidade das ondas p13 e n23<br>Atraso: latência da onda p13 > 17 ms<br>Resposta induzida: AR > 33% |

AR: Razão de assimetria; dB: decibel; HL: nível de audição; Hz: Hertz; ms: milissegundos; NA: não disponível; nHL: nível de audição normal; SD: desvio-padrão.

**Quadro 11-3.** Número e porcentagem de orelhas de pacientes com PAIR que apresentaram alterações no cVEMP

| Estudo | Número de orelhas com alterações | Tipo de alteração | | |
|---|---|---|---|---|
| | | Sem resposta | Resposta atrasada | Resposta reduzida |
| Wang YP *et al.* | 18/40 (45%) | 13 (32,5%) | 5 (12,5%) | NA |
| Kumar K *et al.* | 35/55* (63,6%) | 16 (29%) | 19 (34,6%) | NA |
| Abd El Salam NM *et al.* | 60 (100%) | 0 | 60 (100%) | 60 (100%) |
| Tseng CC *et al.* | 30/60 (50%) | 22 (36,7%) | 6 (10%) | 2 (3,3%) |

* Entre as 60 orelhas de pacientes com PAIR, 5 foram excluídas do estudo porque estavam associadas a doenças da orelha média. NA, não aplicável.

## CONCLUSÃO

- O ruído pode afetar tanto a cóclea como o sistema vestibular.
- A cóclea e o sáculo são mais suscetíveis aos danos causados pelo ruído, enquanto os canais semicirculares e os utrículos são menos afetados.
- Trabalhadores assintomáticos, com uma alteração no cVEMP, podem estar expostos a situações mais sensíveis com maior risco de dano, como alturas elevadas, por isso pode ser apropriado adicionar o cVEMP ao protocolo de avaliação para trabalhadores expostos ao ruído.

**Palavras-chave:** potenciais evocados miogênicos vestibulares; perda auditiva induzida por ruído; sáculo e utrículo; efeitos do ruído; testes de função vestibular.

## REFERÊNCIAS BIBLIOGRÁFICAS

ABD EL-SALAM, N. M.; ISMAIL, EI.; EL-SHARABASY, A. E. Evaluation of Cervical Vestibular Evoked Myogenic Potential in Subjects with Chronic Noise Exposure. **J Int Adv Otol**, v. 13, n. 3, p. 358-632, 2017.

AKIN, F. W. *et al.* The effect of noise exposure on the cervical vestibular evoked myogenic potential. **Ear Hear,** v. 33, n. 4, p. 458-465, 2012.

AVCI, N. B.; POLAT, Z.; ATAŞ, A. Galvanic vestibular evoked myogenic potentials: normative data and the effect of age. **Braz J Otorhinolaryngol.** 2020.

BASTA, D. *et al.* Vestibular evoked myogenic potentials induced by intraoperative electrical stimulation of the human inferior vestibular nerve. **Hear Res,** v. 204, n. 1-2, p.111-114, 2005.

COLEBATCH, J. G. Vestibular evoked potentials. **Curr Opin Neurol,** v. 14, n. 1, p. 21-26, 2001.

ELEFTHERIADOU. A.; KOUDOUNARAKIS, E. Vestibular-evoked myogenic potentials eliciting: an overview. **Eur Arch Otorhinolaryngol,** v. 268, n. 3, p. 331-339, 2011.

FETONI, A.R. *et al.* Noise induced hearing loss and vestibular dysfunction in the guinea pig. **Int J Audiol,** v.48, n.11, p.804-810, 2009.

GOLZ, A. *et al.* The effects of noise on the vestibular system. **Am J Otolaryngol,** v. 22, n. 3, p. 190-196, 2001.

HALMAGYI, G. M. *et al.* Superior semicircular canal dehiscence simulating otosclerosis. **J Laryngol Otol,** v. 117, n. 7, p. 553-557, 2003.

HARA, M.; KIMURA, R. S. Morphology of the membrana limitans. **Ann Otol Rhinol Laryngol,** v. 102, n. 8 Pt 1, p. 625-360,1993.

HSU, W.C. *et al.* Physiological and morphological assessment of the saccule in Guinea pigs after noise exposure. **Arch Otolaryngol Head Neck Surg,** v. 134, n. 10, p. 1099-1106, 2008.

KUMAR, K.; VIVARTHINI, C. J; BHAT, J. S. Vestibular evoked myogenic potential in noise-induced hearing loss. **Noise Health**, v. 12, n. 48, p. 191-194, 2010.

LE, T. N. *et al.* Current insights in noise-induced hearing loss: a literature review of the underlying mechanism, pathophysiology, asymmetry, and management options. **J Otolaryngol Head Neck Surg,** v. 46, n. 1, p. 41, 2017.

MEZZALIRA, R. *et al.* Sensitivity of caloric test and video head impulse as screening test for chronic vestibular complaints. **Clinics** (Sao Paulo), v. 72, n. 8, p. 469-473, 2017.

OCHI, K.; OHASHI, T. Age-related changes in the vestibular-evoked myogenic potentials. **Otolaryngol Head Neck Surg,** v. 129, n. 6, p. 655-659, 2003.

OGIDO, R.; COSTA, E.A.; MACHADO, H.A.C. Prevalence of auditory and vestibular symptoms among workers exposed to occupational noise. **Rev Saúde Publica**, v. 43, n. 2, p. 377-380, 2009.

SHUPAK, A. *et al.* Vestibular findings associated with chronic noise induced hearing impairment. **Acta Otolaryngol,** v. 114, n. 6, p. 579-585, 1994.

SINGH, S.; GUPTA, R. K.; KUMAR, P. Vestibular evoked myogenic potentials in children with sensorineural hearing loss. **Int J Pediatr Otorhinolaryngol,** Vv76, n. 9, p. 1308-1311, 2012.

STEWART, C. E. *et al.* Effects of Noise Exposure on the Vestibular System: A Systematic Review. **Front Neurol,** v. 11, p. 593919, 2020.

STEWART, C. *et al.* Effects of high intensity noise on the vestibular system in rats. **Hear Res**, v. 335, p. 118-127, 2016.

TSENG, C.C.; YOUNG, Y.H. Sequence of vestibular deficits in patients with noise-induced hearing loss. **Eur Arch Otorhinolaryngol,** v. 270, n. 7, p. 2021-2026, 2013.

VIOLA, P. *et al.* Sub-Clinical Effects of Chronic Noise Exposure on Vestibular System. **Transl Med UniSa,** v. 22, p. 19-23, 2020.

WANG, Y. P.; YOUNG, Y. H. Vestibular-evoked myogenic potentials in chronic noise-induced hearing loss. **Otolaryngol Head Neck Surg**, v. 137, n. 4, p. 607-611, 2007.

WATSON, S. R.; HALMAGYI, G. M.; COLEBATCH, J. G. Vestibular hypersensitivity to sound (Tullio phenomenon): structural and functional assessment. **Neurology,** v. 54, n. 3, p. 722-872, 2000.

WIT, H. P.; KINGMA, C. M. A simple model for the generation of the vestibular evoked myogenic potential (VEMP). **Clin Neurophysiol,** v. 117, n. 6, p. 1354-1358, 2006.

YILMAZ, N. *et al.* Evaluation of vestibular system with vHIT in industrial workers with noise-induced hearing loss. **Eur Arch Otorhinolaryngol**, v. 275, n. 11, p. 2659-2665, 2018.

# OTOTOXICIDADE E VESTIBULOTOXICIDADE NA ONCOLOGIA – USO DO VEMP COMO ANÁLISE DA FUNÇÃO OTOLÍTICA

Priscila Feliciano de Oliveira

## INTRODUÇÃO

O câncer representa um desafio significativo em termos de saúde pública, sendo a doença mais temida do século XX e com elevado crescimento durante o século XXI. É uma das principais causas de morte prematura antes dos 70 anos, resultante de mutações genéticas, e abrange mais de 100 diferentes tipos de câncer (Roy; Saikia, 2016).

Os regimes terapêuticos estabelecidos pela equipe médica envolvem a utilização de quimioterápicos, cujos princípios ativos estão associados a diversos efeitos adversos, incluindo a perda auditiva e alterações vestibulares. Paralelamente, a radioterapia na região de cabeça e pescoço pode comprometer o sistema auditivo e vestibular, e a associação dessas modalidades terapêuticas amplia o potencial de toxicidade.

A literatura especializada proporciona uma ampla compilação de estudos focados na cocleotoxicidade, muitos dos quais utilizam otoemissões acústicas e avaliação auditiva de altas frequências como métodos diagnósticos. No entanto, diretrizes unificadas para o monitoramento da vestibulotoxicidade ainda não foram estabelecidas, dada a prevalência de sintomatologia vestibular que frequentemente se manifesta após a finalização do tratamento oncológico. Destaca-se, portanto, a imperatividade de investigações científicas direcionadas à vestibulotoxicidade no contexto oncológico, especialmente considerando que queixas de instabilidade e desequilíbrio entre os sobreviventes de câncer superam os índices observados na população em geral (Wildes *et al.*, 2015).

Além disso, a prática de monitoramento do sistema auditivo e vestibular ainda não é uniformemente implementada em todos os sistemas de saúde, evidenciando uma notável deficiência de conhecimento por parte da equipe médica especializada em oncologia quanto aos possíveis efeitos adversos das terapias aplicadas no sistema auditivo e vestibular. Essa limitação é preocupante, pois as dificuldades de comunicação e as perturbações vestibulares adicionam-se aos desafios enfrentados pelos pacientes oncológicos, comprometendo ainda mais sua qualidade de vida.

## CÂNCER

O câncer é caracterizado pela proliferação descontrolada de células que se disseminam pelo corpo, formando um tumor. Há duas categorias de tumores bem definidas: os benignos, que não possuem potencial cancerígeno e crescem de maneira organizada sem afetar os tecidos ao redor; e os malignos, caracterizados por sua alta capacidade de autonomia e resistência a tratamentos, além de serem capazes de invadir tecidos vizinhos e disseminar-se pelo corpo, um processo chamado de metástase (Freguglia; Tolocka, 2015).

O *Global Cancer Observatory*, proposto pela Organização Mundial da Saúde (OMS) estimou, em 2020, aproximadamente 13,2 milhões de novos casos de câncer em todo o mundo. Previsões indicam que esse número aumentará significativamente para cerca de 30,2 milhões de novos casos até o ano de 2040 (WHO, 2023). Uma das principais razões para esse aumento expressivo relaciona-se às mudanças demográficas globais. Ademais, o envelhecimento da população também é um fator-chave, uma vez que o risco de câncer tende a aumentar com a idade. Entretanto, as melhorias nas condições de vida e a acessibilidade aos serviços de saúde, principalmente nos países desenvolvidos, podem resultar em uma detecção mais eficaz de casos de câncer, o que leva a um aumento das estatísticas (WHO, 2023).

As estimativas no Brasil são propostas pelo Instituto Nacional do Câncer (INCA) e, para o triênio de 2020 a 2022, apontou-se a ocorrência de aproximadamente 625 mil novos casos de câncer. Dentre esses casos, cerca de 316 mil foram diagnosticados em mulheres. Entre as mulheres, o câncer de mama foi o mais comum, que representou 29,7% dos casos, seguido pelo câncer de cólon e reto (9,2%) e pelo câncer de colo de útero (7,4%). Nos homens, o câncer de próstata foi o tipo mais incidente, representando 29,2% dos casos, seguido pelo câncer de cólon e reto (9,1%) e câncer de pulmão (7,9%). Além disso, observou-se uma incidência de 5,0% de câncer na cavidade oral entre os homens, que pode estar relacionado com o consumo de tabaco e álcool, fatores de risco conhecidos para esse tipo de câncer. Esses dados refletem a relevância do monitoramento e da conscientização sobre o câncer no Brasil, bem como a importância de medidas preventivas, detecção precoce e tratamento eficaz para lidar com essa doença que afeta significativamente a saúde da população (INCA, 2019).

As projeções para o triênio 2023/2025 apontam um aumento de 79 mil novos casos de câncer em comparação com o período anterior, totalizando 704 mil novos casos de câncer no Brasil. Os cânceres de pele não melanoma lideram as estatísticas, com 220 mil novos casos estimados, seguidos pelo câncer de mama com 74 mil casos, câncer de próstata com 72 mil casos, câncer de cólon e reto com 46 mil casos, câncer de pulmão com 32 mil casos e câncer de estômago com 21 mil casos (INCA, 2023).

No Brasil, a alta incidência e a crescente mortalidade ao longo dos anos estão relacionadas com as transições demográficas e epidemiológicas pelas quais o mundo está passando. O envelhecimento da população, a urbanização, mudanças nos padrões de alimentação, exposição a fatores de risco, como tabaco e álcool, bem como a falta de acesso a serviços de saúde e detecção precoce contribuem para esse cenário desafiador. É crucial que as políticas de saúde pública mantenham seu enfoque na prevenção, no diagnóstico precoce e no tratamento efetivo do câncer, a fim de abordar adequadamente este desafio de saúde em escala global (INCA, 2023).

A etiologia é variada, desde predisposições genéticas até exposição a agentes carcinógenos presentes no ambiente. Tanto o desenvolvimento da doença quanto os tratamentos disponíveis podem resultar em uma série de impactos negativos na saúde do indivíduo, e podem culminar em alterações físicas e até biopsicossociais. Esses impactos podem incluir efeitos colaterais físicos decorrentes dos tratamentos, como a quimioterapia e a radioterapia, que impactam no bem-estar geral do paciente (Casati *et al.*, 2012; Labeit *et al.*, 2020; Niedzwiedz *et al.*, 2019).

Além disso, a própria doença e o tratamento podem gerar desordens psicológicas, bem como sociais, que incluem mudanças na dinâmica familiar e no estilo de vida do paciente. Portanto, abordar o câncer não se restringe apenas à gestão da condição física, mas também requer atenção aos aspectos emocionais e sociais (Casati *et al.*, 2012; Labeit *et al.*, 2020; Niedzwiedz *et al.*, 2019).

Para enfrentar esse desafio crescente, são necessários esforços contínuos em termos de prevenção, detecção precoce e tratamento do câncer, bem como a consideração de aspectos socioeconômicos para garantir que todos os segmentos da população tenham acesso adequado aos recursos e cuidados necessários para lidar com o câncer (Roy; Saikia, 2016).

## DIAGNÓSTICO DO CÂNCER

O diagnóstico é uma situação que, muitas vezes, traz consequências profundamente negativas tanto para o indivíduo acometido pela doença quanto para os familiares. É sabido que o câncer é uma condição potencialmente letal que pode desencadear sofrimento emocional e psicológico. Pessoas diagnosticadas com câncer frequentemente enfrentam uma série de desafios emocionais, como ansiedade e depressão. A incerteza em relação ao tratamento, o medo do desconhecido e as mudanças significativas no estilo de vida podem contribuir para os problemas psicológicos. Além disso, o tratamento muitas vezes envolve efeitos colaterais adversos, o que pode afetar a autoestima e a qualidade de vida dos pacientes (Henson *et al.*, 2019; Pitman *et al.*, 2018).

A relação entre o câncer e problemas de saúde mental, como depressão e ansiedade, é bem estabelecida. Além disso, alguns estudos têm demonstrado um risco aumentado de suicídio nos seis meses após o diagnóstico de câncer. Portanto, é fundamental que os pacientes com câncer recebam apoio, não somente para o tratamento físico da doença, mas também para enfrentar os desafios emocionais e psicológicos. O apoio da família, a terapia psicológica e o suporte de grupos de pacientes são recursos importantes para ajudar os indivíduos no enfrentamento da doença (Henson *et al.*, 2019; Pitman *et al.*, 2018).

O medo da morte, a depressão e a distorção da autoimagem corporal são fatores que podem ter um impacto negativo na qualidade de vida das pessoas afetadas pelo câncer. A jornada de enfrentamento do câncer envolve uma série de desafios físicos, emocionais e sociais, dentre elas tem-se (Pitman *et al.*, 2018):

1. *Medo da morte:* o diagnóstico de câncer frequentemente leva a conscientização sobre a própria mortalidade. O medo da morte é avassalador e afeta a saúde mental e emocional do paciente. Isso pode criar uma necessidade de lidar com questões existenciais como a busca de significado na vida.
2. *Depressão:* a incerteza, o estresse do tratamento, os efeitos colaterais dos medicamentos e a preocupação com o futuro podem contribuir para a depressão.
3. *Distorção da autoimagem corporal:* tratamentos como cirurgia, quimioterapia e radioterapia podem causar mudanças significativas na aparência física e na função corporal. Essas mudanças podem afetar a autoimagem e a autoestima do paciente, impactando negativamente na qualidade de vida.

A adaptação às mudanças físicas, psicológicas, sociais, familiares e emocionais é parte essencial da jornada de enfrentamento do câncer. A presença e o suporte de profissionais de saúde, terapeutas, grupos de apoio, familiares e amigos são essenciais nesse trajeto, pois colaboram diretamente para aprimorar a qualidade de vida dos pacientes (Pitman *et al.*, 2018).

## TRATAMENTO ONCOLÓGICO

Existem diversos tipos de tratamento para o câncer, e a escolha apropriada depende de alguns fatores, que incluem o tipo de câncer, o estágio da doença, a localização do tumor e as características individuais do paciente. Os tratamentos mais comuns elencados pela equipe médica (Kaur; Bhardwaju; Gupta,2023) são:

- *Cirurgia:* busca a remoção dos tumores sólidos, quando possível. Pode ser curativa, quando todo o tumor é removido, ou paliativa, quando se remove parte do tumor para aliviar sintomas ou melhorar a resposta a outros tratamentos.
- *Radioterapia:* envolve o uso de radiações ionizantes para destruir ou diminuir as células cancerígenas. Pode ser usada antes da cirurgia para diminuição do tumor, após a cirurgia para destruir células malignas remanescentes ou como tratamento principal em casos em que a cirurgia não é uma opção.
- *Quimioterapia:* tem como base o uso de medicamentos que buscam destruir células cancerígenas ou impedir o crescimento. Pode ser usada em diferentes estágios do tratamento, seja como terapia principal ou em combinação com cirurgia e/ou radioterapia.
- *Imunoterapia:* visa a estimular o sistema imunológico para combater o câncer. Frequentemente usada para tratar cânceres avançados ou metastáticos.
- *Terapia-alvo:* faz uso de medicamentos que visam especificamente as características dos tumores, minimizando danos às células saudáveis. É comum em cânceres com mutações genéticas específicas.
- *Terapia hormonal:* utilizada para tratar cânceres que são sensíveis a hormônios, como o câncer de mama e de próstata. Envolve a redução dos níveis hormonais no corpo ou o bloqueio dos receptores hormonais nas células cancerosas.

A escolha e forma de uso desses tratamentos, isolados ou combinados, depende de uma avaliação individual, a fim de ser estabelecido um protocolo eficaz. O tamanho, a localização e o estágio do câncer, bem como a saúde geral do paciente e suas preferências, são considerados na decisão terapêutica. O objetivo é proporcionar o melhor resultado possível, incluindo cura, controle do câncer ou alívio dos sintomas (Kaur; Bhardwaju; Gupta, 2023).

Dentre as opções terapêuticas, este capítulo concentra-se na quimioterapia e na radioterapia. A base da quimioterapia e radioterapia reside na erradicação das células malignas; contudo, esses tratamentos frequentemente causam danos às células saudáveis. Essas agressões às células sadias ocorrem devido ao aumento da concentração de radicais livres no organismo (Ferreira; Matsubara, 1997).

É sabido que os radicais livres podem ser gerados de diversas maneiras: uso de fármacos, situações de estresse, exposição ao oxigênio, ansiedade, eventos traumáticos, exposição à radiação, alimentação inadequada, entre outros fatores. Nesse contexto, a presença de radicais livres no organismo é uma ocorrência comum, mas se torna problemática quando sua concentração atinge níveis elevados. Em pacientes com câncer, o tratamento antineoplásico em si desencadeia um aumento na produção desses radicais livres (Valko *et al.*, 2006).

Os radicais livres são moléculas que possuem um elétron não emparelhado em sua camada mais externa, tornando-os altamente reativos. Essa característica permite que eles se liguem facilmente a outras moléculas em um processo chamado oxidação. A oxidação envolve a transferência de elétrons de uma molécula para outra. Quando os radicais livres oxidam as moléculas presentes no corpo, podem causar danos celulares e teciduais. Esse processo de oxidação é frequentemente associado a uma série de problemas de saúde, incluindo envelhecimento precoce, inflamação crônica e várias doenças. No organismo, há mecanismos naturais de defesa, como enzimas antioxidantes, que ajudam a neutralizar os radicais livres e minimizar os danos. No entanto, quando há um aumento significativo na produção de radicais livres, ação presente durante a quimioterapia e a radioterapia, os mecanismos de defesa podem ser sobrecarregados, ocasionando danos às células saudáveis (Ferreira; Matsubara, 1997).

Quando os radicais livres reagem com as moléculas de oxigênio, podem-se transformar em espécies reativas de oxigênio, que são altamente prejudiciais. Esse processo é conhecido como estresse oxidativo e pode ter consequências graves para as células e os tecidos do corpo. O estresse oxidativo ocorre quando há um desequilíbrio entre a produção de espécies reativas de oxigênio e a capacidade do organismo de neutralizá-las com antioxidantes. Essas espécies reativas de oxigênio podem danificar o DNA, as proteínas, os lipídios e as membranas celulares. Observa-se as seguintes respostas celulares frente ao estresse oxidativo (Cavarretta *et al.*, 2017; Valko *et al.*, 2006):

- *Reparo do DNA:* em alguns casos, as células podem detectar danos no DNA e iniciar processos de reparo para corrigir os danos.
- *Parada do ciclo celular:* durante a fase de duplicação do DNA, o ciclo celular pode ser interrompido para dar à célula a oportunidade de reparar qualquer dano antes de continuar a se dividir. Isso evita que as mutações sejam transmitidas para as células filhas.
- *Apoptose:* se o dano celular for muito extenso e irreparável, as células podem ativar um processo chamado apoptose, que é uma morte celular programada. Isso elimina as células danificadas para evitar que elas se tornem neoplásicas ou causem mais danos.
- *Senescência celular:* em alguns casos, as células podem entrar em um estado de senescência, no qual permanecem metabolicamente ativas, mas não podem dividir-se. Isso limita o risco de células danificadas se tornarem cancerígenas.

Em se tratando do sistema auditivo, o estresse oxidativo é prejudicial, uma vez que as células sensoriais da orelha interna, as células ciliadas, são altamente sensíveis aos danos oxidativos. A exposição a altos níveis de espécies reativas de oxigênio pode danificar essas células, o que pode culminar em perda auditiva (Whitlon, 2022).

Portanto, é importante proteger o corpo contra o estresse oxidativo, não apenas para manter a saúde geral, mas também para preservar a função auditiva e prevenir danos aos órgãos e sistemas corporais. Isso pode ser alcançado por meio de uma dieta equilibrada rica em antioxidantes (Whitlon, 2022). Dentre as enzimas antioxidantes, tem-se o superóxido dismutase, a catalase e a glutationa peroxidase, sendo as moléculas antioxidantes vitamina C, vitamina E e glutationa (Cavarretta *et al.*, 2017).

O equilíbrio entre a produção de radicais livres e os mecanismos de defesa antioxidante desempenha um papel importante na saúde e na resposta aos tratamentos oncológicos. O entendimento desses processos é fundamental para desenvolver estratégias que minimizem os danos às células saudáveis durante o tratamento do câncer (Ferreira; Matsubara, 1997).

## Quimioterapia

O tratamento quimioterápico, enquanto visa a eliminar as células tumorais, também pode causar danos às células saudáveis do corpo. Isso pode resultar em uma variedade de efeitos colaterais (Galmarini *et al.*, 2012; Ramalho, 2011):

- *Desordens psicoemocionais:* a quimioterapia pode afetar o estado psicoemocional dos pacientes, que culmina em ansiedade e depressão. Isso pode ocorrer devido ao estresse emocional associado ao diagnóstico e ao tratamento do câncer, bem como a efeitos colaterais diretos da quimioterapia no sistema nervoso central.

- *Alterações gastrointestinais:* muitos agentes quimioterápicos podem irritar o revestimento do trato gastrointestinal, resultando em náuseas, vômitos e diarreia. Esses sintomas podem variar em gravidade de acordo com o tipo de quimioterapia utilizada e a suscetibilidade individual.
- *Alopecia (queda de cabelo):* a quimioterapia frequentemente afeta células de crescimento rápido, incluindo aquelas responsáveis pelo crescimento do cabelo. Isso pode levar à queda de cabelo, o que pode ser emocionalmente desafiador.

Além desses efeitos colaterais, a quimioterapia também pode causar fadiga, anemia, imunossupressão (redução da função do sistema imunológico) e perda auditiva (Galmarini; Galmarini; Galmarini, 2012; Ramalho, 2011).

É sabido que a quimioterapia é fundamentada na administração de uma variedade de compostos químicos, entre os quais os mais frequentemente utilizados incluem alquilantes (como cisplatina e carboplatina), antimetabólitos (como metotrexato), antibióticos (como epirrubicina), inibidores da mitose (como vincristina e vindesina) e outros agentes, como a dacarbazina (Kaur; Bhardwaju; Gupta, 2023).

Entre os medicamentos quimioterápicos, há aqueles que apresentam toxicidade para o órgão da audição, que culmina na degradação da função auditiva, e traz prejuízo à comunicação oral. Frequentemente, esses medicamentos são administrados de forma combinada, conforme indicado pelo protocolo médico (Landier, 2016).

Desta maneira seguem os medicamentos considerados ototóxicos:

- *Cisplatina:* o fármaco surgiu no final da década de 1970 e foi um dos primeiros a ser empregado no tratamento oncológico; inicialmente foi destinado ao tratamento de neoplasias ovarianas e testiculares. Dentre os efeitos adversos tem-se nefrotoxicidade, neurotoxicidade e ototoxicidade. A ototoxicidade é particularmente destacada como um dos efeitos adversos primários, uma vez que resulta em alterações na estrutura da cóclea. Inicialmente, ocorre lesão das células ciliadas externas (CCE), dos neurônios do gânglio espiral, que culmina em lesões nas células ciliadas internas (CCI) e, em casos mais graves, degeneração da estria vascular. Essa progressão de danos no sistema auditivo se traduz em perda auditiva, com maior impacto nas altas frequências. Portanto, o uso deste medicamento exige monitoramento auditivo, e deve ser considerado ações preventivas, a fim de proteger o órgão da audição para mitigar o risco de lesões auditivas durante o tratamento (Ding; Allman; Salvi, 2012; Zhang *et al.*, 2022).
- *Carboplatina:* o composto pertence à segunda geração dos agentes derivados da platina e tem sido amplamente empregado no tratamento de neoplasias malignas ao longo dos últimos anos. A carboplatina, em comparação com a cisplatina, é considerada menos tóxica, embora ainda exiba uma notável toxicidade em relação às CCI e às fibras nervosas do tipo 1 (Ding; Allman; Salvi, 2012; Hirose; Simon; Ou, 2011).
- *Nedaliplatina:* também é um agente de segunda geração do grupo das platinas, e é empregado no tratamento de neoplasias ovarianas. Embora seja menos tóxico quando comparado à cisplatina, pode causar mielossupressão (supressão da medula óssea), além de toxicidade renal e auditiva (Ding; Allman; Salvi, 2012; Zraik; Hess-Busch, 2021).
- *Oxaliplatina:* o medicamento é um derivado da terceira geração da platina, e é extensivamente empregado no tratamento de câncer de ovário e colorretal. Raramente causa ototoxicidade, porém está associada a efeitos colaterais como neuropatia periférica

transitória e ataxia sensorial. Estudos demonstraram que não foram observadas alterações nos resultados dos exames de otoemissões acústicas antes e após o tratamento com oxaliplatina, o que sugere a ausência de perda auditiva relacionada com o seu uso (Yüce *et al.*, 2014). No entanto, quando a oxaliplatina é associada a outros medicamentos, é possível observar um efeito tóxico no órgão auditivo que pode resultar em perda auditiva neurossensorial. Estudos farmacocinéticos indicam que a absorção da oxaliplatina pela cóclea é notavelmente menor do que a da cisplatina, o que explica o baixo potencial ototóxico. Entretanto é importante destacar que a oxaliplatina é mais tóxica para as fibras nervosas do gânglio espiral do órgão da audição quando comparada à cóclea (Ding; Allman; Salvi, 2012; Oh *et al.*, 2013).

- *Fluorouracil:* o medicamento também conhecido como 5-Fluorouracila (ou 5-FU) é amplamente utilizado no tratamento de neoplasias malignas. Trata-se de um fármaco antimetabólico que exerce função na duplicação e transcrição do DNA. A incorporação direta dessa substância nas cadeias de DNA e RNA resulta em morte celular, principalmente das células que apresentam alta taxa de multiplicação (Pandolfo *et al.*, 2005). A literatura relata que a combinação de cisplatina e fluorouracil é um dos regimes mais comuns utilizados para o tratamento do câncer de cabeça e pescoço. Todavia, a combinação de medicamentos pode afetar o sistema auditivo, resultando em sintomas como zumbido e perda auditiva (Forastiere, 1992).
- *Ciclofosfamida:* a ciclofosfamida é um agente antineoplásico alquilante que atua na inibição da divisão celular. A capacidade de alquilação pode afetar tanto as células em processo de divisão quanto aquelas em estado de repouso. A ciclofosfamida é frequentemente combinada com outros medicamentos, como o fluorouracil e agentes do grupo da platina, como cisplatina e carboplatina. Contudo, a interação medicamentosa pode apresentar toxicidade ao sistema auditivo (Ahmed; Hombal, 1984; Emadi; Jones; Brodsky, 2009).
- *Doxorrubicina:* é um antibiótico com propriedades antiblásticas que atua nas características citotóxicas das células malignas. Pertence ao grupo das antraciclinas e tem coloração avermelhada, sendo conhecido coloquialmente como "quimioterapia vermelha". A intercalação dos anéis planos deste medicamento entre os pares de bases nucleotídicas do DNA pode estar associada aos efeitos ototóxicos, resultando em um aumento dos radicais livres e consequentemente estresse oxidativo. Além disso, o medicamento interage com as membranas celulares e mitocondriais, e dificulta a transmissão de sinais intracelulares (Pugazhendhi A, *et al.*, 2018; Weiss, 1992).
- *Vincristina:* é um alcaloide da vinca que interfere no ciclo celular, interrompendo o ciclo. Possui propriedades citotóxicas e está associado a efeitos colaterais, como mielossupressão, neuropatia periférica (afeta os nervos fora do cérebro e da medula espinhal), parestesia (sensações anormais, como formigamento) e anorexia (perda de apetite) (Perez *et al.*, 2005). O uso combinado deste agente com medicamentos do grupo da platina pode aumentar o risco de lesão no órgão auditivo, resultando em possíveis efeitos ototóxicos (Sawamura; Kamoshima; Kato, 2009).
- *Placlitaxel:* é um quimioterápico derivado da casca de uma árvore, e atua na promoção da reorganização dos microtúbulos. Usado no tratamento do câncer de ovário, pulmão, mama e cabeça e pescoço. No entanto, também pode causar efeitos colaterais neurotóxicos. Esses efeitos podem afetar o sistema nervoso e incluir sintomas como neuropatia periférica, que pode incluir formigamento, parestesia e dor nos membros (Scripture; Figg; Sparreboom, 2006). A sinergia, com uso de diversos medicamentos, pode aumentar o risco de efeitos tóxicos no órgão da audição, o que pode levar à ototoxicidade e

causar perda auditiva e outros problemas relacionados com a audição (Earl *et al.*, 2014; Sung; Waxman, 2007).

A variação dos efeitos colaterais da quimioterapia é uma realidade importante a ser considerada no tratamento antineoplásico. Diversos fatores influenciam na natureza e na gravidade dos efeitos colaterais, e incluem o tipo de câncer, medicamentos utilizados, dose administrada e a resposta individual do paciente. Os profissionais de saúde desempenham um papel fundamental na avaliação e no gerenciamento desses efeitos colaterais. Isso envolve o monitoramento cuidadoso da saúde do paciente, o ajuste da terapia quando necessário e a administração de tratamentos complementares, como medicamentos antieméticos para controlar náuseas e vômitos, ou terapia de suporte psicológico para lidar com o estresse emocional (Galmarini; Galmarini; Galmarini, 2012; Ramalho, 2011).

O objetivo é encontrar um equilíbrio entre o tratamento eficaz do câncer e a qualidade de vida do paciente, minimizando ao máximo os efeitos adversos. É crucial que o paciente mantenha uma comunicação aberta e clara com a equipe de saúde acerca de quaisquer sintomas ou inquietações surgidas durante o tratamento, garantindo assim que recebam o suporte e atendimento necessários. Além disso, com o avanço da medicina, novas estratégias e medicamentos estão sendo desenvolvidos para melhorar a eficácia do tratamento, bem como reduzir os efeitos colaterais, tornando a jornada de tratamento do câncer mais tolerável (Galmarini; Galmarini; Galmarini, 2012; Ramalho, 2011).

## Radioterapia

A radioterapia é comumente utilizada tanto de maneira isolada quanto em conjunto com procedimentos cirúrgicos ou quimioterápicos. Esta modalidade terapêutica atua diretamente no DNA celular com uso de feixes de radiação ionizante. A radiação pode ser composta por energia corpuscular ou eletromagnética e seu objetivo primordial é inibir a capacidade de proliferação das células cancerígenas (Bernier; Hall; Giaccia, 2004).

A radioterapia pode ser administrada por meio de duas formas principais: braquiterapia e teleterapia. Na braquiterapia, altas taxas de radiação são inseridas diretamente no tumor, frequentemente com uso de raios gama. Esse método permite maior proteção dos órgãos localizados nas proximidades da região tratada. Por outro lado, na teleterapia, o feixe de radiação é emitido a partir de uma fonte localizada a uma distância que varia geralmente de 80 a 100 mm da área do tumor. Essa técnica é utilizada para tratar o câncer sem a inserção direta da fonte de radiação no corpo do paciente, proporcionando um tratamento focado na região tumoral (Bernier; Hall; Giaccia, 2004).

Semelhante à quimioterapia, o tratamento com radioterapia não é capaz de discriminar seletivamente as células normais das células malignas, resultando na destruição de células saudáveis próximas à área do tumor. Nos cânceres de cabeça e pescoço, o tratamento pode afetar o órgão da audição, considerado um efeito adverso (Grimaldi *et al.*, 2005; Salazar *et al.*, 2008).

Na radioterapia, os tecidos com maior capacidade de regeneração celular geralmente são os mais afetados pela radiação, uma vez que cada sessão de tratamento reduz o potencial de multiplicação celular. Portanto, doses que ultrapassam 45 Gy estão associadas ao surgimento de efeitos adversos. Entretanto, a maioria dos pacientes recebe uma dose total que varia de 50 a 70 Gy, considerada terapeuticamente eficaz. Essas doses são administradas em um período de tratamento que pode durar de 5 a 7 semanas, com sessões diárias, uma vez ao dia, e cada sessão com doses individuais de aproximadamente 2 Gy (Grimaldi *et al.*, 2005; Salazar *et al.*, 2008).

## OTOTOXICIDADE

A ototoxicidade é uma condição desencadeada por substâncias químicas ou medicamentos de forma iatrogênica. Essas substâncias podem comprometer parcial ou completamente a função auditiva e/ou o sistema vestibular periférico (Steyger, 2021).

Na literatura, é amplamente reconhecido que substâncias tóxicas podem atingir o órgão de Corti e os epitélios neurossensoriais do labirinto posterior, sendo esta uma resposta a um processo inflamatório causado pelos medicamentos ototóxicos. É sabido que a perilinfa circunda as membranas basolaterais das células ciliadas, embora essa não seja considerada a principal via de acesso, e é um dos meios de entrada das substâncias tóxicas. Ao atravessar a barreira sanguínea labiríntica, os ototóxicos podem ter acesso à estria vascular por meio da endolinfa, uma vez que há disruptura da homeostase endolinfática. Uma vez dentro das células ciliadas, essas substâncias podem causar danos ao órgão de Corti, que adentram pelos canais de transdução mecanoelétrica. A entrada nesses canais é mediada por transportadores como o CTR1 e o OCT (transportador de cátion orgânico), com destaque para o OCT2, que é encontrado na superfície das CCE. Esses transportadores facilitam a entrada das substâncias que quebram as células marginais, e essa trajetória pode resultar em disruptura coclear (Kros; Steyger, 2019; Steyger, 2021; Wang *et al.*, 2023).

Diante do exposto, os medicamentos ototóxicos têm a capacidade de causar danos ao DNA das células ciliadas, levando à ativação da apoptose celular e consequente destruição das CCE. Há aumento do estresse oxidativo e a indução da mutação mitocondrial das células ciliadas. Observa-se ainda que há destruição das células ciliadas vestibulares tipo I da crista ampular e macular, fatores que demonstram o poder tóxico no órgão da audição (Wang *et al.*, 2023).

Os ototóxicos estão relacionados com sintomas auditivos que tendem a surgir gradualmente e de forma insidiosa, mesmo após a interrupção do uso da substância química. Em geral, existe uma relação direta entre a dose administrada do medicamento e a gravidade da lesão no sistema auditivo. Acredita-se que, quanto mais prolongada for a exposição à substância tóxica no organismo, maior será o efeito prejudicial. No entanto, é importante notar que a resposta individual ao agente tóxico pode variar, e diversos fatores podem facilitar a ototoxicidade, incluindo história familiar de perda auditiva, sensibilidade ao ruído e outras variáveis (Almeida *et al.*, 2008).

Há uma série de fatores que podem agravar o efeito deletério dos ototóxicos, incluindo a extensão do dano causado, os níveis séricos da substância, o uso concomitante ou anterior de outros agentes ototóxicos, a disfunção renal, a presença de perda auditiva preexistente, a doença ativa da orelha média, a suscetibilidade individual, a localização do tumor e o histórico de exposição à radiação (Hill; Morest; Parham, 2008). A dose administrada das drogas é um dos principais fatores determinantes do efeito ototóxico, e as doses elevadas administradas em uma única apresentação tendem a causar danos mais significativos à audição do que quando a dosagem é fracionada (Garcia, 2003).

Observa-se a existência do dano auditivo com o desenvolvimento de perda auditiva do tipo sensorioneural presente em 40% a 80% dos pacientes submetidos ao tratamento quimioterápico, principalmente em uso da cisplatina (Frisina *et al.*, 2016). A perda auditiva caracteriza-se por ser permanente com lesão das células na região de altas frequências da cóclea e seu portador cursa com diminuição da qualidade de vida. Depreende-se o dano no sistema coclear, sendo comum sintomas como zumbido e tontura (Miaskowski *et al.*, 2023; Zraik; Hess-Busch, 2021).

Sobreviventes de câncer cursam com perda auditiva e relatam sintomas como depressão, fadiga, insônia, dores e ansiedade, fatores estes que associados a perda auditiva promovem uma diminuição na qualidade de vida (Miaskowski *et al.*, 2023).

Nos pacientes submetidos a radioterapia, no câncer de cabeça e pescoço, tem-se como efeito tóxico, no órgão da audição, a perda auditiva. Esta decorre do dano no DNA em função de radiação, estresse oxidativo, inflamação das células cocleares, das células endoteliais da estria vascular, dos neurônios do gânglio espiral e das células de suporte (Shi *et al.*, 2021). A literatura ainda reporta que a perda é progressiva, permanente e dose-dependente, com maior prejuízo nas altas frequências, sendo valores acima de 45 Gy prejudiciais ao órgão da audição (Mujica-Mota; Waissbluth; Daniel, 2013).

Observa-se ainda a presença de componente condutivo em 40% dos pacientes submetidos a radioterapia na região de cabeça e pescoço, e a perda auditiva classifica-se como condutiva e, até mesmo, mista. É comum a presença de otite externa que pode evoluir para otite média com comprometimento da tuba auditiva; sendo assim, é importante o encaminhamento para o médico otorrinolaringologista. Este profissional irá buscar minimizar os efeitos, com uso de medicação adequada para melhora da qualidade de vida durante o tratamento radioterápico (Jereczek-Fossa *et al.*, 2003).

## VESTIBULOTOXICIDADE

A vestibulotoxicidade vem sendo estudada, entretanto as pesquisas ainda são controversas. Há estudos experimentais que elucidam a relação direta da cisplatina com a toxicidade (Wright; Schaefer, 1982), enquanto outros não demonstram relação positiva (Laurell; Bagger-Sjöbäck, 1991). Além do mais, a maioria dos estudos clínicos concentram-se predominantemente na avaliação dos canais semicirculares horizontais (Prayuenyong *et al.*, 2018).

Estudo experimental da contagem das células com a microscopia eletrônica de varredura, após dissecação da mácula utricular e das cristas laterais de animais em uso de cisplatina, foi realizado. Não foi evidenciada alteração na mácula utricular, entretanto houve diminuição em 21% das células das cristas laterais na porção central e apical (Nakayama; Riggs; Matz, 1992). Em contrapartida, estudo histopatológico da orelha interna de um cadáver que fez uso de cisplatina evidenciou degeneração do sistema vestibular, principalmente da mácula e da crista ampular, alterações histológicas condizentes com ausência de resposta quando realizada a prova calórica do teste de vectoeletronistagmografia (Wright; Schaefer, 1982).

Pesquisas relacionadas com o uso de aminoglicosídeos identificaram a presença de disfunção vestibular, caracterizada por sintomas que incluem vertigem, desequilíbrio, tontura e náusea, frequentemente associados à perda auditiva (Van Hecke *et al.*, 2017). Observa-se ainda que o uso de cisplatina pode resultar em sintomas como instabilidade, dificuldade em caminhar no escuro, problemas ao se locomover em superfícies estáveis, tontura, oscilopsia, vertigem, náusea e ataxia. Essas manifestações clínicas indicam potenciais evidências de vestibulotoxicidade (Prayuenyong *et al.*, 2018).

A literatura reconhece a dificuldade em estabelecer uma relação direta entre as queixas de tontura e os exames vestibulares; no entanto, é observado que a queixa de tontura é comum entre os pacientes submetidos ao tratamento oncológico, que nem sempre surge durante a administração medicamentosa, mas após o término do tratamento (Prayuenyong *et al.*, 2018).

Sendo assim, há estudos que indicam alterações nos exames vestibulares pós-tratamento antineoplásico. Após o uso de cisplatina, observou-se a ausência de respostas em 3 a 4% dos participantes submetidos à prova calórica (Hartwig; Pettersson; Stahle, 1983; Kobayashi *et al.*, 1987). Também, o teste de cadeira rotatória caracterizou-se como alterado após a administração de medicamentos considerados ototóxicos (Black *et al.*, 1982; Hartwig; Pettersson; Stahle, 1983).

O potencial tóxico, especialmente da cisplatina, é reconhecido pelos profissionais da área de saúde que lidam com distúrbios vestibulares. Pacientes submetidos a tratamentos quimioterápicos frequentemente apresentam queixas como desequilíbrio, medo de caminhar no escuro, dificuldade em se movimentar em superfícies instáveis e tontura. Os exames comumente empregados para avaliação incluem o *video head impulse test* (VHIT), a videonistagmografia e os potenciais evocados miogênicos vestibulares (VEMPs). Embora os VEMPs não façam parte do protocolo de diagnóstico para vestibulopatia bilateral, eles continuam sendo essenciais, uma vez que é possível observar danos nos órgãos otolíticos decorrentes da toxicidade medicamentosa. Embora esses danos sejam menores do que nos canais semicirculares, eles são suficientes para que os pacientes relatem queixas vestibulares (Prayuenyong *et al.*, 2018).

As queixas, como quedas e limitações na mobilidade, são prevalentes nos sobreviventes do câncer quando comparados a população em geral (Wildes *et al.*, 2015). Portanto, torna-se essencial a investigação das desordens vestibulares em pacientes oncológicos, uma vez que há escassez de estudos voltados para os canais semicirculares verticais e para os órgãos otolíticos (Prayuenyong *et al.*, 2018).

Desta maneira, há a necessidade de implementação de um programa de monitoramento da vestibulotoxicidade, e a bateria de exames pode incluir os seguintes exames: *head impulse test* (HIT), *video head impulse test* (VHIT), teste dinâmico de acuidade visual, posturografia, *head shaking test*, videonistagmografia e potenciais evocados miogênicos vestibulares (VEMPs) (Handelsman, 2018).

A implementação de um programa de monitoramento se faz necessária devido à frequência de queixas vestibulares, não apenas durante o tratamento oncológico, mas também entre os sobreviventes de câncer. Sintomas como vertigem, tontura, instabilidade e quedas foram relatados por indivíduos que haviam concluído o tratamento com cisplatina, mesmo quando os resultados do VHIT eram normais (Prayuenyong *et al.*, 2021).

Ainda é bem estabelecido que, independentemente da origem da disfunção vestibular, esta exerce uma influência negativa na vida do seu portador, nos aspectos sociais, emocionais, físicos, cognitivos e mentais (Van Hecke *et al.*, 2017). Portanto, torna-se essencial desenvolver iniciativas que visem a aprimorar a qualidade de vida, principalmente com os sobreviventes de câncer (Lindell *et al.*, 2021).

## POTENCIAL EVOCADO MIOGÊNICO VESTIBULAR NA ONCOLOGIA

O VEMP é um teste que consiste nas respostas miogênicas de média latência, evocada por um estímulo sonoro que estimula a ativação do sáculo e/ou do utrículo. Esse potencial tem a capacidade de identificar disfunções vestibulares causadas por medicamentos ototóxicos, sendo essencial, dado que a ototoxicidade está ligada à redução da atividade da ATPase e ao aumento do estresse oxidativo nos órgãos otolíticos (Hecke *et al.*, 2017).

Nesse contexto, os potenciais evocados miogênicos vestibulares cervicais (cVEMP) e oculares (oVEMP) devem ser incorporados à bateria de exames para o monitoramento da vestibulotoxicidade (Handelsman, 2018).

O cVEMP fornece informações relacionadas com o sáculo e o nervo vestibular inferior. A resposta é eliciada por um estímulo sonoro de alta intensidade (90 a 95 dBNPS), geralmente na frequência de 500 Hz. Durante o teste, o paciente é instruído a contrair o músculo esternocleidomastóideo, enquanto eleva e desloca a cabeça para a direita ou esquerda, contralateralmente ao estímulo auditivo. Os eletrodos são posicionados no terço médio do músculo esternocleidomastóideo, na fúrcula do esterno e na testa. Essa disposição facilita a detecção da resposta que segue a rota do sáculo, passando pelo nervo vestibular inferior, núcleo vestibular lateral e, posteriormente, pelo núcleo do nervo acessório espinhal, culminando na inibição do músculo esternocleidomastóideo ipsilateral (Fig. 12-1) (Handelsman, 2018; Rosengren *et al.*, 2019).

Por outro lado, o oVEMP oferece informações relacionadas com o utrículo e o nervo vestibular superior. A resposta é evocada por um estímulo sonoro de alta intensidade (90 a 95 dBNPS), também na frequência de 500 Hz. Durante o teste, o paciente é orientado a olhar para cima, promovendo a contração de ambos os músculos oblíquos inferiores.

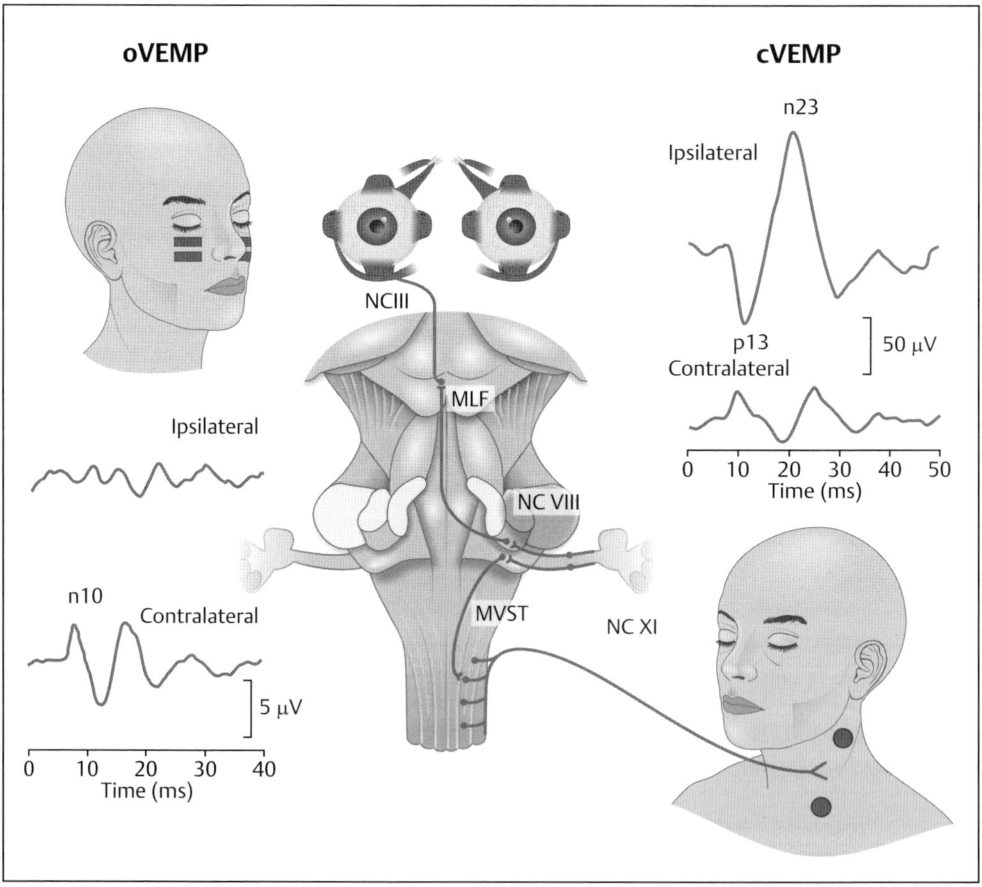


**Fig. 12-1.** Representação esquemática das vias auditivas vestibulares estimuladas no cVEMP e oVEMP juntamente com as respostas obtidas a partir da estimulação.

Nesse caso, não é necessário monitorar a linha de base da eletromiografia. A resposta é observada de forma contralateral, ao contrário do cVEMP, que apresenta uma resposta ipsilateral (Handelsman, 2018; Rosengren *et al.*, 2019).

Estudo da relação do VEMP e aminoglicosídeo revelou uma diminuição na amplitude das respostas do oVEMP, bem como uma redução na latência e na amplitude das ondas no cVEMP, sendo detectada até mesmo a ausência de respostas ao longo do tratamento medicamentoso. Esses achados apontam para a potencial vestibulotoxicidade dessa classe de agentes farmacológicos, dada sua influência sobre os órgãos otolíticos. Entretanto, é imperativo enfatizar que a condução de um conjunto abrangente de avaliações otoneurológicas é essencial para a precisão diagnóstica (Van Hecke *et al.*, 2017).

O VEMP, nos pacientes em uso de cisplatina, evidencia efeito tóxico no órgão vestibular. Observou-se ausência de respostas no VEMP em 28,1% dos participantes, enquanto os demais apresentaram uma diminuição na latência das ondas n1 e p1, além de uma redução na amplitude das respostas pós-tratamento medicamentoso com cisplatina. Entre os participantes com mais de 60 anos, o oVEMP estava ausente, sugerindo um possível comprometimento bilateral dos órgãos otolíticos. No entanto, essa ausência também pode ser atribuída à dificuldade dessa faixa etária em manter a contração dos músculos oblíquos inferiores, o que indica que o VEMP pode não ser adequado para avaliar indivíduos acima de 60 anos. Além disso, não foi observada uma correlação entre perda auditiva e disfunção vestibular, bem como presença de sintomas vestibulares em participantes com alterações nos resultados do VEMP (Ehlert *et al.*, 2022).

Pacientes submetidos a quimiorradioterapia com uma dose de 80 mg/m$^2$ de cisplatina foram submetidos a avaliações de cVEMP e oVEMP antes do início do tratamento, após 6 semanas e 3 meses do início do tratamento. No cVEMP, durante o acompanhamento, observou-se um aumento nas latências das ondas p13 (de 14,6 ms para 15,2 ms) e n23 (de 22,5 ms para 23,3 ms), e 29,3% dos pacientes apresentaram ausência de respostas pós-tratamento. Além do mais, as latências no oVEMP também aumentaram durante o tratamento, com p1 passando de 10,4 ms para 11,3 ms e n1 de 10,4 ms para 16,2 ms, e 34,2% dos pacientes apresentaram ausência de respostas após o tratamento. Não houve diferença significativa entre homens e mulheres, e não foi encontrada nenhuma correlação entre perda auditiva e alterações vestibulares. Além do que nenhum dos participantes relatou queixas de tontura (Hülse *et al.*, 2022).

Diante do exposto, o VEMP torna-se uma ferramenta importante para avaliação do órgão vestibular, sendo este preconizado pelo programa de monitoramento vestibular, entretanto ainda pouco utilizado e difundido. Mesmo na ausência de sintomas vestibulares, é importante a realização da testagem para que medidas preventivas e de intervenção sejam realizadas mesmo antes do paciente apresentar sintomas (Hülse *et al.*, 2022).

## OTOPROTETORES

Com o objetivo de salvaguardar o órgão auditivo contra os impactos adversos da terapia quimioterápica, estudos na literatura destacam a utilização de antioxidantes para mitigar o estresse oxidativo (Cavarretta *et al.*, 2017; Whitlon, 2022). É reconhecido que os antioxidantes apresentam elevada afinidade com o grupo da platina, o que confere à cisplatina uma menor toxicidade (Tang *et al.*, 2021). Dentre eles tem-se:

- *N-acetyl cysteine (NAC)*: fármaco utilizado para proteger as células do estresse oxidativo (Raghu *et al.*, 2021). Foi capaz de diminuir os efeitos da cisplatina em altas frequências (10 e 12 kHz) (Yildirim *et al.*, 2010).

- *Sódio salicilato*: exibe propriedades antioxidantes e demonstra capacidade de proteção parcial das células ciliadas, particularmente em relação às CCE (Hyppolito; Oliveira; Rossato, 2006).
- *Ginkgo biloba*: o extrato atua na neutralização dos radicais superóxido e hidroxila, além de possuir capacidade de diminuir a peroxidação que conduz à geração de radicais livres. Pesquisas experimentais indicam uma redução do efeito tóxico sobre o órgão auditivo quando a cisplatina é administrada em combinação com o *Ginkgo biloba* (Fukaya; Kanno, 1999).
- *Amifostina*: trata-se de um pró-fármaco que, ao ser desfosforilado, interage com os metabólitos citotóxicos da cisplatina, contribuindo para a diminuição dos radicais livres. Pesquisas indicaram uma melhoria auditiva significativa com sua utilização (Gurney *et al.*, 2014), entretanto recentemente foi evidenciado que não se tem o efeito otoprotetor, portanto não deve ser utilizado para esta finalidade (Freyer *et al.*, 2020).
- *Alicin*: é uma substância que vem do extrato do alho e acumula-se facilmente no cérebro e tem função antioxidante. Estudo com animais elucidou proteção da apoptose das células vestibulares e ciliadas diminuindo o efeito ototóxico da cisplatina (Wu *et al.*, 2017).
- *D-methionine*: trata-se de um dos agentes farmacológicos promissores, sendo o único em ensaios clínicos atualmente na fase 2 que demonstrou eficácia otoprotetora. O estudo evidencia uma diminuição da ototoxicidade induzida pela cisplatina, visto que, em comparação com o grupo de controle, não se observou alterações significativas nos limiares auditivos no grupo tratado com cisplatina e D-methionine (Campbell *et al.*, 2022).

É de suma importância realizar o monitoramento auditivo e vestibular dos pacientes em tratamento oncológico, uma vez que a terapêutica afeta a qualidade de vida do paciente. Estratégias são necessárias para reduzir os efeitos tóxicos no órgão auditivo, utilizando agentes otoprotetores e contando com a integração de uma equipe multidisciplinar. Essa equipe deve implementar uma abordagem personalizada para cada indivíduo, visando a suprir as demandas particulares associadas a esta condição altamente debilitante, que impacta não somente o paciente, mas também seus familiares.

## CONCLUSÃO

O cenário atual da literatura científica revela uma carência de estudos que abordem VEMP dentro do âmbito oncológico. No entanto, é notório que há alterações nos resultados desses exames ao longo do tratamento oncológico, mesmo quando o paciente não apresenta sintomas vestibulares notáveis.

Diante dessa constatação, é essencial intensificar as pesquisas voltadas ao VEMP e conduzir uma avaliação vestibular meticulosa para garantir diagnósticos mais precisos. Tal abordagem se mostra crucial para aprimorar a qualidade de vida dos pacientes, especialmente entre os sobreviventes de câncer, que frequentemente experimentam sintomatologias mais severas em comparação com a população em geral.

**Palavras-chave**: câncer; quimioterapia; radioterapia; ototoxicidade; qualidade de vida.

## REFERÊNCIAS BIBLIOGRÁFICAS

AHMED, A. R.; HOMBAL, S. M. Cyclophosphamide (Cytoxan). **Journal of the American Academy of Dermatology**, v. 11, n. 6, p. 1115-1126, 1984.

ALMEIDA, E. *et al.* Estudo audiométrico de alta frequência em pacientes curados de câncer tratados com cisplatina. **Braz. J. Otorhinolaryngol**, v. 74, n. 3, p. 382-390, 2008.

ARIVALAGAN, P. *et al.* Toxicity of Doxorubicin (Dox) to different experimental organ systems. **Life Sci**, v. 1, n. 200, p. 26-30, 2018.

BERNIER, J, HALL, E. J, GIACCIA, A. Radiation oncology: a century of achievements. **Nature,** v. 4, p.737-747, 2004.

BLACK, F. O. *et al.* Cisplatin vestibular ototoxicity. **Laryngoscope**, v. 92, n. 12, p. 1363-1368, 1982.

CAMPBELL, K. C. *et al.* Oral D-methionine protects against cisplatin-induced hearing loss in humans: phase 2 randomized clinical trial in India. **Int J Audiol.**, v. 61, n. 8, p. 31, 2022.

CASATI, M. *et al.* Epidemiologia do câncer de cabeça e pescoço no Brasil: estudo transversal de base populacional. **Rev Bras Cir Cabeça Pescoço**, v. 41, n. 4, p. 186-191, 2012.

CAVARRETTA, E. *et al.* The Positive Effects of Exercise in Chemotherapy-Related Cardiomyopathy. **Adv Exp Med Biol.**, v. 1000, p. 103-129, 2017.

DING, D.; ALLMAN, B. L.; SALVI, R. Review: ototoxic characteristics of platinum antitumor drugs. **Anat Rec (Hoboken)**, v. 295, n. 11, p. 1851-1867, 2012.

EARL, H. M. *et al.* Effects of the addition of gemcitabine, and paclitaxel-fi rst sequencing, in neoadjuvant sequential epirubicin, cyclophosphamide, and paclitaxel for women with high-risk early breast cancer (Neo-tAnGo): an open-label, 2 × 2 factorial randomised ph. **Lancet Oncology**, v. 15, n. 2, p. 201-212, 2014.

EHLERT, K. *et al.* Changes in vestibular and cochlear function following platinum-based chemotherapy: A preliminary report. **Ear Nose Throat J**, p. 1-12, 2022.

EMADI, A.; JONES, R. J.; BRODSKY, R. A. Cyclophosphamide and cancer: golden anniversary. **Nat Rev Clin Oncol**, v. 6, n. 11, p. 1-10, 2009.

FERREIRA, A. L. A.; MATSUBARA, L. S. Radicais livres: conceitos, doenças relacionadas, sistema de defesa e estresse oxidativo. **Rev Assoc Med Bras**, v. 43, n. 1, p. 61-68, 1997.

FORASTIERE, A. A. Chemotherapy of head and neck cancer. **Ann Oncol**, v. 3, p. 11-14, 1992.

FREGUGLIA, I. O.; TOLOCKA, R. E. Physical activity and child cancer treatment. **Revista Médica de Minas Gerais**, v. 25, n. Supl 6, p. 28-35, 2015.

FREYER, D. R. *et al.* Prevention of cisplatin-induced ototoxicity in children and adolescents with cancer: a clinical practice guideline. **Lancet Child Adolesc Health**, v. 4, n. 2, p. 50, 1 fev. 2020.

FRISINA, R. *et al.* Comprehensive Audiometric Analysis of Hearing Impairment and Tinnitus After Cisplatin-Based Chemotherapy in Survivors of Adult-Onset Cancer. **J Clin Oncol**, v. 34, n. 23, p. 2712-2720, 2016.

FUKAYA, H.; KANNO, H. Experimental studies of the protective effect of ginkgo biloba extract (GBE) on cisplatin-induced toxicity in rats. **Nihon Jibiinkoka Gakkai Kaiho**, v. 102, n. 7, p. 907-917, 1999.

GALMARINI, D.; GALMARINI, C. M.; GALMARINI, F. C. Cancer chemotherapy: A critical analysis of its 60 years of history. **Crit Rev Onco/Hematol**, v. 84, n. 2, p. 181-199, 2012.

GARCIA, A. P. Audiological monitoring of cisplatin exposed patients. **Rev Bras Otorrinolaringol**, v. 69, n. 2, p. 215-221, 2003.

GRIMALDI, N. *et al.* Conduta do cirurgião-dentista na prevenção e tratamento da osteorradionecrose: revisão de literatura. **Rev Bras Cancerol**, v. 51, n. 4, p. 319-324, 2005.

GURNEY, J. G. *et al.* Evaluation of amifostine for protection against cisplatin-induced serious hearing loss in children treated for average-risk or high-risk medulloblastoma. **Neuro Oncol**, v. 16, n. 6, p. 848-855, 2014.

HANDELSMAN, J. A. Vestibulotoxicity: strategies for clinical diagnosis and rehabilitation. **Int J Audiol**, v. 57, p. 1-9, 2018.

HARTWIG, S.; PETTERSSON, U.; STAHLE, J. cis-Diamminedichloroplatinum: a cytostatic with an ototoxic effect. **ORL J Otorhinolaryngol Relat Spec.**, v. 45, n. 5, p. 257-261, 1983.

HECKE, R. V *et al.* Systemic Aminoglycosides-Induced Vestibulotoxicity in Humans. **Ear Hear**, v. 38, n. 6, p. 1-10, 2017.

HENSON, K. E. *et al.* Risk of Suicide after Cancer Diagnosis in England. **JAMA Psychiatry**, v. 76, n. 1, p. 51-60, 2019.

HILL, G. W.; MOREST, D. K.; PARHAM, K. Cisplatin-Induced Ototoxicity. **Otol Neurotol.**, v. 29, n. 7, p. 1005-1011, 2008.

HIROSE, Y.; SIMON, J. A; OU, H. C. Hair cell toxicity in anti-cancer drugs: evaluating an anti-cancer drug library for independent and synergistic toxic effects on hair cells using the zebrafish lateral line. **J Assoc Res Otolaryngol**, v. 12, n. 6, p. 719-728, 2011.

HÜLSE, R. *et al.* Changes in Vestibular Function in Patients With Head-and-Neck Cancer Undergoing Chemoradiation. **Ear Nose Throat J**, v. 101, n. 6, p. 379-385, 2022.

HYPPOLITO, M. A.; OLIVEIRA, J. A. A.; ROSSATO, M. Cisplatin ototoxicity and otoprotection with sodium salicylate. **Eur Arch Otorhinolaryngol**, v. 263, n. 9, p. 798-803, set. 2006.

INCA, I. N. DO C. **Estimativa 2020: incidência do câncer no Brasil**. Rio de Janeiro: Instituto Nacional do Câncer, 2019.

INCA, I. N. DO C. **Estimativa 2023 : incidência de câncer no Brasil**. Rio de Janeiro: 2023.

JERECZEK-FOSSA, B. A. *et al.* Radiotherapy-induced ear toxicity. **Cancer Treat Rev**, v. 29, n. 5, p. 417-430, 2003.

KAUR, R; BHARDWAJ; A, GUPTA, S. Cancer treatment therapies: traditional to modern approaches to combat cancers. **Mol Biol Rep.**, v.50, n.11, p. 9663-9676, 2023.

KOBAYASHI, H. *et al.* Clinical features of cisplatin vestibulotoxicity and hearing loss. **ORL J Otorhinolaryngol Relat Spec.**, v. 49, n. 2, p. 67-72, 1987.

KROS, C. J.; STEYGER, P. S. Aminoglycoside- and Cisplatin-Induced Ototoxicity: Mechanisms and Otoprotective Strategies. **Cold Spring Harb Perspect Med.**, v. 1, n. 9, p. 1-18, 2019.

LABEIT, B. *et al.* The Impact of Dysphagia in Myositis: A Systematic Review and Meta-Analysis. **J Clin Med**, v. 9, n. 7, p. 2150, 2020.

LANDIER, W. Ototoxicity and cancer therapy. **Cancer**, v. 122, n.11, p.1647-58, 2016.

LAURELL, G.; BAGGER-SJÖBÄCK, D. Dose-dependent inner ear changes after i.v. administration of cisplatin. **J Otolaryngol**, v. 20, n. 3, p. 158-167, 1991.

LINDELL, E. *et al.* Dizziness and health-related quality of life among older adults in an urban population: a cross-sectional study. **Health Qual Life Outcomes**, v. 19, n. 1, p. 1-10, 2021.

MIASKOWSKI, C. *et al.* Associations among hearing loss, multiple co-occurring symptoms, and quality of life outcomes in cancer survivors. **J Cancer Surviv**, v. 17, n. 1, p. 59-68, 2023.

MUJICA-MOTA, M.; WAISSBLUTH, S.; DANIEL, S. J. Characteristics of radiation-induced sensorineural hearing loss in head and neck cancer: A systematic review. **Head & Neck**, v. 35, n. 11, p. 1662-1668, 2013.

NAKAYAMA, M.; RIGGS, L. C.; MATZ, G. J. Quantitative study of vestibulotoxicity induced by gentamicin or cisplatin in the guinea pig. **Laryngoscope**, v. 106, p. 162-167, 1992.

NIEDZWIEDZ, C. L. *et al.* Depression and anxiety among people living with and beyond cancer: a growing clinical and research priority. **BMC Cancer**, v. 11, n. 19, p. 1-8, 2019.

OH, S. Y. *et al.* Ototoxicity associated with oxaliplatin in a patient with pancreatic cancer. **JOP: Journal of the pancreas**, v. 14, n. 6, p. 676-679, 2013.

PANDOLFO, M. *et al.* Farmacogenoma do fluorouracil. análise de polimorfismo no gene da diidropirimidina desidrogenase. **Infarma**, v. 17, n. 3/4, p. 62-65, 2005.

PEREZ, R. R. *et al.* A ação do decanoato de nandrolona (Deca-durabolin®) sobre parâmetros hematológicos e proteína total plasmática de ratos (Rattus rattus) com depressão medular induzida após administração de sulfato de vincristina (Oncovin®). **Ciênc. rural**, v. 35, n. 3, p. 589-595, 2005.

PITMAN, A. *et al.* Depression and anxiety in patients with cancer. **BMJ**, v. 361, p. 1-6, 2018.

PRAYUENYONG, P. *et al.* Imbalance Associated With Cisplatin Chemotherapy in Adult Cancer Survivors: A Clinical Study. **Otol Neurotol**, v. 42, n. 6, p. e730-34, 2021.

PRAYUENYONG, P. *et al.* Vestibulotoxicity Associated With Platinum-Based Chemotherapy in Survivors of Cancer: A Scoping Review. **Front Oncol**, v. 8, p. 1-12, 2018.

RAGHU, G. *et al.* The Multifaceted Therapeutic Role of N-Acetylcysteine (NAC) in Disorders Characterized by Oxidative Stress. **Curr Neuropharmacol**, v. 19, n. 8, p. 24, 2021.

RAMALHO, P. M. L Repercussões da radioterapia na região orofacial. **Radiol Bras**, v. 44, n. 6, p. 388-395, 2011.

ROSENGREN, S. M. *et al.* Vestibular evoked myogenic potentials in practice: Methods, pitfalls and clinical applications. **Clin Neurophysiol Pract**, v. 26, p. 47-68, 2019.

ROY, P.S; SAIKIA, B.J. Cancer and cure: A critical analysis. **Indian J Cancer**, v.53, n.3, p.441-442, 2016.

SALAZAR, M. *et al.* Efeitos e Tratamento da Radioterapia de Cabeça e Pescoço de Interesse ao Cirurgião Dentista Revisão da Literatura. **Odonto**, v. 16, n. 31, p. 62-68, 2008.

SAWAMURA, Y.; KAMOSHIMA, Y.; KATO, T. Chemotherapy with cisplatin and vincristine for optic pathway/hypothalamic astrocytoma in young children. **Jpn J Clin Oncol**, v. 39, n. 5, p. 277-283, 2009.

SCRIPTURE, C. D.; FIGG, W. D.; SPARREBOOM, A. Peripheral neuropathy induced by paclitaxel: recent insights and future perspectives. **Curr. Neuropharmacol**, v. 4, n. 2, p. 165-172, abr. 2006.

SHI, W. *et al.* Mechanism and Protection of Radiotherapy Induced Sensorineural Hearing Loss for Head and Neck Cancer. **Biomed Res Int**, v. 0, p. 1-10, 2021.

STEYGER, P. S. Mechanisms of Ototoxicity and Otoprotection. **Otolaryngol Clin North Am**, v. 54, n. 6, p. 1101-1115, 2021.

SUNG, M.; WAXMAN, S. Combination of cytotoxic-differentiation therapy with 5-fluorouracil and phenylbutyrate in patients with advanced colorectal cancer. **Anticancer Res**, v. 27, n. 2, p. 995-1001, 2007.

TANG, Q. *et al.* Cisplatin-induced ototoxicity: Updates on molecular mechanisms and otoprotective strategies. **Eur J Pharm Biopharm**, v. 163, p. 60-71, 1 jun. 2021.

VALKO, M. *et al.* Free radicals, metals and antioxidants in oxidative stress-induced cancer. **Chem Biol Interact**, v. 160, n. 1, p. 1-40, 2006.

WANG, X. *et al.* Cisplatin induced ototoxicity: From signaling network to therapeutic targets. **Biomed Pharmacother.**, v. 157, p. 11405, 2023.

WEISS, R. B. The anthracyclines: will we ever find a better doxorubicin? **Seminars in oncology**, v. 19, n. 6, p. 670-686, 1992.

WHITLON, D. S. Statins and hearing. **Hear Res**, v. 425, p. 108453, 2022.

WHO, W. H. O. **Cancer Tomorrow**. Disponível em: <https://gco.iarc.fr/tomorrow/en/dataviz/isotype>. Acesso em: 23 mar. 2023.

WILDES, T. M. *et al.* Systematic review of falls in older adults with cancer. **J Geriatr Oncol**, v. 6, n. 1, p. 70-83, 2015.

WRIGHT, C. G.; SCHAEFER, S. D. Inner ear histopathology in patients treated with cis-platinum. **Laryngoscope**, v. 92, n. 12, p. 1408-1413, 1982.

WU, X. *et al.* Allicin protects against cisplatin-induced vestibular dysfunction by inhibiting the apoptotic pathway. **Eur J Pharmacol**, v. 805, p. 108-117, 2017.

YILDIRIM, M. *et al.* Preventing cisplatin induced ototoxicity by N-acetylcysteine and salicylate. **Kulak Burun Bogaz Ihtis Derg**, v. 20, n. 4, p. 83, 2010.

YÜCE, S. *et al.* Oxaliplatin and ototoxicity: is it really safe for hearing? **Turk J Med Sci**, v. 44, n. 4, p. 586-589, 2014.

ZHANG, X. *et al.* Pharmacogenomics of cisplatin-induced neurotoxicities: Hearing loss, tinnitus, and peripheral sensory neuropathy. **Cancer Med**, v. 11, n. 14, p. 2801-2816, 2022.

ZRAIK, I. M.; HESS-BUSCH, Y. Management of chemotherapy side effects and their long-term sequelae. **Urologe A**, v. 60, n. 7, p. 862-871, 1 jul. 2021.

# POTENCIAL EVOCADO MIOGÊNICO VESTIBULAR NO *SCHWANNOMA* VESTIBULAR

CAPÍTULO 13

Ricardo Schaffeln Dorigueto ▪ Rafaela de Melo Meneses Maia

## INTRODUÇÃO

Os schwannomas vestibulares (SV), também conhecidos como neurinomas do acústico, ou neurinomas do oitavo par craniano, são tumores fibrosos benignos de crescimento lento, oriundos da bainha de Schwann dos nervos vestibulococleares (Huang *et al.*, 2013; Von Kirsschbaum; Gurkov, 2016).

A prevalência do SV varia entre diferentes regiões e grupos populacionais, mas, em média, é estimada em cerca de 1 caso por cada 100.000 habitantes. Ele ocupa o terceiro lugar entre os tumores benignos intracranianos e representa 80% dos tumores do ângulo pontocerebelar. A incidência do tumor aumenta consideravelmente após a sexta década de vida (Colebatch *et al.*, 1994; Carlson *et al.*, 2016).

A manifestação do SV pode ocorrer ao longo de todo o nervo vestibulococlear (NVIII), sendo mais comum de forma unilateral, no conduto auditivo interno e originando-se principalmente da porção superior do nervo vestibular. A apresentação bilateral desse tumor é incomum e é uma característica da síndrome genética conhecida como neurofibromatose tipo 2 (NF2) (Anand *et al.*, 1993; Rosenberg, 2000; Evans, 2005; Stangerup, 2006; Nikolopoulos, 2010; Huang *et al.*, 2013; Von Kirsschbaum; Gurkov, 2016).

Devido à limitação de espaço na região anatômica, os tumores que se formam no ângulo pontocerebelar e no interior do conduto auditivo interno frequentemente provocam compressão mecânica e afetam a função dos nervos vestibulares, bem como das estruturas vizinhas, como nervo coclear, nervo facial, artérias cerebelares anteroinferior e posteroinferior, tronco cerebral e cerebelo (Ogawa *et al.*, 1991; Colebatch *et al.*, 1994; Dieterich; Brandt, 2015).

## QUADRO CLÍNICO

Em razão do crescimento lento do SV, entre 1 e 2 milímetros por ano, os sintomas que ele provoca tendem a se manifestar de forma insidiosa e progressiva. No entanto, ocasionalmente, podem ocorrer períodos de agudização, geralmente relacionados com possíveis necroses ou sangramentos dentro do tumor (Ogawa *et al.*, 1991; Rosenberg, 2000; Stangerup *et al.*, 2006).

O sintoma predominante é a perda auditiva neurossensorial, que ocorre de forma progressiva e unilateral, frequentemente acompanhada por zumbido e dificuldade significativa na compreensão da fala. Também é possível observar em alguns pacientes uma redução na sensibilidade tátil do conduto auditivo externo medial, denominada sinal de

Hitselberger, devido à compressão das fibras sensitivas do nervo facial (VII par craniano). Sintomas vestibulares, como instabilidade e desequilíbrio, podem estar presentes; no entanto, verdadeiras vertigens ou episódios incapacitantes de tontura são incomuns (Evans, 2005; Stangerup, 2006; Nikolopoulos, 2010; Andersen *et al.*, 2015).

Por fim, à medida que o tumor evolui e cresce, podem ocorrer complicações, como paralisia facial, dor facial, disfunção de nervos cranianos baixos (IX, X e XI), ataxia, cefaleia e sinais neurológicos indicativos de aumento da pressão intracraniana (Evans *et al.*, 2005; Nikolopoulos *et al.*, 2010; Stangerup *et al.*, 2006).

## PANORAMA GERAL DOS ACHADOS DOS EXAMES COMPLEMENTARES NO PACIENTE COM *SCHWANNOMA* VESTIBULAR

Existem diversos testes atualmente disponíveis para avaliar a função vestibular em pacientes que apresentam suspeita de SV. Frequentemente, a investigação diagnóstica do paciente é iniciada devido à queixa auditiva unilateral. A presença de sintomas auditivos unilaterais, sem histórico clínico que sugira otite média, otite externa, acúmulo de cerume ou exposição a ruído, é um sinal de alerta inicial para o médico iniciar a investigação de possíveis lesões expansivas na via auditiva (*Committee on Hearing and Equilibrium*, 1995).

A audiometria é o primeiro exame realizado em casos suspeitos, e, classicamente, revela uma perda auditiva neurossensorial em frequências agudas, acompanhada de um baixo índice de reconhecimento de fala (Fig. 13-1). O reflexo estapediano está ausente na maioria dos pacientes. Outro achado relevante na impedanciometria é a falta de reflexo estapediano contralateral em pacientes que mantêm o reflexo ipsilateral, o que é característico de lesões retrococleares.

O potencial evocado auditivo de tronco encefálico (PEATE), um teste eletrofisiológico da via auditiva, é capaz de detectar de maneira sensível às alterações causadas pelo tumor, apresentando uma sensibilidade que varia entre 93% e 98% (Pedriali; Kozlowski, 2005).

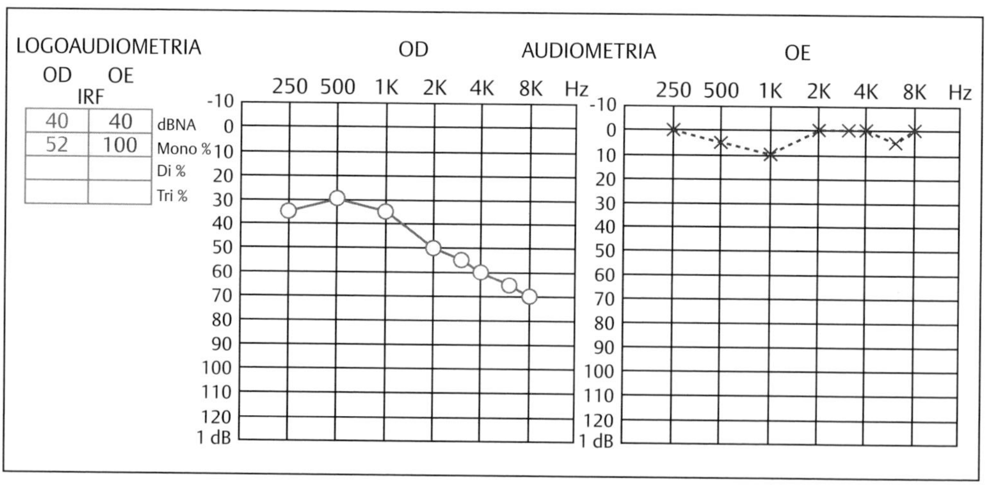


**Fig. 13-1.** Limiares audiométricos alterados em paciente com *schwannoma* vestibular em aferência direita. Os limiares tonais mostram perda auditiva do tipo neurossensorial descendente; o teste de discriminação vocal encontra-se alterado, mostrando baixo índice de reconhecimento da fala (IRF) na orelha comprometida.

Devido a seu baixo custo, facilidade de aplicação e capacidade de avaliar a condução neural (utilizado para topodiagnóstico), o PEATE emergiu como o principal teste de triagem no SV. Em pacientes com perdas auditivas secundárias à compressão neural, a onda I costuma estar dentro dos padrões da normalidade, os intervalos I-III e I-V alargados, e a morfologia e a reprodução das ondas comprometidas (Burkard *et al.*, 2007) (Fig. 13-2).

A ressonância magnética (RM) é uma ferramenta fundamental no diagnóstico do SV, fornecendo informações cruciais sobre presença, localização, tamanho e características do tumor. O agente de contraste da RM, o gadolínio, realça a lesão e a diferença de tecidos circundantes; isso é particularmente útil para distinguir o tumor de estruturas adjacentes, como vasos sanguíneos e nervos. Ele aparece como uma massa bem definida no interior do conduto auditivo interno ou ângulo pontocerebelar, isointenso em relação ao tecido cerebral adjacente nas imagens ponderadas em T1, levemente hiperintenso ao tecido cerebral nas imagens em T2 e com intenso realce pelo contraste intravenoso, tornando-se mais visível e distinto das estruturas circundantes (Fig. 13-3) (Rosahl *et al.*, 2017).

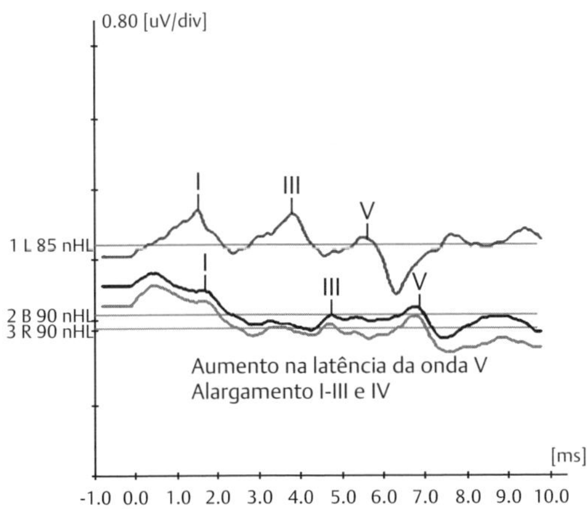


| Latencies (ms) | | |
|---|---|---|
| I | III | I |
| 1,53 | 3,82 | 5,61 |
| 1,70 | 4,78 | 6,86 |

| Interlatencies (ms) | | | |
|---|---|---|---|
| I-III | III-V | I-V | |
| 2,29 | 1,79 | 4,08 | |
| 3,08 | 2,08 | 5,16 | > 4,42 |

**Fig. 13-2.** Exemplo de PEATE em um caso de *schwannoma* vestibular em aferência direita (mostrado no traçado mais claro) comprometendo a condução neural. Observa-se um atraso na latência absoluta das ondas III e V, bem como um alargamento dos intervalos interpicos I-III e I-V. Além disso, é evidente a diferença interaural entre as latências das ondas V e os intervalos I-III e I-V.

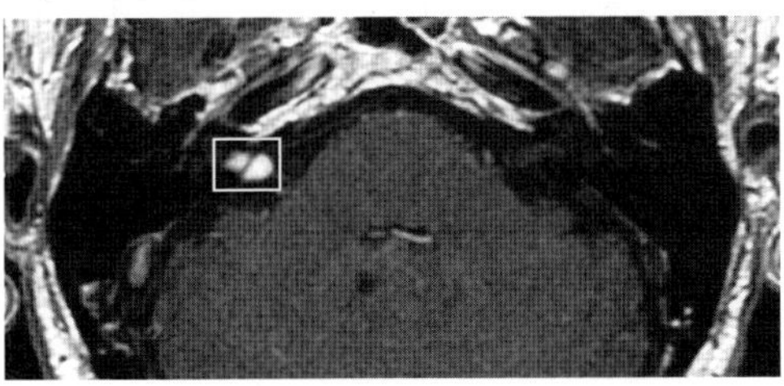

**Fig. 13-3.** Ressonância magnética de crânio no plano axial, ponderada em T1, após a injeção de contraste intravenoso (gadolínio). Note que os limites tumorais são facilmente identificados em relação ao tecido cerebral subjacente.

## ACHADOS DO POTENCIAL EVOCADO MIOGÊNICO VESTIBULAR NO *SCHWANNOMA* VESTIBULAR

O potencial evocado miogênico vestibular (VEMP) consiste em um método eletrofisiológico, não invasivo e de fácil aplicação, para avaliação da integridade funcional das vias otolíticas periféricas (sáculo e nervo vestibular inferior; utrículo e nervo vestibular superior) ou centrais (vias ascendentes do tronco encefálico, entre os núcleos vestibulares e núcleos oculomotoras; vias descendentes do tronco encefálico, entre os núcleos vestibulares e núcleo do acessório) (Zhou *et al.*, 2004; Mudduwa *et al.*, 2010; Dorbeau *et al.*, 2021).

Embora não substituam a ressonância magnética, os testes eletrofisiológicos, como os VEMPs, têm a vantagem de serem mais econômicos e mais simples de realizar, tornando-se uma ferramenta eficaz de triagem. Isso é particularmente relevante em situações em que o acesso à RM é limitado, demorado e dispendioso. Além disso, os VEMPs podem ser empregados em conjunto com outros testes otoneurológicos, como o PEATE, o teste do impulso cefálico por vídeo, a subjetiva visual vertical (SVV) e a prova calórica. Essa combinação de testes é útil para avaliar a extensão do comprometimento funcional, auxiliar no diagnóstico topográfico e prognóstico da evolução do tumor, seja diante de uma abordagem médica de observação clínica ou após cirurgia neurológica (Chen *et al.*, 2002; Diallo *et al.*,2006; Maia, 2021).

Uma vantagem do VEMP em comparação com o PEATE é que ele não é afetado pela presença da perda auditiva neurossensorial, que é comumente observada em pacientes com tumores no ângulo pontocerebelar. Em resumo, o VEMP tornse uma ferramenta diagnóstica valiosa, especialmente em pacientes com perda auditiva severa e profunda, nos quais o PEATE pode não oferecer resultados conclusivos do local da lesão (Matsuzaki *et al.*, 1999; Patko *et al.*,2003; Maia, 2021).

As respostas dos VEMPs apresentam alterações em cerca de 80% dos pacientes diagnosticados com SV, sendo a ausência de resposta unilateral o achado mais comum. Quando não há resposta do VEMP cervical ou ocorre assimetria de respostas entre os lados, não é possível determinar se a origem da lesão está no sáculo, devido à isquemia periférica, ou no nervo vestibular inferior e sua via central, devido ao mecanismo compressivo tumoral. Da mesma forma, em caso de ausência de resposta do VEMP ocular ou sua assimetria entre os lados, não é possível identificar se a lesão se encontra no utrículo, no nervo vestibular superior ou na via otolítica no tronco encefálico (Murofushi *et al.*, 1998; Takeichi *et al.*, 2001; Chiarovano *et al.*, 2014; Maia, 2021).

## CASO CLÍNICO

### Dados do Paciente

Paciente de gênero masculino, 46 anos de idade, natural de Atibaia (São Paulo). Queixa-se de perda auditiva esquerda, progressiva, iniciada há aproximadamente 7 anos. Zumbido intenso ipsilateral iniciou no mesmo período. Não apresenta tontura. Nega desequilíbrio. Como antecedente pessoal possui neurofibromatose do tipo 2. Exames complementares documentaram perda auditiva neurossensorial descendente em aferência esquerda. Conduta médica: diante do histórico de neurofibromatose tipo 2, o médico solicitou ressonância magnética de crânio e exames eletrofisiológicos (PEATE e VEMPs) (Figs. 13-4 a 13-6).

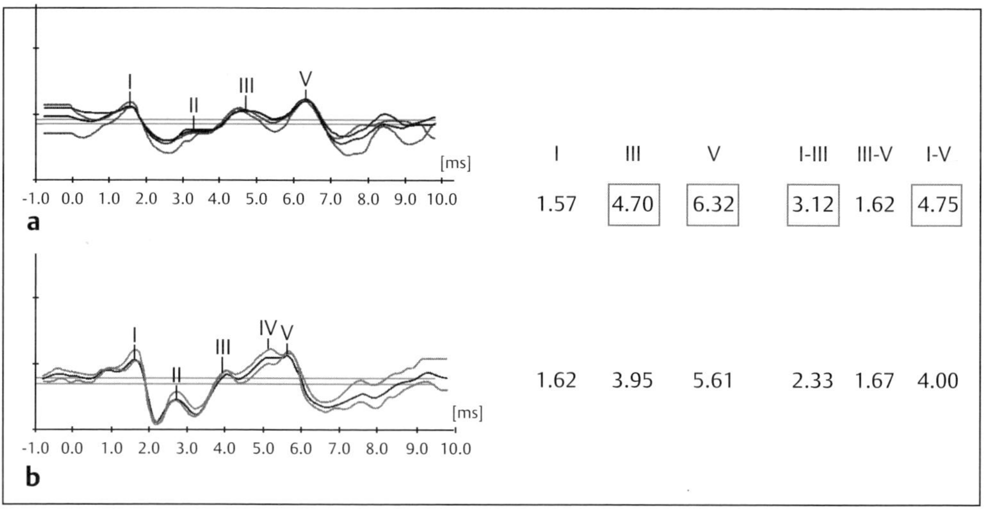


**Fig. 13-4.** O potencial evocado auditivo do tronco encefálico (PEATE) revela um atraso na condução neural na via auditiva esquerda, no trecho que se estende do nervo auditivo ao tronco encefálico inferior (em **a**). A integridade neural da via auditiva direita permanece preservada (em **b**). Os valores que excedem a referência da normalidade são indicados pelos quadrados vermelhos, medidos em milissegundos.

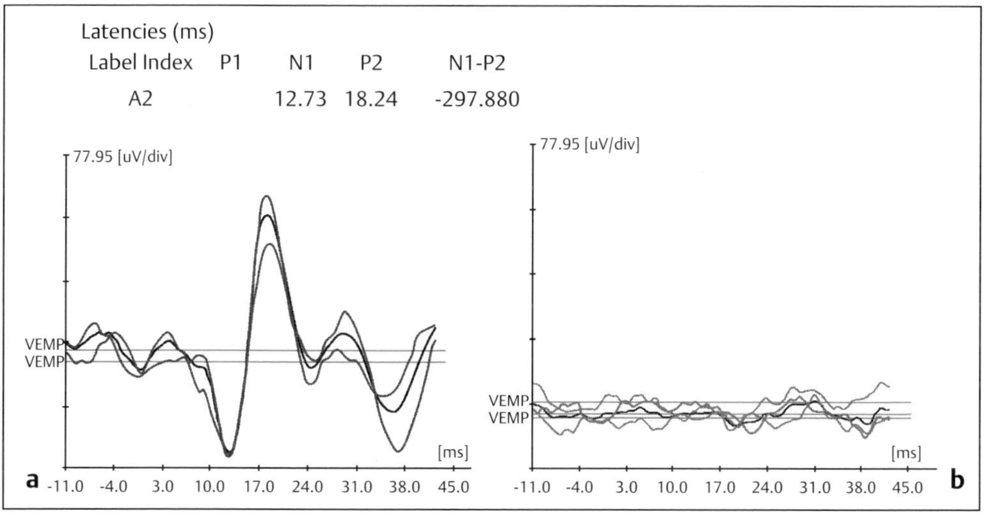


**Fig. 13-5.** O potencial miogênico vestibular cervical (VEMP cervical) mostra um comprometimento do reflexo saculocervical quando o estímulo sonoro foi aplicado à via vestibular direita (em **b**). Por outro lado, a via otolítica esquerda permanece intacta (em **a**).

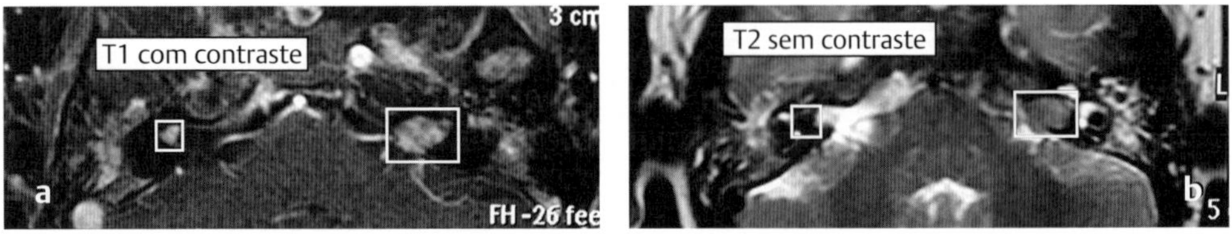


**Fig. 13-6.** Ressonância magnética de crânio no plano axial. (**a**) RM ponderada em T1 com contraste, identificou imagem tumoral hiperintensa no fundo do conduto auditivo interno direito e preenchendo completamente o conduto auditivo interno esquerdo. (**b**) RM ponderada em T2 e sem contraste, identifica a lesão tumoral hipointensa no fundo do conduto auditivo interno direito e isointensa preenchendo completamente o conduto auditivo interno esquerdo.

## Comentário

A NF2 é uma condição genética rara que se caracteriza pelo desenvolvimento de tumores benignos no sistema nervoso central, incluindo os nervos vestibulares. A relação entre a NF2 e a presença de SV bilateral é bem estabelecida, uma vez que a mutação genética subjacente na NF2 afeta diretamente as células de Schwann, que envolvem os nervos periféricos, incluindo o nervo vestibular. Como resultado dessa mutação, os pacientes com NF2 têm uma maior predisposição para o desenvolvimento de SVs bilaterais, ou seja, tumores benignos que afetam ambos os nervos vestibulares. Esses SVs bilaterais são uma característica distintiva da NF2 e podem levar a perda auditiva progressiva e outros sintomas neurológicos, tornando o diagnóstico e o tratamento precoces cruciais para o manejo adequado da condição.

No caso deste paciente, que apresentá SV bilateral, é interessante notar que o resultado do PEATE indicou comprometimento apenas da via auditiva esquerda, enquanto o VEMP identificou o comprometimento da via vestibular direita. Esse cenário ilustra a relevância de combinar a análise dos VEMPs com outros exames otoneurológicos, incluindo exames de imagem, para avaliar a extensão do comprometimento funcional e planejar a terapia de forma adequada.

## CONCLUSÃO

1. Os VEMPs têm a capacidade de distinguir entre lesões funcionais na via utrículo-ocular e na via saculocervical. No entanto, não é possível determinar se o local da lesão é de natureza periférica, devido à isquemia dos órgãos otolíticos, ou de origem neural, devido à compressão dos nervos vestibulares.
2. Nos pacientes diagnosticados com SV, o achado mais comum nos VEMPs é a ausência de resposta ipsilateral, em concordância com as queixas clínicas e os resultados audiométricos.
3. É importante observar que os VEMPs, quando alterados por ausência de resposta unilateral, não são capazes de distinguir entre o SV e outros possíveis diagnósticos diferenciais relacionados com a orelha interna ou o sistema vestibular. O exame de imagem, como uma ressonância magnética, torna-se necessário para a confirmação diagnóstica.
4. A combinação dos VEMPs com outros exames otoneurológicos é útil para o avaliar a extensão do comprometimento funcional e o planejamento da terapêutica.

**Palavras-chave:** *schwannomas*; potenciais evocados miogênicos vestibulares; neurinoma; nervo vestibular; sáculo e utrículo.

## REFERÊNCIAS BIBLIOGRÁFICAS

AMERICAN ACADEMY OF OTOLARYNGOLOGY. COMMITTEE ON HEARING AND EQUILIBRIUM GUIDELINES FOR THE EVALUATION OF HEARING PRESERVATION IN ACOUSTIC NEUROMA (VESTIBULAR SCHWANNOMA). **Otolaryngol Head and Neck Surg**, v.113, n.3, p.179-180, 1995.

ANAND, V.T. *et al.* Bilateral acoustic neuromas. **Clin Otolaryngol Allied Sci**, v.18, n.5, p.365-371, 1993.

ANDERSEN, J. F. *et al.* Predictors of vertigo in patients with untreated vestibular schwannoma. **Otol Neurotol**, v.36, n.4, p.647-652, 2015.

BURKARD, R. F.; DON, M.; EGGERMONT, J. J. Auditory evoked potentials: basic principles and clinical application. **The Point.** United States of America, p.572, 2007.

CARLSON, M. L. *et al.* Racial differences in vestibular schwannoma. **Laryngoscope**, v. 26, n.9. p. 2128-2131, 2016.

CHEN, C.; YOUNG, Y.; TSENG, H. Preoperative versus postoperative role of vestibular evoked myogenic potentials in cerebellopontine angle tumor. **Laryngoscope**, v. 112, n.2, p.267-271, 2002.

CHIAROVANO, E. *et al.* The role of cervical and ocular vestibular evoked myogenic potentials in the assessment of patients with vestibular schwannomas. **Plos One,** v. 19, n. 9, p.8-12, 2014.

COLEBATCH, J. G.; HALMAGYI, G. M.; SKUSE, N. F. Myogenic potentials generated by a click-evoked vestibulocollic reflex. **J Neurol Neurosurg Psychiatry**, v.57, n.2, p.190-197, 1994.

COMMITTEE ON HEARING AND EQUILIBRIUM GUIDELINES FOR THE EVALUATION OF HEARING PRESERVATION IN ACOUSTIC NEUROMA (VESTIBULAR SCHWANNOMA). American Academy of Otolaryngology-Head and Neck Surgery Foundation, INC. **Otolaryngol Head Neck Surg**, v.113, n.3, p.179-180,1995.

DIALLO, B. K. *et al.* The neurotologic evaluation of vestibular schwannomas. Results of audiological and vestibular testing in 100 consecutives cases. **Rev Laryngol Otol Rhinol,** v. 127, n. 4, p. 203-209, 2006.

DIETERICH, M; BRANDT, T. The bilateral central vestibular system: its pathways, functions, and disorders. **Ann N Y Acad Sci**, v.1343, p.10-26, 2015.

DORBEAU, C. *et al.* Vestibular evoked myogenic potentials. **Eur Ann Otorhinolaryngol Head Neck Dis**, v. 138, n. 6, p. 483-488, 2021.

EVANS, D.G. *et al.* Incidence of vestibular schwannoma and neurofibromatosis 2 in the northwest of England over a 10-year period: higher incidence than previously thought. **Otol Neurotol**, v. 26, p. 93-97, 2005.

HUANG, X. *et al.* Clinical Features of intracranial vestibular schwannomas. **Oncol,** v. 5, n. 1, p. 57-62, 2013.

MAIA, R. M. M. **Potencial evocado miogênico vestibular cervical no diagnóstico do Schwannoma Vestibular**. Dissertação (mestrado). São Paulo: Faculdade Santa Casa de Misericórdia de São Paulo, 2021.

MATSUZAKI, M.; MUROFUSHI, T.; MIZUNO, M. Vestibular evoked myogenic potentials in acoustic tumor patients with normal auditory brainstem responses. **Eur Arch Otorhinolaryngol**, v. 256, n. 1. p. 1-4,1999.

MUDDUWA, R. *et al.* Vestibular evoked myogenic potentials: review. **J Laryngol Otol,** v. 124, n. 10, p. 1043-1050, 2010.

MUROFUSHI, T. Diagnostic value of prolonged latencies in the vestibular evoked myogenic potentials. **Arch Otolaryngol Head Neck Surg**, v.127, n. 9, p.1069-1072, 2001.

MUROFUSHI, T.; MATSUZAKI, M.; MIZUNO, M. Vestibular evoked myogenic potentials in patients with acoustic neuromas. **Arch Otolaryngol Head Neck Surg**, v. 124, n. 5, p. 509-512, 1998.

NIKOLOPOULOS, T. P. *et al.* Acoustic neuroma growth: a systematic review of the evidence. **Otol Neurotol**, v. 31, p. 478-485, 2010.

OGAWA, K. *et al.* The growth rate of acoustic neuromas. **Acta Otolaryngol Suppl,** v. 487, p. 157-163, 1991.

PATKO, T. *et al.* Vestibular evoked myogenic potentials in patients suffering from an unilateral acoustic neuroma: a study of 170 patients. **Clin Neurophysiol**, v. 114, n. 7, p. 1344-1350, 2003.

PEDRIALI, I. V. G; KOZLOWSKI, L. Auditory Brainsteam Response on the detection of Acoustic Neuroma. **Int Arch Otorhinolaryngol**, v. 9, n.1, p.1-8, 2005.

ROSAHL, S. *et al.* Diagnostics and therapy of vestibular schwannomas - an interdisciplinar challenge. **GMS Curr Top Otorhinolaryngol Head Neck Surg**, v.16, n.3, p 1-38, 2017.

ROSENBERG, S. I. Natural history of acoustic neuromas. **Laryngoscope**, v.110, p. 497-508, 2000.

STANGERUP, S. E. *et al.* The natural history of vestibular schwannoma. **Otol Neurotol**, v. 27, p. 547-552, 2006.

TAKEICHI, N. *et al.* Vestibular evoked myogenic potential (VEMP) in patients with acoustic neuromas. **Auris Nasus Larynx**, v. 28, p. 39-41, 2001.

VON KIRSCHBAUM, C; GURKOV, R. Audiovestibular Function Deficits in Vestibular Schwannoma. **Biomed Res Int**, v. 2016, p. 1-9, 2016.

ZHOU, Y. *et al.* The prediction of the tumor size of a vestibular schwannoma by clinical performance and vestibular function tests. **J neurooncol**, v. 14, n. 03, p. 679-686, 2018.

# ACHADOS DOS POTENCIAIS EVOCADOS MIOGÊNICOS VESTIBULARES NAS ALTERAÇÕES CENTRAIS

CAPÍTULO 14

Pricila Sleifer ▪ Nathalia Flores Oliveira
Viviann Magalhães Silva Borges ▪ Rudimar dos Santos Riesgo

## INTRODUÇÃO

O equilíbrio corporal é resultado de uma complexa correlação entre os sistemas sensoriais (visual, vestibular e proprioceptivo) e do sistema musculoesquelético. Por isso, considera-se que seja um fenômeno sensoriomotor que decorre de um sistema de informações enviadas por cada um desses sistemas para o processamento no sistema nervoso central (SNC). Em relação ao sistema vestibular, seu papel na manutenção do equilíbrio consiste em detectar o movimento do corpo, em especial da cabeça, com relação ao espaço. Composto por cinco órgãos sensoriais, sendo eles os órgãos otolíticos (sáculo e utrículo) e três canais semicirculares (anterior, lateral e posterior), é responsável por receber a informação referente à aceleração linear e angular da cabeça, que indica ao SNC a forma como o corpo está posicionado no ambiente. Cada um destes órgãos sensoriais possui células ciliadas que transmitem as informações ao tronco encefálico pelo nervo vestibulococlear. Estas informações provocam movimentos reflexos que permitem a adaptação da posição do tronco e dos membros em relação à posição da cabeça, mantendo, assim, o equilíbrio (Cham *et al.*, 2021; Ferreira *et al.*, 2018).

Existem dois principais reflexos associados à resposta vestibular: o reflexo vestibuloespinhal e o reflexo vestíbulo-ocular. Com a ativação dos receptores sensoriais nos canais sensoriais a partir da rotação da cabeça, além da geração de movimentos oculares (nistagmos), os impulsos sensoriais para os núcleos vestibulares resultam em reajustes posturais. O reflexo vestibuloespinhal é responsável por manter a postura do corpo e a estabilização da cabeça com movimentos musculares compensatórios em resposta à atividade sensorial aferente dos canais semicirculares e máculas sacular e utricular. O desencadeamento desse estímulo gera descontração muscular central por um período muito breve (milissegundos). O reflexo vestíbulo-ocular é responsável pela resistência que o corpo exerce no sistema vestíbulo-ocular para compensar o movimento da cabeça (Ferreira *et al.*, 2018).

Neste contexto, os potenciais evocados miogênicos vestibulares (VEMPs) surgiram como uma ferramenta eletrofisiológica de avaliação vestibular. A estimulação acústica e/ou vibratória dos órgãos otolíticos por meio da apresentação de sons de forte intensidade produz pequenas modulações na atividade eletromiográfica pelas vias aferentes de excitação irregular, detectadas com a contração dos músculos esternocleidomastóideos, no VEMP cervical (cVEMP), e oblíquo inferior, no VEMP ocular (oVEMP). No cVEMP, o registro reflete a resposta ipsilateral do sáculo estimulado por meio de sons, pois este órgão otolítico apresenta vestígios de células embrionárias da audição. Um potencial elétrico é gerado e segue pelo trajeto do nervo vestibular inferior, núcleo vestibular lateral, trato vestibuloespinhal e, finalmente, neurônio motor ipsilateral da musculatura cervical (Murofushi, 2014; Oliveira; Menezes, 2018; Papathanasiou *et al.*, 2014; Rosengren *et al.*, 2019; Taylor; Welgampola, 2019).

Quanto aos oVEMPs, estes são mediados pela divisão superior do nervo vestibular, que contém fibras utriculares. Além disso, as projeções dos otólitos aos músculos extraoculares originam-se do utrículo. Desta forma, considera-se que sua resposta seja originada no utrículo. A via neural dos otólitos para os músculos extraoculares reflete o reflexo vestíbulo-ocular, originado no sistema vestibular e direcionado aos núcleos motores. Esta via se estende aos músculos oculares e pode ser ativada por estímulos acústicos. A captação deste potencial é realizada no músculo oblíquo inferior devido à sua via contralateral de estimulação, com o objetivo de obter melhores respostas no traçado, visto que a via vestíbulo-ocular é naturalmente cruzada (Curthoys *et al.*, 2011; Oliveira; Menezes, 2018; Papathanasiou *et al.*, 2014; Rosengren *et al.*, 2019; Taylor; Welgampola, 2019).

Considerando-se que os VEMPs avaliam de forma objetiva as vias envolvidas em ambos os reflexos, quaisquer alterações na integridade das estruturas envolvidas ou na transmissão das informações podem causar alterações nos resultados do exame, sugerindo distúrbios na função vestibular, podendo ser decorrentes dos quadros denominados vestibulopatias centrais. Vestibulopatia central consiste na condição clínica na qual há um acometimento da função ou do sistema vestibular e, consequentemente, do equilíbrio corporal em decorrência de alguma lesão ou disfunção nos núcleos vestibulares, cerebelo, tronco encefálico, medula espinal e/ou córtex cerebral (Ferreira *et al.*, 2018; Ganança *et al.*, 2015). Em adultos, a prevalência de causas centrais relacionadas com sintomas de tontura e desequilíbrio foi estimada em 32,5%. Em relação à população infantil, estudos relatam que as causas centrais podem ser responsáveis por 28,7% das queixas de tontura em crianças (Strupp; Dieterich; Brandt, 2013; Zhang *et al.*, 2023). Cabe destacar que as queixas otoneurológicas na população infantil em geral são pouco investigadas, devido à subjetividade das mesmas e, consequentemente, a dificuldade na identificação e descrição dos sintomas pela própria criança e pelos familiares. Dessa forma, a prevalência das vestibulopatias na infância é subestimada, dificultando o seu diagnóstico clínico (Sleifer; Borges, 2023).

As patologias que afetam as estruturas centrais relacionadas com o equilíbrio podem ser crônicas ou agudas. Embora menos frequentes, os casos agudos podem afetar o tronco cerebral (infarto da artéria cerebelar anteroinferior, síndrome de Wallemberg, infarto pontino, infarto do tronco com comprometimento do fascículo longitudinal medial), o cerebelo (infarto ou hematoma cerebelar), o tálamo (infarto ou hematoma talâmico) ou o córtex (infarto ou hematoma temporal) (Bultmann *et al.*, 2014; Eguchi; Hirose; Miaki, 2019; González *et al.*, 2008; Li *et al.*, 2018). Importante ressaltar que as principais manifestações clínicas de vestibulopatias de origem central, independentemente de serem crônicas ou agudas, são a tontura, o desequilíbrio e sintomas neurológicos, como a disartria, a parestesia e a perda de consciência (Strupp *et al.*, 2020).

Diante do exposto, o presente capítulo abordará as possíveis contribuições do VEMP para o diagnóstico e monitoramento das principais vestibulopatias centrais em adultos e em crianças.

## VESTIBULOPATIAS CENTRAIS EM ADULTOS

As vestibulopatias de origem central em adultos são descritas como uma das principais causas de atendimento hospitalar de emergência, pois os sintomas tendem a ser mais incapacitantes e duradouros do que os de casos de origem periférica. Em geral, um dos critérios mais utilizados para diferenciar a origem da vertigem e/ou tontura relatadas é o tempo de início e permanência dos sintomas, pois quadros em que os sintomas persistem por dias seguidos são mais associados a alterações centrais. Outra característica importante é a ausência de melhora com intervenções medicamentosas (Choi; Lee; Kim, 2018; Mishra; Singh, 2021).

As estruturas do SNC que normalmente são afetadas nas vestibulopatias centrais incluem o cerebelo e o tronco encefálico. Por isso, patologias que afetam essas estruturas podem comprometer o equilíbrio corporal e ter a vertigem e/ou tontura como sinais iniciais. A literatura demonstra que atualmente as vestibulopatias centrais são classificadas como associadas ou não à migrânea vestibular devido à sua prevalência e a forte associação com as disfunções labirínticas (Choi; Lee; Kim, 2018; Mishra; Singh, 2021). Dentre as causas não associadas à migrânea, poucas pesquisas realizaram avaliação com os VEMP, sendo as patologias estudadas a ataxia cerebelar (Kirchner et al., 2011; Moreno-Ajona *et al.*, 2022; Yacovino; Zanotti; Hain, 2019), os acidentes vasculares cerebrais (Calic *et al.*, 2020; Nham *et al.*, 2022; Rosengren *et al.*, 2007), a concussão (Gard *et al.*, 2022; Meehan *et al.*, 2019), a epilepsia (Monobe *et al.*, 2023; Surmeli *et al.*, 2020), a paralisia supranuclear (Liao *et al.*, 2008; Murdin; Bronstein, 2009), a síndrome de Susac (Oron *et al.*, 2020), a síndrome de Chacot-Marie-Tooth (Poretti *et al.*, 2013; Skott *et al.*, 2019), os tumores de SNC (Su; Chen; Young, 2013), o tremor essencial (Bayramoglu *et al.*, 2021; Uyaroglu *et al.*, 2021) e doenças degenerativas, como miastenia grave (El-Sayed Mojahed M *et al.*, 2018; De Meel *et al.*, 2020), esclerose lateral amiotrófica (Liu *et al.*, 2019) e a doença de Machado-Joseph (Geisinger *et al.*, 2021; Ribeiro *et al.*, 2015).

A presente seção do capítulo abordará os resultados dos VEMPs em pacientes com migrânea, esclerose múltipla e doença de Parkinson devido à maior prevalência destas patologias em adultos. Também foram consideradas as contribuições da utilização do exame nestas populações, a partir da análise da qualidade metodológica dos estudos analisados e da quantidade de evidências disponíveis na literatura.

### Migrânea Vestibular

A migrânea é um tipo de cefaleia primária e incapacitante, cujas manifestações clínicas são a dor de característica pulsátil e unilateral, situada na região frontoparietal, ocorrendo na forma de crises, e a aura, que são sinais de disfunções neurológicas focais e transitórias, podendo afetar especialmente a visão, a coordenação motora ampla e a fala. A crise de cefaleia pode durar de quatro horas a três dias, causar dor de intensidade moderada a severa e aparecer em conjunto com sintomas de náusea, fotofobia e fonofobia (*International Headache Society*, 2019; Goadsby *et al.*, 2017). Quando o quadro clínico destes pacientes engloba sintomas de vertigem e alterações sensoriais, configura-se a migrânea vestibular (*International Headache Society*, 2019). Estima-se que a sua prevalência mundial é de um a cada dez indivíduos, estando entre as cinco maiores causas de incapacidade, principalmente na faixa etária de 15 a 49 anos (Steiner; Stovner; Vos, 2016; Woldeamanuel; Cowan, 2017). O transtorno acomete mais mulheres, com uma proporção estimada de duas a cinco mulheres afetadas a cada um homem diagnosticado (Vetvik; MacGregor, 2017). No Brasil, a migrânea é considerada a segunda doença não transmissível mais comum, afetando cerca de 29,5% da população (Peres *et al.*, 2019).

Do ponto de vista fisiopatológico, a migrânea é considerada como um estado que provoca resposta exacerbada das redes corticais e subcorticais, amplificando a intensidade dos estímulos sensoriais. A principal hipótese acerca dos mecanismos responsáveis pelo processamento central das informações parece envolver a ativação inicial do hipotálamo, seguida pela depressão cortical alastrante, afetando as vias aferentes desta região para núcleos específicos do tronco cerebral e regiões corticais. A percepção da dor parece estar associada às vias trigeminovasculares periféricas e centrais, que estimulam a vasodilatação e a inflamação na região da meninge (Dodick, 2018; Khan *et al.*, 2021). Essa hipótese corrobora com a fisiopatologia dos sintomas de náusea, vertigem e cinetose, pois dentre as estruturas que recebem eferências sensoriais relacionadas com movimento cefálico e corporal estão o tronco encefálico, o tálamo e hipotálamo. Nesse sentido, o VEMP poderia contribuir com a avaliação de possíveis lesões ou disfunções nas vias vestíbulo-ocular e saculocólica, que interfiram na percepção e processamento da informação sensorial e contribuam para o aumento destes sintomas (Villar-Martinez; Goadsby, 2022).

A literatura demonstra que os resultados mais comuns nos VEMPs cervical e ocular evocados com o estímulo por via aérea são a ausência de ondas, unilateral ou bilateralmente, e a presença de amplitude reduzida em comparação aos indivíduos de grupo de controle (Gozke; Erdal; Ozkarakas, 2010; Khalil; Hazzaa; Nour, 2016; Vešligaj; Maslovara, 2016; Woźniak *et al.*, 2022; Zaleski *et al.*, 2015). Esses achados sugerem lesão ou disfunção periférica, ou seja, no nervo vestibular, podendo ocorrer na porção inferior ou superior. Caso o acometimento ocorra em apenas uma porção do nervo, o exame necessariamente acusará uma alteração no lado comprometido do indivíduo.

Outro achado relatado foi o atraso na latência absoluta das ondas N10 e P13 no oVEMP, e das ondas P13 e N23 no cVEMP (Gozke; Erdal; Ozkarakas, 2010; Khalil; Hazzaa; Nour, 2016; Utkur *et al.*, 2013; Woźniak *et al.*, 2022) em comparação aos controles. A latência é o parâmetro que corresponde ao tempo entre a apresentação do estímulo acústico até o surgimento da resposta do sistema nervoso central, refletida no aparecimento das ondas N10 e P15 no oVEMP e P13 e N23 no cVEMP, e está relacionada com a velocidade na condução neuronal. Quando aparecem em atraso, ou seja, com valores maiores do que o esperado, o achado pode sugerir comprometimento na condução da informação pela via envolvida, podendo estar relacionado com lesões retrolabirínticas ao nível de tronco encefálico, em especial no trato vestibuloespinhal (Rosengren *et al.*, 2019).

Devido à alta variabilidade nas respostas possíveis, o VEMP é um exame complementar no diagnóstico das alterações vestibulares associadas à migrânea, sendo recomendado para diagnóstico diferencial entre outras patologias. Reforça-se que o principal método diagnóstico da patologia segue sendo a avaliação clínica e os critérios dos principais manuais de cefaleia.

## Esclerose Múltipla

A esclerose múltipla (EM) é uma doença autoimune e degenerativa, afetando o sistema nervoso central (SNC) por meio do processo de desmielinização dos axônios e da degeneração de neurônios. Atualmente, considera-se que sua etiologia é multifatorial, sendo que a genética parece ser um componente importante na suscetibilidade à manifestação da doença, além de diversos fatores ambientais, entre eles a baixa exposição à vitamina D ou à luz ultravioleta B (UVB), a infecção pelo vírus Epstein-Barr (EBV) e o tabagismo.

Estima-se que a prevalência mundial da EM seja em torno de 30 casos a cada 100.000 habitantes. No Brasil, a prevalência é estimada em aproximadamente doze pacientes por 100.000 habitantes e apresenta maior incidência na faixa etária entre 20 e 40 anos e no sexo feminino (Bianco *et al.*, 2023).

A evolução do quadro clínico é variável, porém é caracterizada por uma progressão lenta, com sintomas brandos ou ausência de sintomas no início, progredindo para a piora da incapacidade e perda de autonomia com o tempo. Por ser uma doença autoimune, o mecanismo fisiológico responsável pela esclerose múltipla é a inflamação periventricular desencadeada por células do sistema imunológico, na sua maioria os linfócitos T. A inflamação provoca lesões que estimulam a desmielinização e, progressivamente, os danos nos axônios tornam-se irreversíveis (Dobson; Giovannoni, 2018).

A apresentação clínica tende a ser subdividida em duas formas, sendo elas: a forma remitente-recorrente, causada pela inflamação precoce e intercalando períodos de manifestação de sintomas e períodos de remissão; e a forma secundária progressiva, caracterizada pela neurodegeneração generalizada e sintomas mais severos e debilitantes. Contudo, alguns casos menos frequentes podem, também, ser classificados como a forma progressiva primária, com a neurodegeneração ocorrendo desde o início. Devido à característica degenerativa progressiva, o principal objetivo do diagnóstico precoce é atrasar a evolução do quadro clínico, preservando funções residuais e favorecendo a manutenção da autonomia do indivíduo por mais tempo (Bianco *et al.*, 2023; Dobson; Giovannoni, 2018).

A utilização dos VEMPs na avaliação de pacientes com esclerose múltipla está associada ao diagnóstico da forma remitente-recorrente, permitindo o rastreio da doença em etapas iniciais, com a detecção de lesões no tronco encefálico não identificadas com a ressonância magnética, exame usualmente recomendado no diagnóstico da esclerose múltipla, para verificar a extensão da degeneração no SNC (Crnošija *et al.*, 2017; Wattjes *et al.*, 2021). Esta aplicação clínica foi abordada em duas revisões sistemáticas de literatura que compilaram os resultados de estudos entre 2002 e 2021, realizados com pacientes na fase inicial da doença. A principal alteração identificada foi o aumento nas latências absolutas das ondas P13 e N23 do cVEMP, e N10 e P15 do oVEMP, indicando alteração na condução da informação sensorial nas vias vestibulares e sugerindo lesão no nervo e/ou nos núcleos vestibulares no tronco encefálico. Outra alteração frequentemente relatada foi a redução de amplitude no cVEMP. Destaca-se que, dentre os estudos, a maioria comparou a presença de VEMPs alterados com os resultados da ressonância magnética, e constatou que estes encontravam-se dentro dos padrões de normalidade (Di Stadio *et al.*, 2019; Gür; Binkhamis; Kluk, 2022).

Devido à relevância dos dados acerca dos VEMPs no diagnóstico precoce de esclerose múltipla, Gabelić *et al.* (2014) propuseram a análise dos resultados dos VEMPs por um sistema de escore, o VEMP escore, que combina os resultados do oVEMP e cVEMP e tem como objetivo fornecer informações mais abrangentes acerca do envolvimento e da disfunção do tronco encefálico na esclerose múltipla, além de ser um dado quantitativo para avaliar a presença de lesões não identificadas com exames de imagem. Este escore foi padronizado por Crnošija *et al.* (2017). No Quadro 14-1, consta o cálculo no qual observam-se os resultados individuais do cVEMP e do oVEMP para cada orelha e pontua-se: 0 (sem alterações), 1 (aumento de latência, e amplitudes e morfologias normais), 2 (redução de amplitude ou morfologia alterada), 3 (ausência de resposta). Na sequência, realiza-se a soma dos resultados do cVEMP com os do oVEMP. A pontuação mínima é 0 e a máxima é 12, e quanto maior a pontuação, pior o comprometimento do tronco encefálico.

**Quadro 14-1.** Cálculo do VEMP escore

| Dados considerados | Resultado |
|---|---|
| Análise do escore individual do cVEMP OD | A (0 a 3) |
| Análise do escore individual do cVEMP OE | B (0 a 3) |
| Análise do escore individual do oVEMP OD | C (0 a 3) |
| Análise do escore individual do oVEMP OE | D (0 a 3) |
| VEMP escore | A+B+C+D (0 a 12) |

Os VEMPs alterados também foram associados a piores desfechos em relação ao grau de incapacidade dos pacientes com esclerose múltipla. Alguns estudos utilizaram a escala expandida do estado de incapacidade nas avaliações, para verificar a associação com resultados alterados nos VEMP. Chinnadurai *et al.* (2018) realizaram acompanhamento de um grupo de pacientes durante um ano e verificaram que aqueles com VEMP alterado no início da pesquisa apresentaram maior ocorrência de quedas ao longo do ano e aumento no escore total da escala, indicando igualmente o aumento da incapacidade com a progressão da doença. Guven *et al.* (2014) relataram a associação entre escores maiores na escala e alteração no VEMP, sendo os pacientes com escores maiores também diagnosticados com EM em período superior a 10 anos.

## Doença de Parkinson

A doença de Parkinson (DP) é uma doença neurodegenerativa complexa, de etiologia multifatorial, resultante dos efeitos combinados de fatores ambientais e genéticos. No Brasil, estima-se que 220 mil pessoas tenham o diagnóstico de DP, sendo a prevalência maior entre a faixa etária entre 70 e 79 anos, com uma taxa de acometimento de 15 para cada 1.000 habitantes. Além disso, estima-se que 36 mil novos casos sejam notificados todos os anos no país, sendo a proporção de acometimento no sexo masculino superior ao sexo feminino (Silva *et al.*, 2021). Sua fisiopatologia indica a perda de neurônios dopaminérgicos na *substantia nigra pars compacta* (SN) localizada no mesencéfalo, associada à degeneração dos corpos de Lewy. No entanto, pela característica neurodegenerativa progressiva, espera-se que a DP afete outras regiões do cérebro, assim como também neurônios não dopaminérgicos, refletindo em alterações não motoras, como déficits cognitivos e distúrbios do sono (Simon; Tanner; Brundin, 2020).

Atualmente, considera-se que não há um biomarcador ou exame específico que nos permita afirmar categoricamente o diagnóstico da doença *in vivo*, à exceção de testes genéticos específicos, úteis apenas numa minoria de casos. Portanto, o diagnóstico baseia-se nos sintomas clínicos e inicia-se com a confirmação da existência dos parkinsonismos, um conjunto de sintomas motores, como tremor de repouso assimétrico lentamente progressivo, fenômeno de rigidez da roda dentada e bradicinesia, em uma fase mais inicial da doença, além de instabilidade postural e alterações de marcha em fases mais avançadas (Cabreira; Massano, 2019; Simon; Tanner; Brundin, 2020). Importante ressaltar que as alterações posturais, os sinais cerebelares, as alterações nos movimentos oculares (como, por exemplo, a dificuldade de olhar para cima sem mexer o pescoço) precoces, ou seja, antes dos demais sinais motores, devem ser considerados como *red flags* (sinais de alerta) diagnósticos. Sendo assim, a avaliação otoneurológica deve ser considerada nos protocolos de avaliação clínica de casos com suspeita de DP (Cabreira; Massano, 2019).

Dentre os exames que podem ser utilizados na avaliação otoneurológica estão os VEMPs, que têm sido estudados como uma opção para detecção precoce da DP, pois são exames com mínimo desconforto que fornecem informações acerca da integridade de todo o tronco encefálico. Acredita-se que a degeneração ocorra no sentido ascendente, iniciando no núcleo motor dorsal do nervo vago na medula, seguindo para o tronco encefálico e, finalmente, atingindo o neocórtex, o que aponta para o envolvimento do tronco encefálico nos estágios iniciais da DP, antes da ocorrência dos sintomas motores característicos de estágios mais avançados da doença. Sendo assim, recomenda-se a investigação desta estrutura nos estágios iniciais do diagnóstico, permitindo uma melhor abordagem do prognóstico do paciente (Cui; Duan; Feng, 2022).

Os achados do cVEMP e do oVEMP evocados com estimulação por via aérea em pacientes com Parkinson mais citados são a ausência de respostas unilateralmente ou bilateralmente. Além disso, foram observados o aumento nas latências p13 do cVEMP e p15 do oVEMP, amplitudes reduzidas em ambos os potenciais e índices de assimetria maiores na análise do cVEMP. Em relação às latências, as respostas atrasadas sugerem disfunção no sáculo (cVEMP) ou utrículo (oVEMP), no nervo vestibular, nos núcleos vestibulares ou nas vias aferentes avaliadas. As análises de amplitude reduzida e índice de assimetria aumentados sugerem alteração nos núcleos vestibulares do tronco encefálico devido a uma provável redução na excitabilidade destes receptores (Cui; Duan; Feng, 2022).

Evidencia-se, ainda, que as mesmas alterações são frequentemente relatadas em associação a outros distúrbios que auxiliam na identificação precoce da DP, reforçando a contribuição da utilização dos VEMP nos protocolos de avaliação. Alterações de sono, especialmente o transtorno comportamental do sono REM, podem-se manifestar antes dos sintomas motores e alguns estudos identificaram uma correlação entre o aumento das latências ou ausência de resposta dos VEMP e a presença do transtorno do sono (Shalash *et al.*, 2017; Xie *et al.*, 2022). Além disso, o VEMP também pode contribuir para prever o percurso da doença, e alguns estudos recentes identificaram maior risco de quedas futuras em pacientes assintomáticos, ou seja, sem a queixa de tontura ou instabilidade postural, devido a resultados alterados nos VEMP. Os resultados com esta correlação foram a redução na amplitude das ondas (Park; Kim; Kang, 2022) e a ausência de respostas ou o aumento nas latências (Venhovens *et al.*, 2020).

## VESTIBULOPATIAS CENTRAIS EM CRIANÇAS

A disfunção vestibular infantil pode afetar consideravelmente as habilidades de comunicação, o estado psicológico e o desempenho escolar. A postura, o equilíbrio físico e a coordenação motora são vistos como essenciais para a aprendizagem. Os sintomas de alterações vestibulares podem ser diversos, como: mal-estar indefinido, vertigens, tonturas, cinetose, náuseas, vômitos, alteração visual, mudança súbita de comportamento, agitação, perturbações do sono, cefaleia, inabilidade para realizar movimentos coordenados, dificuldade em brincar e relacionar-se com os amigos e colegas, inaptidão para alguns exercícios físicos, quedas frequentes, atraso de desenvolvimento motor e da linguagem, tanto na escrita como na fala, entre outros (Franco; Panhoca, 2008; Silva; Didoné; Sleifer, 2017; Sleifer; Borges, 2023; Teixeira; Rech; Sleifer, 2021;).

Apesar de pouco diagnosticada, a disfunção vestibular não é incomum nas crianças e nos adolescentes, tendo uma prevalência estimada entre 0,7% e 15% em crianças em idade escolar (Lima *et al.*, 2021). No entanto, a grande maioria dos casos são diagnosticados como "tontura de causa indefinida", o que indica a necessidade de uma avaliação otoneurológica precisa e diferencial nesta população, pois, apesar da tontura e vertigem serem atribuídas a etiologias diversas, diferentes estruturas podem estar comprometidas, e cabe enfatizar que é possível avaliá-las com exames e procedimentos cada vez mais específicos. Em crianças, as avaliações subjetivas e qualitativas podem dificultar o diagnóstico, pois os pacientes podem não conseguir completar tais avaliações por diversos motivos. Dessa forma, testes objetivos e quantitativos são a escolha preferencial do clínico que atua com o público infantil. Por isso, os VEMP surgem como uma opção para avaliar as disfunções vestibulares infantis (Beretti; Desnous, 2023; Janky; Rodriguez, 2018).

As vestibulopatias centrais também podem acometer o público pediátrico, sendo as mais frequentes: migrânea vestibular, concussão e neoplasias. No entanto, outras etiologias são citadas na literatura científica, como a epilepsia, infecções, malformações, aneurismas, acidente vascular cerebral (AVC), ataxia cerebelar, tumores do ângulo pontocerebelar e tumores do sistema nervoso central (Christy, 2018; Fancello *et al.*, 2021; Ganança *et al.*, 2015; Sleifer; Borges, 2023). A seguir serão abordados estudos que analisaram o VEMP na população infantil com alterações centrais de maior prevalência, e associadas a queixas e disfunções no equilíbrio corporal.

## Citomegalovírus

O citomegalovírus (CMV), também conhecido como HHV-5, é um herpes-vírus humano pertencente à família *Herpesviridae*. Uma característica que chama a atenção em relação ao CMV é a sua capacidade de latência, ou seja, a presença do vírus em células hospedeiras sem ocasionar manifestações clínicas, podendo ser reativado mais tarde. Dessa forma, a partir de uma infecção primária e normalmente assintomática, o CMV não é eliminado do organismo, sendo sua viremia mantida em níveis reduzidos. No entanto, durante a gestação ou qualquer outro fator que altere o sistema imunológico do indivíduo, o CMV pode ser reativado, causando diversas doenças, como: pneumonia, esofagite, encefalite, hepatite, pancreatite, gastrite, enterite, colite e retinite (Junqueira; Sancho; Santos, 2008).

A infecção congênita por CMV é a principal causa de deficiências congênitas infecciosas com danos ao feto, que variam entre microcefalia, hidrocefalia, comprometimentos neurológicos e perda auditiva de diferentes graus. A transmissão entre a gestante e o feto pode ocorrer por uma infecção primária durante a gestação, a reativação latente do vírus já existente no corpo da gestante ou por uma infecção secundária (Naddeo; Passos-Castilho; Granato, 2015).

Perda auditiva e alteração vestibular possuem uma forte associação devido ao compartilhamento e proximidade das estruturas anatômicas dos dois sistemas. Por esse motivo, a avaliação do sistema vestibular contribui para o prognóstico e desenvolvimento das crianças, principalmente àquelas afetadas por *Pediatric Acute-onset Neuropsychiatric Syndrome* (PANS) sindrômica ou viral. Dessa forma, em 2010, entrou em vigor, no Brasil, a lei 12.303, que tornou a triagem auditiva neonatal obrigatória em todos recém-nascidos (Cabral; Rosa; Passos, 2023).

A maioria das crianças com CMV é assintomática ao nascer, porém cerca de um terço apresenta anomalias em um ou vários aspectos do desenvolvimento (neurológico, oftalmológico, hematológico, entre outros). Mesmo os pacientes assintomáticos ao nascer correm risco de apresentar sequelas mais tarde, ocorrendo em cerca de 9% a 18% dos casos de CMV. Ao passo que, nos pacientes que apresentam anomalias clínicas desde o nascimento, as sequelas que perduram por toda a vida são encontradas em até 58% dos casos. A perda auditiva é a sequela mais comum, tornando o CMV a principal causa não genética de perda auditiva sensorioneural infantil, podendo ser uni ou bilateral, de grau leve a profundo, de início tardio, flutuante ou progressiva (Dhondt *et al.*, 2021).

O cVEMP tem-se mostrado bastante sensível na avaliação vestibular de crianças recém-nascidas (Ferreira *et al.*, 2018, Martens *et al.*, 2023), descrito como um teste vestibular quantitativo com maior viabilidade na população pediátrica (Zhou *et al.*, 2014). O *guideline "Vestibular Infant Screening – Flanders"* (Martens *et al.*, 2023) refere recomendações para triagem vestibular em lactentes com perda auditiva sindrômica ou devido a viroses congênitas (citomegalovírus, rubéola, entre outras), sugerindo a melhor ferramenta para rastrear déficits vestibulares. Cabe ressaltar que um dos procedimentos sugeridos é o cVEMP (Martens *et al.*, 2023).

Martens *et al.* (2023) realizaram estudo com 71 crianças de seis meses de idade, acompanhadas em um hospital de referência nos Estados Unidos. Dentre essas crianças, 14 eram acometidas pelo citomegalovírus (CMV). A avaliação vestibular foi realizada por meio do cVEMP por via óssea e *Video Head Impulse Test* (v-HIT). Em relação ao cVEMP, 35,5% das crianças com CMV apresentaram alteração vestibular uni ou bilateralmente. Os autores propõem diretrizes clínicas para a triagem vestibular em crianças com menos de um ano de idade e reiteram a importância e a sensibilidade da triagem vestibular por meio do cVEMP em crianças com perda auditiva sensorioneural de grau severo a profundo, assim como perda auditiva causada por síndromes ou vírus.

Chebib *et al.* (2022) realizaram avaliação auditiva e vestibular em 130 crianças com idades entre 12 e 37 meses acometidas por CMV. A triagem vestibular foi realizada por meio do cVEMP com estímulo sonoro por via óssea e v-HIT. Na pesquisa da integridade otolítica a partir do cVEMP, 49% das crianças apresentaram alteração vestibular, e, destas, 27% foram alterações unilaterais. Além disso, os autores observaram que 42% das crianças com CMV apresentaram disfunção vestibular e auditiva concomitantemente, e a função vestibular mostrou-se mais prejudicada do que a função coclear nesta população (Chebib *et al.*, 2022).

Pinninti *et al.* (2021) avaliaram 38 crianças que foram acompanhadas em um ambulatório multicêntrico de citomegalovírus e audição nos Estados Unidos. Os autores realizaram avaliação vestibular utilizando o cVEMP e v-HIT. Em relação ao cVEMP, 17 das crianças (44,7%) apresentaram respostas alteradas. Destas, cinco apresentaram respostas assimétricas, cinco respostas ausentes unilateralmente, cinco com respostas bilateralmente diminuídas e duas com respostas simétricas. Outrossim, das 17 crianças que apresentaram alterações vestibulares no cVEMP, três possuíam perda auditiva concomitante (Pinninti *et al.*, 2021).

Com base nos estudos expostos acima, é possível observar que crianças com CMV apresentaram resultados variados de acometimento do sistema vestibular e auditivo. Enquanto em alguns casos ambas as alterações cursam concomitantemente, as alterações vestibulares parecem estar ligeiramente mais presentes que as alterações auditivas nesta população, portanto a triagem vestibular infantil faz-se necessária e imprescindível. Em relação aos resultados do cVEMP, observou-se heterogeneidade quanto às respostas, podendo ser uni ou bilateralmente ausentes, diminuídas ou assimétricas.

## Migrânea Vestibular

A queixa do sintoma de cefaleia na infância é frequente, podendo ser atribuída a diversas causas. Da mesma forma que o diagnóstico em adultos, o primeiro passo é diferenciar as cefaleias primárias das secundárias, uma vez que as primárias tendem a evoluir para quadros crônicos, caso não recebam tratamento adequado precocemente. Dentre as cefaleias primárias, a migrânea e a cefaleia tensional são as mais prevalentes na população infantil (Nieswand; Richter; Gossrau, 2020). A prevalência estimada da migrânea infantil sem queixa de tontura ou vertigem pode chegar a 9,1% (Abu-Arafeh; Gelfand, 2021). Quando associada à vertigem, verificou-se em revisão de literatura que esse percentual tende a ser igual ou superior a 20% (Borges; Franciozi; Sleifer, 2022). Reforça-se que a migrânea vestibular é incapacitante em qualquer etapa da vida e os estudos demonstram o prejuízo na saúde física e mental das crianças que não recebem tratamento, pois estas podem apresentar dificuldades de aprendizagem, baixa frequência escolar, atraso no desenvolvimento motor e isolamento social (Borges; Franciozi; Sleifer, 2022; Szperka, 2021).

Em crianças, os principais sintomas associados à dor de cabeça, que é o principal critério para diagnosticar a migrânea, são: tontura, vertigem, náuseas e vômitos. Além disso, podem ocorrer dores abdominais, fotofobia, fonofobia, desequilíbrio, cinetose, suor frio, palidez, osmofobia, desmaio e ataxia. Existem algumas diferenças no que diz respeito às crises de cefaleia em crianças com idade inferior a doze anos, visto que estas costumam ser mais curtas, bilaterais e acompanhadas de náusea, fotofobia, fonofobia e vertigem. Salienta-se, ainda, que crianças tendem a apresentar mais distúrbios visuais e sensoriais, chamados de aura, citando como exemplos visão turva, cegueira transitória unilateral, "alfinetadas" que se espalham lentamente pelos membros superiores ou inferiores e parestesia unilateral (Haripriya *et al.*, 2021; Sleifer; Borges, 2023; Spiri; Rinaldi; Titomanlio, 2014).

Relatos de avaliação otoneurológica com utilização do VEMP em crianças migranosas são escassos na literatura. No entanto, alguns resultados semelhantes foram identificados em diferentes grupos de pesquisa. O principal achado diz respeito ao oVEMP que pode ser ausente ou assimétrico mesmo com resultados normais do cVEMP (Hwa *et al.*, 2023; Zhang *et al.*, 2022). O estudo de Zhang *et al.* (2022) identificou este padrão inclusive com tipos de estimulação diferentes, o estímulo galvânico e o estímulo sonoro por via aérea, e o estímulo galvânico atua diretamente nas descargas aferentes primárias da parte distal do nervo vestibular e dos núcleos vestibulares e auxilia na identificação e diferenciação das alterações labirínticas (periféricas) ou retrolabirínticas (centrais). Apesar disso, alterações no cVEMP também foram observadas em 38% dos pacientes da amostra pesquisada por Langhagen *et al.* (2014), com a ausência do potencial ou a redução na amplitude de resposta. Cabe mencionar que alterações nos VEMP (ausência de resposta bilateral) também foram relatadas em crianças com diagnóstico de migrânea e sem queixa de vertigem ou tontura, sugerindo a disfunção no sistema vestibular sem a manifestação clínica de sintomas vestibulares (Marcelli; Furia; Marciano, 2010).

Portanto, percebe-se que a contribuição clínica do VEMP em casos de migrânea infantil é no diagnóstico diferencial entre as vestibulopatias, pois as respostas dos VEMPs não são consideradas como biomarcadores da migrânea, e o diagnóstico da patologia é realizado principalmente com base na história clínica dos pacientes e nos critérios recomendados pela *Bárány Society* e pela *International Headache Society* (Van De Berg *et al.*, 2021).

## Transtornos Neurológicos com Repercussões no Equilíbrio Corporal na População Infantil

### *Transtorno do Espectro do Autismo*

O transtorno do espectro do autismo (TEA) é um transtorno do neurodesenvolvimento caracterizado por padrões de comportamentos repetitivos e déficits na comunicação e interação (*American Psychiatric Association*, 2023). Atualmente, a prevalência do TEA nos Estados Unidos é em 2,3% das crianças com até 8 anos de idade e em 2,2% dos adultos (Hirota; King, 2023).

Devido à inexistência de marcadores biológicos que demonstrem o TEA, o diagnóstico do transtorno é realizado a partir de avaliações neurocomportamentais com uma equipe multidisciplinar formada por médicos neuropediatras, psicólogos, fonoaudiólogos, psicopedagogos, fisioterapeutas e terapeutas ocupacionais, que avaliarão as habilidades motoras, comunicativas, funcionais e cognitivas do indivíduo, a fim de verificar déficits nesses funcionamentos comparados com o esperado para a idade biológica do mesmo (André *et al.*, 2020).

A etiologia é desconhecida e multifatorial, porém acredita-se que antecedentes familiares de TEA, assim como história clínica de risco neurológico perinatal e epilepsia estejam relacionadas com o aparecimento do transtorno (André *et al.*, 2020; Hirota; King, 2023). O TEA pode alterar o funcionamento de vários sistemas do corpo humano, incluindo o sistema auditivo e vestibular. Os déficits de equilíbrio corporal são comprometimentos motores comumente associados ao TEA (Bojanek *et al.*, 2020; Li; Liu; Venuti, 2021; Zoccanté *et al.*, 2021). Diversas alterações podem ser observadas, incluindo déficits motores, como marcha atípica e transtorno do desenvolvimento da coordenação (*American Psychiatric Association*, 2023).

Alguns estudos demonstram que crianças com TEA apresentam ganhos aumentados do reflexo vestíbulo-ocular (RVO) na prova rotatória pendular decrescente, indicando uma possível falta de inibição cerebelar para os núcleos vestibulares no tronco cerebral (Carson *et al.*, 2017; Ornitz *et al.*, 1974; Ornitz *et al.*, 1985). Estudos envolvendo neuroimagem sugerem que indivíduos com TEA possam apresentar algum comprometimento estrutural nos circuitos neurais envolvidos no equilíbrio corporal, principalmente, nas vias de conexão entre o cerebelo com o tronco encefálico, hipotálamo e tálamo (Cordeiro *et al.*, 2021; Kilroy; Aziz-Zadeh; Cermak, 2019). Pesquisadores referem comprometimentos motores nos indivíduos com TEA, dentre os quais estão alterações da coordenação motora, bem como no planejamento e execução motora e redução do controle postural. Estes déficits podem limitar as oportunidades de experiências e de aprendizagens sociais, com impacto substancial na qualidade de vida dos indivíduos e dos seus familiares (Cordeiro *et al.*, 2021; Li, Liu, Venuti, 2019; Zoccante *et al.*, 2021).

Além disso, o mau desempenho postural é uma das primeiras alterações clínicas identificáveis e altamente prevalentes, podendo acometer até 80% das crianças com TEA. Por esse motivo, a avaliação vestibular em crianças com suspeita ou diagnóstico de TEA é imprescindível e de extrema relevância. Diante disso, é recomendado uma avaliação otoneurológica nessa população, incluindo testes oculomotores, testes calóricos, avaliação dos canais semicirculares e função otolítica com v-HIT, cVEMP e oVEMP (Van Hecke *et al.*, 2019).

Oster e Zhou (2022) avaliaram o funcionamento do sistema vestibular de 36 crianças e adolescentes com diagnóstico de TEA com idades entre 2 e 18 anos em um hospital de referência em Boston, nos Estados Unidos. Os procedimentos realizados foram: teste de organização sensorial (TOS), vectoeletronistagmografia (VENG), cVEMP e v-HIT.

Em relação ao VEMP, foram analisados os limiares e a amplitude das respostas e comparados com os valores de normalidade para a faixa etária. Das 21 crianças que concluíram a avaliação, 24% (n = 5) apresentaram alterações. Além disso, 39% dos indivíduos apresentaram múltiplos achados de alteração nos outros testes de equilíbrio e vestibulares (Oster; Zhou, 2022).

Mansour, Burchell e Kulesza (2021) realizaram uma revisão de literatura acerca da associação entre TEA, alterações vestibulares e auditivas. Os autores concluíram que a literatura científica fornece evidências da disfunção vestibular em crianças com diagnóstico de TEA. Além disso, enfatizaram que, quanto antes essas alterações forem identificadas, melhor será o prognóstico nesta população e recomendam uma triagem vestibular no período pós-natal (Mansour; Burchell; Kulesza, 2021).

Com base nos achados acima, é possível observar uma carência de estudos que usem o VEMP como método diagnóstico de alterações otolíticas em crianças com TEA. No entanto, alterações vestibulares são comuns e muito prevalentes nesta população, visto que algumas características do TEA se sobrepõem às alterações identificadas em casos de disfunção vestibular em crianças típicas (Van Hecke *et al.*, 2019).

## *Alterações Vestibulares Pós-Concussão*

A concussão é um quadro clínico induzido biomecanicamente, relacionado com alterações na função cerebral, sendo considerada uma lesão cerebral funcional, e não estrutural. Esta é classificada como uma lesão cerebral traumática leve, ou seja, envolve uma interrupção na função cerebral normal causada por um golpe súbito nas regiões cefálica, facial ou cervical ou por um golpe em outro local do corpo com força transmitida à cabeça, que resulta em um período (de qualquer duração) de diminuição ou perda de consciência, déficits neurológicos ou qualquer alteração no estado mental (Rose *et al.*, 2015; Rotter; Kamat, 2019; Sleifer; Borges, 2023).

A concussão é considerada como uma questão de saúde pública mundial, por apresentar prevalência considerável, apesar de muitas vezes ser subdiagnosticada, e pelas consequências que ela traz para a qualidade de vida dos indivíduos a longo prazo (Mastrangelo; Midulla, 2017; Sleifer; Borges, 2023). Estima-se que até 1,9 milhão de atletas jovens sofre concussão anualmente, representando 50% de todas as concussões pediátricas. A maioria dos pacientes pós-concussão apresenta recuperação rápida (em um mês), porém cerca de 10% dos pacientes apresentam recuperação prolongada, que pode, eventualmente, progredir para complicações a longo prazo, como: enxaqueca pós-traumática, déficits neurocognitivos, mau desempenho escolar e alterações comportamentais (Price *et al.*, 2022).

Os sintomas vestibulares são comuns em pacientes pediátricos pós-concussão, sendo responsáveis por cerca de 25% dos casos de tontura pediátrica. Sintomas vestibulares e visuais pós-concussão não resolvidos aumentam a vulnerabilidade para lesões ortopédicas, evidenciando a importância do diagnóstico e tratamento de tais alterações (Rodriguez; Chiao; Spencer, 2021). Evidencia-se que crianças com história de concussão têm risco quatro vezes maior de ter uma nova lesão, além de serem mais propensas a desenvolver distúrbios vestibulares, como, por exemplo, a vertigem posicional paroxística benigna (van Ierssel *et al.*, 2021; Wang *et al.*, 2021).

Portanto, avaliações vestibulares diagnósticas mostram-se importantes em casos de concussão, em particular a motilidade ocular e a função dos canais semicirculares (CSCs). No entanto, pouco se sabe em relação aos danos causados nos órgãos otolíticos e suas vias mediadas pelo tronco cerebral. Sabe-se, todavia, que os otólitos são vulneráveis no traumatismo cranioencefálico, pois encontram-se em um espaço embebido de líquido, cuja sensibilidade à pressurização excessiva é notável. Tais vulnerabilidades, portanto, aumentam o risco de danos estruturais no caso de concussões e traumatismos cranioencefálicos (Rodriguez; Chiao; Spencer, 2021).

Zhou e Brodsky (2015) realizaram um estudo com 42 crianças pós-concussão e identificaram que 21% das crianças testadas apresentaram alterações vestibulares, e 18% apresentaram resultados anormais no cVEMP. Com isso, pesquisadores concluíram que lesões envolvendo aceleração linear em oposição à aceleração angular podem afetar os otólitos (Zhou; Brodsky, 2015).

Rodriguez, Chiao e Spencer (2021) realizaram cVEMP e oVEMP em 76 indivíduos com diagnóstico de concussão, com idade média de 15 e 64 anos. Os achados do estudo demonstram que as crianças e adolescentes com histórico de concussão tiveram prevalência significativamente maior de respostas ausentes no oVEMP, quando comparadas ao grupo de controle. Além disso, observaram que as crianças com histórico de concussão e que praticavam esportes com contato tiveram uma prevalência maior de respostas ausentes quando comparadas àquelas com concussão que não praticavam esportes com contato. Em relação ao cVEMP, 7% dos indivíduos avaliados apresentaram índice de assimetria alterado (valores maiores que 40% na comparação dos resultados interaurais), enquanto, no oVEMP, 43% dos indivíduos apresentaram índice de assimetria alterado. Dessa forma, o estudo concluiu que os órgãos otolíticos, especificamente os utrículos e suas vias, estão mais propensos a lesões pós-concussão e reforçam que o oVEMP mostrou-se sensível na identificação e quantificação dessas lesões (Rodriguez; Chiao; Spencer, 2021).

Cochrane *et al.* (2021) utilizaram o cVEMP para avaliar a função sacular em 33 crianças com histórico de concussão relacionada com o esporte e 30 crianças praticantes de esporte sem histórico de concussão. Os achados demonstraram que não houve diferença significativa nas latências, amplitudes e razão de assimetria interaural entre o grupo pós-concussão e o grupo de controle, evidenciando que, na amostra pesquisada, o cVEMP não foi um teste sensível para a avaliação da integridade vestibular (Cochrane *et al.*, 2021).

Com base nos dados expostos acima, é possível observar que alguns estudos referem uma forte associação de alterações utriculares em indivíduos pós-concussão. Além disso, pesquisadores referem que a realização do oVEMP é relevante para o rastreio, diagnóstico e tratamento de alterações vestibulares pós-concussão na população infantil. Porém, outros estudos referem que o cVEMP não se mostrou sensível para identificar alterações vestibulares em crianças pós-concussão.

## CONCLUSÃO

Ao longo do capítulo, foram citados estudos que utilizaram o VEMP no diagnóstico ou monitoramento de vestibulopatias centrais em adultos e em crianças.

Em relação as vestibulopatias centrais em adultos, estudos descrevem a avaliação com VEMP, nas seguintes patologias: migrânea vestibular, ataxia cerebelar, acidentes vasculares cerebrais, pós-concussão, epilepsia, paralisia supranuclear, síndrome de Susac, síndrome de Chacot-Marie-Tooth, tumores de SNC e doenças degenerativas, como miastenia grave, esclerose lateral amiotrófica, doença de Machado-Joseph, esclerose múltipla e doença de Parkinson. Cabe ressaltar que, na doença de Parkinson, diversos estudos recomendam a investigação do VEMP nos estágios iniciais do diagnóstico, reforçando a contribuição da utilização destes nos protocolos de avaliação.

As vestibulopatias centrais também podem acometer o público pediátrico, decorrentes de diversas etiologias, como: migrânea vestibular, pós-concussão, neoplasias, epilepsia, infecções, malformações, aneurismas, acidente vascular cerebral, ataxia cerebelar, tumores do ângulo pontocerebelar e tumores do sistema nervoso central. Foram descritos estudos que analisaram o VEMP na população infantil com alterações centrais e associadas a queixas e disfunções no equilíbrio corporal, como em pós-concussão, citomegalovirose, migrânea vestibular e transtorno do espectro do autismo.

Considerando-se os avanços na otoneurologia acerca dos métodos diagnósticos e de intervenção, reforça-se a necessidade de um direcionamento clínico atento, qualificado e direcionado especificamente às vestibulopatias centrais. Nesse sentido, o VEMP demonstra-se útil para o diagnóstico e monitoramento das vestibulopatias nas populações infantil e adulta, podendo ser uma ferramenta utilizada na rotina de avaliação otoneurológica.

**Palavras-chave:** vestibulopatia; concussão encefálica; migrânea vestibular; núcleos vestibulares; vias vestibulares centrais.

## REFERÊNCIAS BIBLIOGRÁFICAS

ABU-ARAFEH, I.; GELFAND, A. A. The childhood migraine syndrome. **Nature reviews Neurology**, Londres, v. 17, n. 7, p. 449-458, 2021.

AMERICAN PSYCHIATRIC ASSOCIATION. Transtorno do Espectro Autista. In: AMERICAN PSYCHIATRIC ASSOCIATION. **Manual diagnóstico e estatístico de transtornos mentais:** DSM-5-TR. 5.ed. rev. Porto Alegre: Artmed, 2023. p. 56-68.

ANDRÉ, T. G. *et al.* Prevalencia del trastorno del espectro autista: una revisión de la literatura. **Jóvenes en la ciencia**, Guanajuato, v. 7, p.1-3, 2020.

BAYRAMOGLU, B. *et al.* Cervical vestibular-evoked myogenic potentials in patients with essential tremor. **Journal of clinical neuroscience: official journal of the Neurosurgical Society of Australasia**, Edimburgo, v. 91, p. 365-368, 2021.

BERETTI, T.; DESNOUS, B. Vertigo and dizziness in children: When to consider a neurological cause. **Archives de pédiatrie: organe officiel de la Sociéte française de pédiatrie**, Paris, v. 30, n. 7, p. 505-509, 2023.

BIANCO, J. *et al.* Prevalência da esclerose múltipla em pacientes tratados com medicamentos modificadores do curso da doença utilizando dados do Sistema Único de Saúde brasileiro. **Jornal brasileiro de economia da saúde**, São Paulo, v. 15, n. 1, p. 12-23, 2023.

BOJANEK, E. K. *et al.* Postural control processes during standing and step initiation in autism spectrum disorder. **Journal neurodevelopmental disorders**, Londres, v. 12, n. 1, 2020.

BORGES, V. M. S.; FRANCIOZI, C.; SLEIFER, P. Migrânea vestibular na população infantil: uma revisão integrativa. In: COSTA, A. C. M. S. F. et al (orgs). **Internacional Saúde Única**. 5. ed. Recife: Even3 Publicações, 2022.

BULTMANN, U. *et al.* Functional recovery and rehabilitation of postural impairment and gait ataxia in patients with acute cerebellar stroke. **Gait & posture**, Oxford, v. 39, n. 1, p. 563-569, 2014.

CABRAL, A.; ROSA, B. C. S.; PASSOS, P. S. Triagem Vestibular Infantil. In: CABRAL, A. **Tratado de Otoneurologia Infantil**. Ribeirão Preto: BookToy, 2023. p. 329-342.

CABREIRA, V.; MASSANO, J. Doença de Parkinson: Revisão clínica e atualização. **Acta Médica Portuguesa**, Lisboa, v. 32, n. 10, p. 661-670, 2019.

CALIC, Z. *et al.* Separating posterior-circulation stroke from vestibular neuritis with quantitative vestibular testing. **Clinical neurophysiology: official journal of the International Federation of Clinical Neurophysiology**, Amsterdã, v. 131, n. 8, p. 2047-2055, 2020.

CARSON, T. B. *et al.* Vestibulo-ocular reflex function in children with high-functioning autism spectrum disorders. **Autism research: official journal of the International Society for Autism Research**, Hoboken, v. 10, p. 251–266, 2017.

CHAM, R *et al.* Attention and sensory integration for postural control in young adults with autism spectrum disorders. **Experimental brain research**, Berlim., v. 239, p. 1417-1426, 2021.

CHEBIB, E. *et al.* Audiovestibular Consequences of Congenital Cytomegalovirus Infection: Greater Vulnerability of the Vestibular Part of the Inner Ear. **Ear and hearing**, Baltimore, v. 43, n. 6, p. 1730-1739, 2022.

CHINNADURAI, S. A. *et al.* Predicting falls in multiple sclerosis: Do electrophysiological measures have a better predictive accuracy compared to clinical measures?. **Multiple sclerosis and related disorders**, Amsterdã, v. 20, p. 199-203, 2018.

CHOI, J. Y.; LEE, S. H.; KIM, J. S. Central vertigo. **Current opinion in neurology**, Londres, v. 31, n. 1, p. 81-89, 2018.

CHRISTY, J. B. Considerations for testing and treating children with central vestibular impairments. **Seminars in hearing**, Nova Iorque, v. 39, n. 3, p. 321-333, 2018.

COCHRANE, G. D. *et al.* Vestibular, Oculomotor, and Balance Function in Children with and without Concussion. **The Journal of head trauma rehabilitation**, v. 36, n. 4, p. 264, 2021.

CORDEIRO, E. S. G. *et al.* Equilíbrio postural em crianças com Transtorno do Espectro Autista. **Revista CEFAC**, Campinas, v. 23, n. 5, p. e0921, 2021.

CRNOŠIJA, L. et al. Vestibular evoked myogenic potentials and MRI in early multiple sclerosis: Validation of the VEMP score. **Journal neurological sciences**, Amsterdã, v. 372, p. 28-32, 2017.

CUI, W; DUAN, Z; FENG, J. Assessment of Vestibular-Evoked Myogenic Potentials in Parkinson's Disease: A Systematic Review and Meta-Analysis. **Brain sciences**, Basiléia, v. 12, n. 7, p. 956, 2022.

CURTHOYS, I. S. *et al.* The ocular vestibular-evoked myogenic potential to air-conducted sound; probable superior vestibular nerve origin. **Clinical neurophysiology: official journal of the International Federation of Clinical Neurophysiology**, Amsterdã, v. 122, n. 3, p. 611–616. 2011.

DE MEEL, R. H. P. *et al.* Repetitive ocular vestibular evoked myogenic potentials in myasthenia gravis. **Neurology**, Hagerstown, v. 94, n. 16, p. e1693-e1701, 2020.

DHONDT, C. *et al.* Vestibular Function in Children With a Congenital Cytomegalovirus Infection: 3 Years of Follow-Up. **Ear and hearing**, Baltimore, v. 42, n. 1, p. 76-86, 2021.

DI STADIO, A. *et al.* The role of vestibular evoked myogenic potentials in multiple sclerosis-related vertigo. A systematic review of the literature. **Multiple sclerosis and related disorders**, Amsterdã, v. 28, p. 159–164, 2019.

DOBSON, R.; GIOVANNONI, G. Multiple sclerosis - a review. **European journal of neurology**, Middlesex, v. 26, n. 1, p. 27-40, 2018.

DODICK, D.W. A Phase-by-Phase Review of Migraine Pathophysiology. **Headache**, Hoboken, v. 58, p. 4-16, 2018.

EGUCHI, S.; HIROSE, G.; MIAKI, M. Vestibular symptoms in acute hemispheric strokes. **Journal of neurology**, Berlin, v. 266, n. 8, p. 1852-1858, 2019.

FANCELLO, V. *et al.* Vertigo and Dizziness in Children: An Update. **Children**, Basileia, v. 8, n. 11, p. 1025, 2021.

FERREIRA, A. C. R. G. *et al.* Fisiologia do Potencial Evocado Miogênico Vestibular Cervical. In: MENEZES, P. L. et al (orgs.). **Tratado de Eletrofisiologia para a Audiologia**. Ribeirão Preto: BookToy, 2018. p. 269-277.

FRANCO, E. S.; PANHOCA, I. Sintomas vestibulares em crianças com queixa de dificuldades escolares. **Revista da Sociedade Brasileira de Fonoaudiologia**, São Paulo, v. 13, n. 4, p. 362-368, 2008.

GABELIĆ, T. *et al.* The vestibular evoked myogenic potentials (VEMP) score: a promising tool for evaluation of brainstem involvement in multiple sclerosis. **European journal of neurology**, Oxford, v. 22, n. 2, p. 261–e21, 2014.

GANANÇA, F. F. *et al.* Vertigem central. In: PILTCHER, O. B. *et al* (orgs.). **Rotinas em otorrinolaringologia**. Porto Alegre: Artmed, 2015. p. 134-141.

GARD, A. *et al.* Post-Concussive Vestibular Dysfunction Is Related to Injury to the Inferior Vestibular Nerve. **Journal of neurotrauma**, Larchmont, v. 39, n. 11, p. 829-840, 2022.

GEISINGER, D. *et al.* Angular vestibulo ocular reflex loss with preserved saccular function in Machado-Joseph disease. **Journal neurological sciences**, Amsterdã, v. 424, p. 117393, 2021.

GOADSBY, P. J. *et al.* Pathophysiology of Migraine: A Disorder of Sensory Processing. **Physiological reviews**, Washington, v. 97, n. 2, p. 553-622, 2017.

GONZÁLEZ, J. P. M. *et al.* Síndrome de Wallemberg en paciente joven sin factores de riesgo vascular. **Revista clínica española**, Barcelona, v. 208, n. 6, p. 319-320, 2008.

GOZKE, E.; ERDAL, N.; OZKARAKAS, H. Ocular vestibular evoked myogenic potentials in patients with migraine. **Acta neurologica Belgica**, Milão, v. 110, n. 4, p. 321-324, 2010.

GÜR, E.; BINKHAMIS, G.; KLUK, K. Effects of multiple sclerosis on the audio-vestibular system: a systematic review. **BMJ open**, Londres, v. 12, n. 8, p. e060540, 2022.

GÜVEN, H. *et al.* Vestibular-evoked myogenic potentials, clinical evaluation, and imaging findings in multiple sclerosis. **Neurological sciences: official journal of the Italian Neurological Society and of the Italian Society of Clinical Neurophysiology**, Milão, v. 35, n. 2, p. 221–226, 2014.

HARIPRIYA, G. R. *et al.* Prevalence, clinical profile, and diagnosis of pediatric dizziness in a tertiary care hospital. **International journal pediatric otorhinolaryngology**, Limerick, v. 146, p. 110761, 2021.

HIROTA, T.; KING, B. H. Autism spectrum disorder: A review. **JAMA**, Chicago, v. 329, n. 2, p. 157-168, 2023.

HWA, T. P. *et al.* Asymmetric Ocular Vestibular Evoked Myogenic Potentials in Pediatric Vestibular Migraine. **Otology & neurotology: official publication of the American Otological Society, American Neurotology Society [and] European Academy of Otology and Neurotology**, Hagerstown, v. 44, n. 6, p. 578-583, 2023.

*INTERNATIONAL HEADACHE SOCIETY.* **Classificação Internacional das Cefaleias**, 3ª edição (ICHD-3). São Paulo: OmniFarma. 2019.

JANKY, K. L.; RODRIGUEZ, A. I. Quantitative Vestibular Function Testing in the Pediatric Population. **Seminars in hearing**, Nova Iorque, v. 39, n.3, p. 257-274, 2018.

JUNQUEIRA, J. J. M.; SANCHO, T. M.; SANTOS, V. A. Citomegalovírus: revisão dos aspectos epidemiológicos, clínicos, diagnósticos e de tratamento. **Newslab**, São Paulo, v. 86, p. 88-104, 2008.

KHALIL, L. H.; HAZZAA, N. M.; NOUR, A. A. Vestibular migraine: A correlation study between clinical findings and vestibular evoked myogenic potentials (VEMPs). **Egyptian journal of ear, nose, throat and allied sciences**, Cairo, v. 17, n. 1, p. 11-16, 2016.

KHAN, J. *et al.* Genetics, pathophysiology, diagnosis, treatment, management, and prevention of migraine. **Biomédecine & pharmacothérapie**, Paris, v. 139, p. 111557, 2021.

KILROY, E.; AZIZ-ZADEH, L.; CERMAK, S. Ayres theories of Autism and sensory integration revisited: what contemporary neuroscience has to say. **Brain sciences**, Basiléia, v. 9, n. 3, p. 68, 2019.

KIRCHNER, H. *et al.* Clinical, electrophysiological, and MRI findings in patients with cerebellar ataxia and a bilaterally pathological head-impulse test. **Annals of the New York Academy of Sciences**, Nova Iorque, v. 1233, p. 127-138, 2011.

LANGHAGEN, T. *et al.* Vestibular migraine in children and adolescents: clinical findings and laboratory tests. **Frontiers in neurology**, Lausanne, v. 5, p. 292, 2014.

LI, S. *et al.* Clinical and Neuroimaging Findings in Thalamic Territory Infarctions: A Review. **Journal of neuroimaging: official journal of the American Society of Neuroimaging**, Hoboken, v. 28, n. 4, p. 343-349, 2018.

LI, Y.; LIU, T.; VENUTI, C. E. Development of postural stability in children with autism spectrum disorder: a cross-sectional study. **International biomechanics**, Abingdon, v. 8, n. 1, p. 54-62, 2021.

LIAO, K. *et al.* Why do patients with PSP fall? Evidence for abnormal otolith responses. **Neurology**, Hagerstown, v. 70, n. 10, p. 802-809, 2008.

LIMA, A. F. *et al.* Patologia vestibular em idade pediátrica: análise retrospetiva e revisão da literatura. **Acta Médica Portuguesa**, Lisboa, v. 34, n. 6, p. 428–434, 2021.

LIU, X. *et al.* Vestibular evoked myogenic potentials and their clinical utility in patients with amyotrophic lateral sclerosis. **Clinical neurophysiology: official journal of the International Federation of Clinical Neurophysiology**, Amsterdã, v. 130, n. 5, p. 647-654, 2019.

MANSOUR, Y.; BURCHELL, A.; KULESZA, R. J. Central auditory and vestibular dysfunction are key features of autism spectrum disorder. **Frontiers in integrative neuroscience**, Lausanne, v. 15, p. 743561, 2021.

MARCELLI, V.; FURIA, T.; MARCIANO, E. Vestibular pathways involvement in children with migraine: a neuro-otological study. **Headache,** Hoboken, v. 50, n. 1, p. 71-76, 2010.

MARTENS, S. *et al.* Vestibular Infant Screening–Flanders: What is the Most Appropriate Vestibular Screening Tool in Hearing-Impaired Children? **Ear and hearing**, Baltimore, v. 44, n. 2, p. 385-398, 2023.

MASTRANGELO, M.; MIDULLA, F. Minor Head Trauma in the Pediatric Emergency Department: Decision Making Nodes. **Current pediatric reviews**, San Francisco, v. 13, p. 92-99, 2017.

MEEHAN, A. *et al.* Prospective study of anxiety, post-traumatic stress and depression on postural control, gait, otolith and visuospatial function in military service members with persistent post-concussive symptoms. **Undersea & hyperbaric medicine: journal of the Undersea and Hyperbaric Medical Society, Inc**, Bethesda, v. 46, n. 3, p. 271-287, 2019.

MISHRA, B.; SINGH, N. Chronic Central Vestibulopathies for the Otolaryngologist. **Otolaryngologic clinics of North America**, Filadélfia, v. 54, n. 5, p. 939-948, 2021.

MOJAHED, M. E. *et al.* Ocular vestibular evoked myogenic potential in patients with myasthenia gravis: A prospective clinical study. **Auris, nasus, larynx**, Amsterdã, v. 45, n. 3, p. 407-411, 2018.

MONOBE, H. *et al.* Diagnosis of Patients Presenting with Vertigo, Headache, and Epileptic Seizure: Evaluating Vestibular Patients by Using Cervical Vestibular Evoked Myogenic Potential and Auditory Middle Latency Responses in the Clinical Setting. **The journal of international advanced otology**, Istambul, v. 19, n. 1, p. 61-65, 2023.

MORENO-AJONA, D. *et al.* VEMPs and Dysautonomia Assessment in Definite Cerebellar Ataxia, Neuropathy, Vestibular Areflexia Syndrome (CANVAS): a Case Series Study. **The cerebellum**, Nova Iorque, v. 20, n. 5, p. 717-723, 2022.

MURDIN, L.; BRONSTEIN, A. M. Head deviation in progressive supranuclear palsy: enhanced vestibulo-collic reflex or loss of resetting head movements? **Journal of neurology**, Berlim, v. 256, n. 7, p. 1143-1145, 2009.

MUROFUSHI, T. Vestibular evoked myogenic potential. **World journal of otorhinolaryngology**, Hong Kong, v. 4, n. 2, p. 6, 2014.

NADDEO, F.; PASSOS-CASTILHO, A. M.; GRANATO, C. Cytomegalovirus infection in pregnancy. **Jornal Brasileiro de Patologia e Medicina Laboratorial**, Rio de Janeiro, v. 51, p. 310-314, 2015.

NHAM, B. *et al.* Modern vestibular tests can accurately separate stroke and vestibular neuritis. **Journal neurology**, Berlim, v. 270, n. 4, p. 2031-2041, 2022.

NIESWAND, V.; RICHTER, M.; GOSSRAU, G. Epidemiology of Headache in Children and Adolescents-Another Type of Pandemia. **Curr Pain Headache Rep**, Filadélfia, v. 24, n. 10, p. 62, 2020.

OLIVEIRA, A. C.; MENEZES, P. L. Potencial Evocado Miogênico Vestibular Ocular no diagnóstico otoneurológico. In: MENEZES, P. L. et al (orgs.). **Tratado de Eletrofisiologia para a Audiologia**. Ribeirão Preto: BookToy, 2018. p. 279-286.

ORNITZ, E. M. *et al.* Brain-stem dysfunction in autism. Results of vestibular stimulation. **Archives general psychiatry**, Chicago, v. 42, p. 1018–1025, 1985.

ORNITZ, E. M. *et al.* Effect of visual input on vestibular nystagmus in autistic children. **Archives general psychiatry**, v. 31, p. 369–375, 1974.

ORON, Y. *et al.* Vestibular function assessment of Susac syndrome patients by the video head impulse test and cervical vestibular-evoked myogenic potentials. **Journal of vestibular research: equilibrium & orientation**, Amsterdã, 2020.

OSTER, L. M.; ZHOU, G. Balance and vestibular deficits in pediatric patients with autism spectrum disorder: An underappreciated clinical aspect. **Autism research and treatment**, Londres, v. 2022, p. 1-5, 2022.

PAPATHANASIOU, E. S. *et al.* Clinical Neurophysiology International guidelines for the clinical application of cervical vestibular evoked potentials: An expert consensus report. **Clinical neurophysiology: official journal of the International Federation of Clinical Neurophysiology**, Amsterdã, v. 125, n. 4, p. 658-666, 2014.

PARK, J. H.; KIM, M. S; KANG, S. Y. Initial Vestibular Function May Be Associated with Future Postural Instability in Parkinson's Disease. **Journal of clinical medicine**, Basiléia, v. 11, n. 19, p. 5608, 2022.

PERES, M. F. P. *et al.* Migraine: a major debilitating chronic non-communicable disease in Brazil, evidence from two national surveys. **The journal of headache and pain**, Londres, v. 20, n.1, p. 85, 2019.

PINNINTI, S. *et al.* Vestibular, gaze, and balance disorders in asymptomatic congenital cytomegalovirus infection. **Pediatrics**, Springfield, v. 147, n. 2, 2021.

PORETTI, A. *et al.* Vestibular impairment in patients with Charcot-Marie-tooth disease. **Neurology**, Hagerstown, v. 80, n. 23, p. 2099-2105, 2013.

PRICE, A. M. *et al.* Exploring vestibular/ocular and cognitive dysfunction as prognostic factors for protracted recovery in sports-related concussion patients aged 8 to 12 years. **Clinical journal of sport medicine: official journal of the Canadian Academy of Sport Medicine**, Filadélfia, v. 32, n. 4, p. 408-414, 2022.

RIBEIRO, R. S. *et al.* Cervical and ocular vestibular evoked potentials in Machado-Joseph disease: Functional involvement of otolith pathways. **Journal of the neurological sciences**, Amsterdã, v. 358, n. 1, p. 294-298, 2015.

RODRIGUEZ, A. I.; CHIAO, J.; SPENCER, G. Vestibular-Evoked Myogenic Potential Outcomes Associated with Pediatric Sports-Related Concussion. **The Laryngoscope**, Saint Louis, v. 132, n. 2, p. 436-442, 2022.

ROSE, S. C. *et al.* The Diagnosis and Management of Concussion in Children and Adolescents. **Pediatric neurology**, Nova Iorque, v. 53, n. 2, p. 108-118, 2015.

ROSENGREN, S. M. *et al.* Delayed vestibular evoked responses to the eyes and neck in a patient with an isolated brainstem lesion. **Clinical neurophysiology: official journal of the International Federation of Clinical Neurophysiology**, Amsterdã, v. 118, n. 9, p. 2112-2116, 2007.

ROSENGREN, S. M. *et al.* Vestibular evoked myogenic potentials in practice: Methods, pitfalls and clinical applications. **Clinical neurophysiology practice**, Amsterdã, v. 4, p. 47-68, 2019.

ROTTER, J.; KAMAT, D. Concussion in Children. **Pediatric annals**, Nova Iorque, v. 48, n. 4, p. e182-e185, 2019.

SHALASH, A. S. *et al.* Auditory- and Vestibular-Evoked Potentials Correlate with Motor and Non-Motor Features of Parkinson's Disease. **Frontiers in neurology**, Lausanne, v. 8, p. 55, 2017.

SILVA, A. B. G. *et al.* Doença de Parkinson: revisão de literatura. **Brazilian Journal Development**, São José dos Pinhais, v. 7, n. 5, p. 47677-47698, 2021.

SILVA, B. M. P.; DIDONÉ, D. D.; SLEIFER, P. Potencial evocado miogênico vestibular cervical em crianças e adolescentes sem queixas vestibulares. **Audiology Communication Research**, São Paulo, v. 22, p. e1885, 2017.

SIMON, D. K.; TANNER, C. M.; BRUNDIN, P. Parkinson Disease Epidemiology, Pathology, Genetics, and Pathophysiology. **Clinics geriatric medicine**, Filadélfia, v. 36, n. 1, p. 1-12, 2020.

SKOTT, H. *et al.* The cerebellar phenotype of Charcot-Marie-Tooth neuropathy type 4C. **Cerebellum & ataxias**, Londres, v. 6, p. 9, 2019.

SLEIFER, P.; BORGES, V. M. S. Vestibulopatias Centrais na Infância. In: Aline Cabral. (Org.). **Tratado de Otoneurologia Infantil**. 1ed. Ribeirão Preto: BookToy, 2023, p. 159-174.

SPIRI, D.; RINALDI, V. E.; TITOMANLIO, L. Pediatric migraine and episodic syndromes that may be associated with migraine. **Italian journal of pediatrics**, Londres, v. 40, n. 1, p. 1-11, 2014.

STEINER, T. J.; STOVNER, L. J.; VOS, T. GBD 2015: migraine is the third cause of disability in under 50s. **The journal of headache and pain**, Milão, v. 17, n.1, p. 104, 2016.

STRUPP, M. *et al.* Vestibular Disorders. **Deutsches Ärzteblatt international**, Colônia, v. 117, n. 17, p. 300–310, 2020.

STRUPP, M.; DIETERICH, M.; BRANDT, T. The treatment and natural course of peripheral and central vertigo. **Deutsches Ärzteblatt international**, Colônia, v. 110, n. 30, p. 505-516, 2013.

SU, C. H.; CHEN, C. M.; YOUNG, Y. H. Differentiating cerebellopontine angle meningioma from schwannoma using caloric testing and vestibular-evoked myogenic potentials. **Journal neurological sciences**, Amsterdã, v. 335, n.1, p.155-159, 2013.

SURMELI, R *et al.* Vertiginous epilepsy: documentation of clinical and electrophysiological findings of nine patients. **Epileptic disorders: international epilepsy journal with videotape**, Hoboken, v. 22, n. 6, p. 775-781, 2020.

SZPERKA, C. Headache in Children and Adolescents. **Continuum: lifelong learning in neurology**, Hagerstown, v. 27, n. 3, p. 703-731, 2021.

TAYLOR, R. L; WELGAMPOLA, M. S. Otolith Function Testing. **Advances in oto-rhino-laryngology**, Basiléia, v. 82, p. 47-55, 2019.

TEIXEIRA, B.; RECH, R. S.; SLEIFER, P. Suscetibilidade à cinetose em crianças de oito a onze anos. **Fisioterapia e Pesquisa**, São Paulo, v. 28, n. 2, p. 166–171, 2021.

UTKUR, B. Ç. *et al.* Evaluation of VEMP Findings in Migrainous Vertigo, Migraine and Meniere's Disease. **The journal of international advanced otology**, Istambul, v. 9, n. 3, p. 359, 2013.

UYAROGLU, F. G. *et al.* What might cervical vestibular-evoked myogenic potential abnormalities mean in essential tremor? **Neurological sciences: official journal of the Italian Neurological Society and of the Italian Society of Clinical Neurophysiology**, v. 42, n. 12, p. 5271-5276, 2021.

VAN DE BERG, R. *et al.* Vestibular Migraine of Childhood and Recurrent Vertigo of Childhood: Diagnostic criteria Consensus document of the Committee for the Classification of Vestibular Disorders of the Bárány Society and the International Headache Society. **Journal of vestibular research: equilibrium & orientation**, Amsterdã, v. 31, n. 1, p. 1-9, 2021.

VAN HECKE, R. *et al.* Vestibular function in children with neurodevelopmental disorders: a systematic review. **Journal of autism and developmental disorders**, v. 49, p. 3328-3350, 2019.

VAN IERSSEL, J. *et al.* What is the risk of recurrent concussion in children and adolescents aged 5-18 years? A systematic review and meta-analysis. **British journal of sports medicine**, Londres, v. 55, n. 12, p. 663-669, 2021.

VENHOVENS, J. *et al.* Neurovestibular Dysfunction and Falls in Parkinson's Disease and Atypical Parkinsonism: A Prospective 1 Year Follow-Up Study. **Frontiers in neurology**, Lausanne, v. 11, p. 580285, 2020.

VEŠLIGAJ, T.; MASLOVARA, S. Can a finding of cervical vestibular evoked myogenic potentials contribute to vestibular migraine diagnostics?. **Medicinski glasnik: official publication of the Medical Association of Zenica-Doboj Canton, Bosnia and Herzegovina**, Zenica, v. 13, n.1, p. 36-43, 2016.

VETVIK, K. G.; MacGREGOR, E. A. Sex differences in the epidemiology, clinical features, and pathophysiology of migraine. **The Lancet. Neurology**, Londres, v. 16, n. 1, p. 76-87, 2017.

VILLAR-MARTINEZ, M. D.; GOADSBY, P. J. Pathophysiology and Therapy of Associated Features of Migraine. **Cells**, Basiléia, v. 11, n. 17, p. 2767, 2022.

WANG, A. *et al.* Benign Paroxysmal Positional Vertigo in Children and Adolescents with Concussion. **Sports health**, Thousand Oaks, v. 13, p. 380-386, 2021.

WATTJES, M. P. *et al.* 2021 MAGNIMS-CMSC-NAIMS consensus recommendations on the use of MRI in patients with multiple sclerosis. **The Lancet. Neurology**, Londres, v. 20, n. 8, p. 653-670, 2021.

WOLDEAMANUEL, Y. W.; COWAN, R. P. Migraine affects 1 in 10 people worldwide featuring recent rise: A systematic review and meta-analysis of community-based studies involving 6 million participants. **Journal neurological sciences**, Amsterdã, v. 372, p. 307-315, 2017.

WOŹNIAK, M. *et al.* Dysfunctions of the vestibular organ in patients with migrainous vertigo in the results of objective tests of the equilibrium system. **Otolaryngologia Polska The Polish otolaryngology**, Varsóvia, v. 76, n. 4, p. 1-6, 2022.

XIE, W. Y. *et al.* REM sleep without atonia and vestibular-evoked myogenic potentials: clinical brainstem dysfunction in early-stage Parkinson's disease and isolated REM sleep behavior disorder. **Sleep medicine**, Amsterdã, v. 89, p. 122-129, 2022.

YACOVINO, D. A; ZANOTTI, E.; HAIN, T. C. Is Cerebellar Ataxia, Neuropathy, and Vestibular Areflexia Syndrome (CANVAS) a Vestibular Ganglionopathy?. **The Journal International Advanced Otology**, Istambul v. 15, n. 2, p. 304-308, 2019.

ZALESKI, A. *et al.* Vestibular evoked myogenic potentials in patients with vestibular migraine. **Otology & neurotology: official publication of the American Otological Society, American Neurotology Society [and] European Academy of Otology and Neurotology**, Hagerstown, v. 36, n. 2, p. 295-302, 2015.

ZHANG, F. *et al.* Evaluating children with vestibular migraine through vestibular test battery: A cross-sectional investigation. **Frontiers in neurology**, Lausanne, v. 13, p. 997217, 2022.

ZHANG, J. *et al.* Etiological classification and management of dizziness in children: A systematic review and meta-analysis. **Frontiers in neurology**, Lausanne, v; 14, p. 1125488, 2023.

ZHOU, G. *et al.* Clinical uses of cervical vestibular-evoked myogenic potential testing in pediatric patients. **Medicine**, Hagerstown, v. 93, n. 4, 2014.

ZHOU, G.; BRODSKY, J. R. Objective vestibular testing of children with dizziness and balance complaints following sports-related concussions. **Otolaryngology-head and neck surgery: official journal of American Academy of Otolaryngology-Head and Neck Surgery**, Oxford, v. 152, n. 6, p. 1133-1139, 2015.

ZOCCANTÉ, L. *et al.* Postural Control in Childhood: Investigating the Neurodevelopmental Gradient Hypothesis. **International journal of environmental research and public health**, Basiléia, v. 18, n. 4, p. 1693, 2021.

# TRIAGEM VESTIBULAR INFANTIL – A IMPORTÂNCIA DO RASTREIO PRECOCE

CAPÍTULO 15

Aline Cabral

## INTRODUÇÃO

A triagem vestibular infantil (TVI) vem sendo discutida nos últimos 5-6 anos, desde as pesquisas realizadas em Flanders, na Bélgica (Martens *et al.*, 2019). Recentemente, este mesmo grupo de pesquisadores, publicou um *Guideline* (Martens *et al.*, 2023) sobre o assunto, que nos permite ter dados suficientes para dar início a esta prática.

Muitos estudos ainda são necessários para o aprimoramento desta; contudo, não podemos deixar de "olhar" para os bebês que apresentam indicações para a realização da TVI, visto o alto risco para perdas vestibulares e, consequente, o impacto destas ao desenvolvimento infantil. Devemos pensar na importância do equilíbrio para o desenvolvimento motor, assim como a audição é para a linguagem.

Dessa forma, já temos em vigor no Brasil (desde 2010), a Lei nº 12.303 sobre a triagem auditiva neonatal, que traz a obrigatoriedade da realização do exame de emissões otoacústicas evocadas (EOA) em todos os bebês nascidos vivos, preferencialmente, nos primeiros dias de vida (24 a 48 h) na maternidade, e, no máximo, durante o primeiro mês de vida, a não ser em casos quando a saúde da criança não permita a realização dos exames (BRASIL, 2010; Lewis, 2010). Considerando que, no estudo de triagem vestibular infantil VIS – Flanders, um a cada três bebês (29%) com perda auditiva severa a profunda apresentaram déficit vestibular, devemos considerar urgência na implementação da TVI (Martens *et al.*, 2023).

Neste capítulo, serão abordados tópicos relacionados com o motivo pelo qual a TVI é recomendada; as indicações, protocolos dos exames e como realizar o acompanhamento até os 3 anos de idade, de acordo com a experiência prática em OTN infantil da autora.

## IMPORTÂNCIA DO RASTREIO VESTIBULAR PRECOCE

Poucos profissionais estão habilitados para o diagnóstico e o tratamento da tontura na infância, e muitas crianças chegam aos nossos consultórios, por volta dos 6 anos de idade, sem diagnóstico adequado e, consequentemente, com alguns comprometimentos ao desenvolvimento.

As histórias são bastante parecidas: anos investigando alergias alimentares, sem sucesso; histórico de vômitos, dores na barriga, cefaleias, "torcicolo"; demora para sustentar pescoço e/ou andar; irritabilidade, falta de atenção; quedas e/ou desequilíbrio; enjôo do movimento (cinetose); isolamento social, aversão a algumas brincadeiras; enurese noturna, e diversas outras queixas. Diante disto, pais e mães angustiados porque a criança não consegue ir à escola com frequência adequada (devido às crises de tontura), e nenhum tratamento surte efeito.

Isso acontece porque as crianças têm bastante dificuldade em relatar o que estão sentindo, e precisamos nos atentar aos sinais somáticos: colocar a mão na cabeça, na barriga, bem diferente da tontura no adulto, uma vez que que este consegue relatar os sinais clássicos, como a vertigem (doutora, está tudo girando!!!), por exemplo. Esse fato, por si só, tende a postergar bastante a idade do diagnóstico.

O diagnóstico tardio do comprometimento vestibular pode trazer inúmeros prejuízos à criança; o equilíbrio do corpo depende das informações sensoriais advindas de receptores vestibulares, visuais, proprioceptivos, hemodinâmicos e cognitivos. A integridade destes sistemas e a adequada integração destes (pelo sistema nervoso central – SNC) permite a coordenação dos movimentos da cabeça e dos olhos, a fim de deixar a imagem nítida na retina; e promove ajustes da cabeça e do corpo em relação à gravidade, a fim de manter a postura ereta. Além disso, proporciona habilidades de orientação espacial estática e dinâmica, e melhora o desempenho motor e a locomoção (Caovilla; Ganança, 2010).

Dessa maneira, estar com o equilíbrio intacto permite, à criança, a exploração do meio ambiente e as interações sociais, muito importantes para a aprendizagem e para o acesso aos *inputs* necessários ao desenvolvimento da linguagem e da fala (Franco; Panhoca, 2008; Ganança; Ganança, 1998). A alteração vestibular pode estar relacionada com distúrbios nessas habilidades intelectuais e, por conseguinte, ocasionar dificuldades para falar, ler, escrever, soletrar e efetuar cálculos matemáticos em idade escolar (Franco; Panhoca, 2008).

Devemos enfatizar que o sistema vestibular não é apenas responsável pelo equilíbrio. Este, somado aos proprioceptores e ao cerebelo, é responsável pelo tônus muscular, postura, equilíbrio, coordenação oculomotora e orientação espacial (Ganança; Ganança, 1998). Isso impacta diretamente o desenvolvimento infantil, uma vez que está relacionado com a coordenação e o desenvolvimento motor (Franco; Panhoca, 2008; Ganança; Ganança, 1998).

O desenvolvimento motor, com a aquisição psicomotora básica (motricidades grossa e fina, esquema corporal, ritmo e orientação espaço-temporal), são a base para o desenvolvimento de habilidades psicológicas de maior complexidade como cognição, emoção e interações sociais. Por isso, devemos estar atentos aos marcos do desenvolvimento motor, os quais podem estar aumentados diante de disfunção vestibular (devido aos prejuízos nas conexões das vias vestíbulo-espinhais), em fases iniciais do desenvolvimento humano (Kaga *et al.*, 1998).

Para que a aprendizagem aconteça, especialmente nas crianças, é necessário o pleno desempenho das habilidades cognitivas (atenção, memória de curto prazo, concentração, funções executivas e capacidade visuoespacial) e também do controle e manutenção da postura corporal e da precisão dos movimentos oculares. Assim, é importante a integridade do sistema nervoso central, em especial, nas áreas relacionadas com a noção visuoespacial, pois injúrias nesses sítios estão associadas à causa dos transtornos de aprendizagem, afetando diretamente a função de análise e síntese, memória, atenção, dentre outros fatores (Franco; Panhoca, 2008).

Uma disfunção oculomotora pode também causar prejuízos na habilidade de leitura, devido ao comprometimento da sucessão e progressão do campo visual em movimento e na alteração da percepção espacial, que podem provocar dificuldade no reconhecimento automático das letras e na compreensão da leitura, no acompanhamento visual da professora, na cópia de texto e nas lições escritas na lousa (Sales; Colafêmina, 2014).

Além da leitura, podemos também encontrar prejuízos na escrita; esta é dependente das funções de atenção, linguagem, memória, motivação, percepção e sensação; além de equilíbrio, esquema corporal, lateralização, praxia fina/global e tônus muscular.

Verificamos ainda prejuízos na qualidade de vida destas crianças com disfunções vestibulares (Prebianchi, 2003); pode haver ainda impacto indireto no desenvolvimento psicossocial (Jacob; Furman, 2001; Smith *et al.*, 2005; Hanes; Mccollum, 2006; Bart *et al.*, 2009; Smith; Darlington; Zheng, 2010); e maior probabilidade em apresentar dificuldade nos aspectos emocionais, na concentração ou no comportamento socioemocional (Bigelow *et al.*, 2020).

A demanda contínua de recursos cognitivos para compensar o déficit vestibular e a falta de compreensão pode levar à fadiga, comportamento de evitação, menor autoestima, ansiedade e frustração (Van Hecke *et al.* 2019). Isso pode trazer restrições ao futuro desempenho educacional da criança, às oportunidades profissionais e à qualidade de vida (Rine, 2018). Evidências sugerem efeitos indiretos negativos ao comportamento socioemocional como consequência dos déficits vestibulares.

Com o rastreio precoce da insuficiência vestibular, podemos proporcionar relevância prognóstica positiva, com os atrasos motores relacionados com o sistema vestibular atingindo níveis funcionais aceitáveis até a idade escolar (Kaga *et al.*, 2008) e aprimorados por programas específicos de reabilitação vestibular (Rine, 2018).

## TRIAGEM VESTIBULAR INFANTIL

### Panorama Histórico

Em junho de 2018, foi dado início ao primeiro programa de triagem vestibular infantil, em Flandres, na Bélgica (Martens *et al.*, 2019). Realizado em 25 centros de referência que tinham o programa de triagem auditiva neonatal, teve como objetivo implementar/aperfeiçoar um protocolo de triagem vestibular para todos os bebês com perda auditiva neonatal. Diante de resultado "falha" nesta triagem, era realizado encaminhamento para avaliação, reabilitação e acompanhamento; a falha na TVI foi significativamente mais comum em lactentes com perda auditiva severa a profunda, em comparação com as perdas leves e moderadas. Observou-se viabilidade prática, em grande escala, para a implantação deste programa, com taxa de participação de 86,7% dos bebês (Martens *et al.*, 2020).

Recentemente, foi publicado um Guideline, o *Vestibular Infant Screening – Flanders* (VIS-Flanders), que nos trouxe diretrizes clínicas para a triagem vestibular em bebês com perda auditiva; as recomendações para rastreio e acompanhamento, determinando qual a melhor ferramenta para rastrear déficits vestibulares (Martens *et al.*, 2023).

### Recomendações: População-Alvo

Sabemos da importância do sistema vestibular para o desenvolvimento motor e cognitivo; dessa forma, as recomendações atuais se baseiam no potencial risco destas para a perda vestibular. Assim, devem ser triados os bebês que apresentem 1. perda auditiva severa a profunda; 2. perda auditiva sindrômica ou devido a viroses congênitas (citomegalovírus, rubéola, entre outras) e/ou 3. nos casos em que existam preocupações com relação ao desenvolvimento motor (Martens *et al.*, 2023).

Sabe-se que crianças com perda auditiva apresentam potencial risco para alteração vestibular (Cushing *et al.*, 2008; O'reilly *et al.*, 2010; Hartman; Houwen; Visscher, 2011; Livingstone; Mcphillips, 2011); o mesmo agente etiológico auditivo pode desencadear a disfunção vestibular. Isso pode acontecer por diversos fatores; dentre eles, a proximidade anatomofisiológica desses dois sistemas; cóclea e vestíbulo compartilham estruturas membranosas e de células sensoriais semelhantes, que são vascularizadas por sangue arterial comum (Cushing *et al.*, 2013; Golz *et al.*, 2001; Perez *et al.*, 2000; Zuniga *et al.*, 2012).

Encontramos, frequentemente (em torno de 50%) em crianças, a presença de disfunção auditiva neurossensorial (PANS) acompanhada por alteração dos órgãos vestibulares (Cushing *et al.*, 2008; Gao *et al.*, 2015). Alguns estudos demonstraram que 20% a 85% das crianças com perda auditiva apresentaram disfunção vestibular associada (Cushing *et al.*, 2008; Kegel *et al.*, 2015; Inoue *et al.*, 2013); variabilidade que pode estar relacionada com o fator etiológico e/ou o grau da perda auditiva (Cushing *et al.*, 2008).

Vários pacientes com perda auditiva, podem apresentar náuseas e vertigens (Xu *et al.*, 2015), principalmente, em doenças que cursam com perda auditiva e comprometimento vestibular concomitante, como, por exemplo, a síndrome do aqueduto vestibular alargado, deficiência do nervo coclear, infecção por citomegalovírus, meningite e uso de medicamentos ototóxicos (Beck *et al.*, 2015).

Precisamos nos atentar ao uso de medicamentos ototóxicos nas maternidades; visto que estes podem apresentar também potencial vestibulotóxico, ou seja, causarem danos às células ciliadas da cóclea (ototoxicidade) e aos órgãos vestibulares (vestibulotoxicidade); causando perdas auditivas, zumbido e/ou alteração do equilíbrio (Altissimi *et al.*, 2020). Temos visto, clinicamente, que estes medicamentos foram utilizados por pacientes posteriormente diagnosticados com hipofunção vestibular bilateral.

Nas maternidades de alto risco, encontramos muitos bebês com hiperbilirrubinemia, a qual nos deve servir como um alerta para a possibilidade desta injúria causar prejuízos ao sistema vestibular, como foi relatado em estudo recente que demonstrou a presença de latências aumentadas de cVEMP em bebês com hiperbilirrubinemia, sugerindo que esta (na sua forma grave) pode afetar os núcleos vestibulares e/ou a integridade do nervo vestibular inferior e do trato vestibuloespinhal (Ozkiraz *et al.*, 2012).

Após revisão sistemática de diversos estudos, Verbecque *et al.*, (2017), relataram que, independentemente do teste vestibular aplicado, observou-se função vestibular diferente significativamente entre crianças com perda auditiva e audição normal.

Salientamos ainda que, caso a criança seja encaminhada para o implante coclear (IC), recomenda-se a avaliação vestibular (Cushing *et al.*, 2013; Kegel *et al.*, 2015; Thierry *et al.*, 2015; Ebrahimi *et al.*, 2016; Ajalloueyan *et al.*, 2017); visto que o IC representaria um risco adicional de desenvolver deficiência vestibular (Jacot *et al.*, 2009).

## PROTOCOLO PARA A REALIZAÇÃO DA TVI

### Idade

A realização da TVI deve acontecer por volta dos 6 meses de vida, idade em que o bebê já deve ter a confirmação da perda auditiva neurossensorial e também adquirido o controle cervical, importante para facilitar o registro do potencial miogênico evocado vestibular, do inglês, *cervical vestibular evoked myogenic potentials* (cVEMP) no músculo esternocleidomastóideo, devido a tensão muscular suficiente e interpretação confiável das respostas (Erbek *et al.*, 2007).

### A Escolha do Exame

A escolha de uma ferramenta de triagem deve atender a alguns critérios básicos: ser sensível para detectar corretamente indivíduos com a doença; específica para selecionar os sujeitos sem a condição; atingir a maioria da população-alvo; ser acessível ao sistema de saúde; ser aplicável para a população-alvo (viável, rápida, fácil de administrar e causar o mínimo de desconforto) e levar a uma intervenção eficaz (Scanlon, 2017).

Para a realização de um programa de triagem, precisamos de um exame que possa ser realizado em recém-nascidos e bebês, sem necessitar da participação ativa destes; apresente viabilidade prática; seja de baixo custo; aplicável em larga escala; fácil de administrar e seguro. Na TVI, este exame ainda deve apresentar propriedades diagnósticas vestibulares importantes e contribuir para um diagnóstico diferencial da perda auditiva de início precoce (para determinar formas associadas à insuficiência vestibular); na habilitação auditiva precoce com implante coclear, indicando o lado vestibular predominante; e na habilitação de crianças acometidas por distúrbios motores, revelando a contribuição de uma falha vestibular (Verrecchia *et al.*, 2019). Diante dessas premissas, o exame de escolha é o cVEMP. A seguir, iremos relatar os motivos pelos quais este foi selecionado.

O exame de cVEMP é um exame eletrofisiológico, que é realizado no mesmo equipamento em que já realizamos parte da bateria da triagem auditiva neonatal (TAN), nos bebês de risco para perdas neurossensoriais; neste caso, o exame de potencial evocado auditivo de tronco encefálico, PEATE (Wiener-Vacher; Wiener, 2017). Existe a necessidade de um módulo adicional, com custo inferior à compra de outro equipamento otoneurológico viável para fins de triagem. É um exame rápido, com tempo de registro em torno de 1 minuto por orelha, já considerando a replicação das ondas, o que o torna viável, rápido e aplicável em larga escala (Maxim; Niebo; Utell, 2014).

Somado a isto, este exame cVEMP é o teste vestibular quantitativo com maior viabilidade na população pediátrica (Verrecchia *et al.*, 2019; Zhou *et al.*, 2014) e apresenta taxas de sensibilidade e especificidade de 100% em bebês de 3 meses com perda auditiva (Zagólski, 2007).

Não há necessidade de que as crianças fiquem no escuro, não induzem sintomas de tontura e estas podem sentar-se com ou perto de seus pais; isto explica as altas taxas de sucesso no procedimento para esta população. Em um dos maiores centros de referência em Otoneurologia do mundo, no *American Institute of Balance*, o cVEMP é utilizado, a partir dos 3 meses de idade, na avaliação de bebês de alto risco (Gans, 2015).

Pensando nos outros testes vestibulares viáveis para bebês, teríamos o vHIT e a cadeira rotatória; ambos avaliam os canais semicirculares, enquanto o cVEMP fornece informações diagnósticas sobre a função otolítica (Janky *et al.*, 2018).

O teste de cadeira rotatória apresenta baixas taxas de sucesso para crianças até os 3 anos de idade; este teste é menos adequado para esta faixa etária, pois precisa ser realizado na escuridão completa, que induz ao medo ou tontura. E o vHIT apresenta taxas de sucesso maiores que a cadeira rotatória; porém menores que o cVEMP (Martens *et al.*, 2023). A menor taxa de sucesso do vHIT, aos 6 meses de idade, pode ser explicada pelo fato de que este requer maior cooperação da criança e a execução e interpretação altamente dependente das habilidades do examinador (Wiener-Vacher; Wiener, 2017), o que o torna menos adequado como ferramenta de triagem. Contudo, bebês com 1 ano de idade apresentaram melhores taxas de sucesso, pois este também é uma prova vestibular curta e adequada para crianças. Assim, o cVEMP é o teste vestibular mais viável aos 6 meses de idade em comparação com o vHIT e o teste rotatório (Martens *et al.*, 2023).

Além desses fatores, o cVEMP avalia o órgão otolítico denominado sáculo, o qual é o órgão vestibular com maior percentual de disfunção em comparação com as alterações do canal semicircular; principalmente pela relação anatômica e embriológica entre este órgão otolítico e a cóclea (Zhou *et al.*, 2014). Na perda auditiva neurossensorial de grau profundo (PANSP), a incidência de dano otolítico é muito alta (Xu *et al.*, 2015), podendo acontecer em cerca de 70% dos casos (Sazgar *et al.*, 2006).

Existem evidências de deficiência vestibular em crianças com alterações neurossensoriais severas a profundas e relação significativa entre o grau de perda auditiva e as anormalidades dos exames de cVEMP e oVEMP; sem presença de correlação positiva para a prova de cadeira rotatória (Kotait; Moaty; Gabr, 2019).

O cVEMP, quando utilizado na TVI, consegue nos dar indícios de possíveis atrasos motores relacionados com o sistema vestibular. Ou seja, uma falha do cVEMP pode representar um marcador de atrasos motores; atraso na proficiência motora tem sido demonstrado em crianças com perda severa ou arreflexia vestibular (Cushing *et al.*, 2008). Dessa maneira, supõe-se que a triagem com o cVEMP detectará pelo menos aquelas crianças com déficits vestibulares que afetam o desenvolvimento motor e, portanto, as que, definitivamente, precisam de encaminhamento para terapia motora (Martens *et al.*, 2023).

A PANS, em crianças, apresenta risco potencial de disfunção sacular e de nervo vestibular inferior; com forte correlação entre disfunção sacular e grau da perda auditiva; sugestivo de que a disfunção sacular pode ser um indicador auxiliar da gravidade dos distúrbios auditivos (Sazgar *et al.*, 2006). Zhou *et al.* (2009) observaram cVEMPs anormais em 91% das crianças com PANS, e ainda relataram que o limiar de cVEMP foi maior nessas crianças.

O teste de oVEMP não pode ser recomendado para este propósito de rastreio inicial, visto que, aos 6 meses de idade, as vias do reflexo vestíbulo-ocular (RVO) não estão completamente desenvolvidas. Só a partir dos 3 anos, realizamos sua indicação, e este deve ser realizado na fase de acompanhamento. Nesta idade tem-se a maturação completa dessa via e as amplitudes e latências das ondas desse potencial são semelhantes às do adulto.

## *Exame de cVEMP*

Podemos registrar o exame de cVEMP, a partir dos 5 dias de vida; contudo, estes apresentam baixa reprodutibilidade e taxa de respostas reduzida (Wang *et al.*, 2008). A partir de 1 mês de vida, observamos 100% de respostas de cVEMP em bebês, com morfologia de onda semelhante aos adultos (Gans, 2015) sendo indicado a partir desta idade (Dhondt; Dhooge; Maes, 2019).

## Estimulação e Registro

Para a realização do exame de cVEMP em bebês, não há necessidade que estejam dormindo; pode ser realizado em sono natural, sob sedação ou acordado. Para tal, deve-se proceder com a colocação dos eletrodos de prata/cloreto de prata (Ag/AgCl) autoadesivos, após limpeza da região com álcool e pasta abrasiva; na seguinte configuração: um eletrodo terra na fronte, um eletrodo referência 1/2 cm abaixo da junção esternoclavicular, e dois eletrodos ativos nos ventres do músculo esternocleidomastóideo [ECM], simetricamente. A impedância de cada eletrodo e intereletrodos deve estar abaixo de 5 e 2 kOhm, respectivamente. A configuração dos eletrodos pode ser visualizada na Figura 15-1.

Podem-se utilizar estímulos acústicos por via aérea (VA) ou via óssea (VO); este último recomendado pelo *guideline* atual (Martens *et al.*, 2023), a fim de evitar interferências de possíveis infecções de orelha média, comum em crianças pequenas. Martens *et al.* (2019) utilizou transdutor ósseo do tipo B71W, na mastoide ipsilateral. Podemos também utilizar, para a promediação dos estímulos por VA, fones de inserção ER 3A, conforme Figura 15-2.

Martens *et al.*, (2023) consideram os seguintes parâmetros de estímulos para o teste de cVEMP, na triagem vestibular: *tone busts* de 500 Hz com intensidades de 59 dB NA (129 dB SPL), por via óssea, e taxa de 5 Hz.

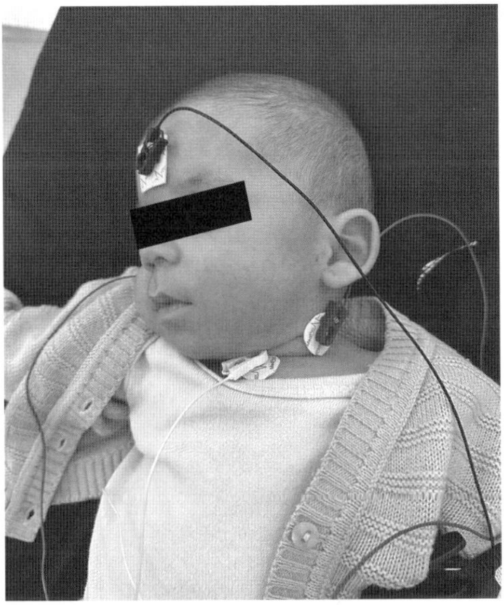

**Fig. 15-1.** Configuração dos eletrodos para cVEMP em um bebê de 3 meses.

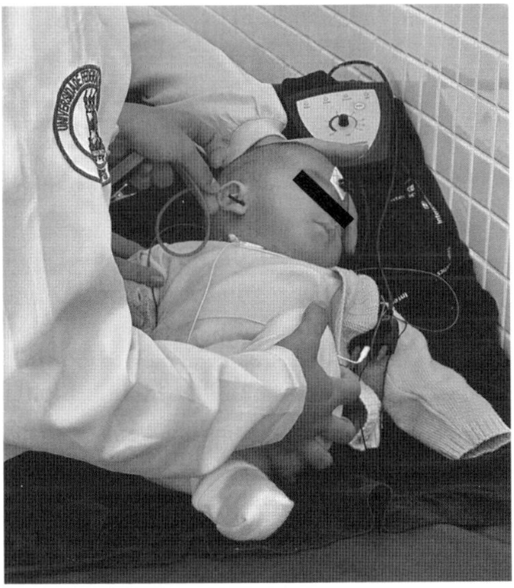

**Fig. 15-2.** Fones de inserção para promediação dos estímulos por via aérea.

Para o registro do cVEMP, deve-se posicionar o bebê em decúbito dorsal, com a parte superior do corpo sobre um travesseiro inclinado e rotação da cabeça deste para o lado oposto ao registro (Fig. 15-3), onde o pai/mãe/cuidador deve permanecer distraindo a criança com um brinquedo ou filme no celular (Fig. 15-4). Deve-se estimular a contração tônica do músculo ECM sob registro; a atividade eletromiográfica (EMG) deve ser registrada e monitorada em uma tela.

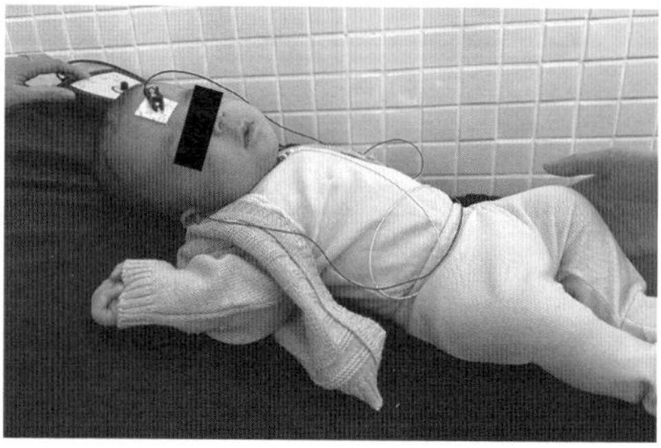

**Fig. 15-3.** Posicionamento do bebê em decúbito dorsal, no travesseiro inclinado e rotação de cabeça para o lado contralateral ao estímulo para registro do cVEMP.

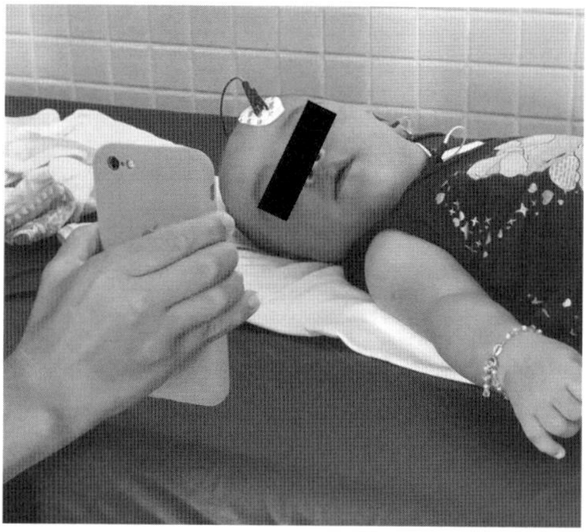

**Fig. 15-4.** Realização do cVEMP em um bebê de 6 meses, com uso de tela como distrator.

No estudo de Martens *et al.* (2023) utilizou-se o *software* NeuroAudio para gravação do potencial eletromiográfico (EMG) pré-estímulo de 20 ms, para quantificar a atividade eletromiográfica (EMG) de fundo. Tensões médias retificadas (MRV), entre 80 e 250 μV eram permitidas para a aquisição automática de dados e rejeitados os registros fora deste intervalo. Os sinais EMG sofreram digitalização (taxa de amostragem de 5.000 Hz), amplificação (fator 10.752) e filtragem passa-banda (10-1.500 Hz). O mínimo de 35 e o máximo de 100 varreduras aceitas eram utilizados para cada registro (Martens *et al.*, 2019). Para verificar a reprodutibilidade da forma de onda, pelo menos duas tentativas foram registradas em cada lado (Martens *et al.* 2020b).

A média das amplitudes interpicos retificadas (amplitude pico a pico de P1-N1 que é corrigida para a tensão do músculo SCM ipsilateral), de cada lado, deveria ser derivada de dois ensaios com tensão comparável do músculo ECM (isto é, diferença EMG média ≤ 30 μV) e levada em consideração para análises adicionais (Martens *et al.*, 2023).

## Critérios Passa-Falha

Existem parâmetros de normalidade de cVEMP para recém-nascidos, RNs com 1 mês de vida (Erbek *et al.*, 2007), taxa de resposta de 100%. Os cVEMPs obtidos apresentavam latências médias de p13 - 13,7±1,1 ms; n23 - 20,5±1,6 ms e interpicos p13-n23 - 7,1±2,1 ms; e valor de amplitude igual a 22,6±18,4 mV.

Contudo, devem-se considerar critérios passa-falha: registro de dois complexos de ondas, reprodutíveis em ambos os lados. A triagem deve ser reagendada após 3 meses, nos seguintes casos: presença de resultado não confiável (p. ex., devido à tensão insuficiente do músculo esternocleidomastóideo); ausente (ou seja, confiável, mas sem formas de onda reproduzíveis) ou diminuído. Esses parâmetros devem ser considerados nos exames dos bebês, aos 6 meses, e também em todo o acompanhamento, até os 3 anos de idade (Martens *et al.*, 2023).

Caso a triagem vestibular não possa ser realizada aos 6 meses, de forma confiável, recomenda-se um novo teste dentro de alguns meses (de preferência, antes de completar 1 ano de idade ou antes da cirurgia de implante coclear) (Martens *et al.*, 2023).

## Quando o cVEMP não É Suficiente para Rastreio

Precisamos nos atentar a algumas etiologias para perdas auditivas que apresentam potencial risco de alteração aos canais semicirculares. Essas não são rastreadas pelo cVEMP, que identifica apenas alterações otolíticas (saculares); e, dessa forma, o cVEMP sozinho não é efetivo para triagem vestibular de bebês com esses fatores etiológicos. Apesar de haver necessidade de investigação mais aprofundada, deixamos como recomendação o uso do cVEMP e do vHIT para a triagem vestibular de crianças com meningite, citomegalovírus congênito (CMVc) e anomalias cocleovestibulares (com ou sem etiologia sindrômica) ou se a etiologia da perda auditiva permanece desconhecida, por exemplo, na investigação etiológica em andamento (Martens *et al.*, 2023).

## ACOMPANHAMENTO VESTIBULAR APÓS O RASTREIO INICIAL

Em alguns casos, a triagem vestibular realizada aos 6 meses pode não ser suficiente para etiologias de déficits vestibulares com início tardio, ou até mesmo no caso de flutuações na função vestibular, que ocorrem principalmente em crianças com CMVc. Além do CMVc, outras etiologias de perda auditiva têm sido associadas à função vestibular progressiva (p. ex., síndrome de Usher tipo 3 e anomalias cocleovestibulares) (Wiener-Vacher *et al.* 2018; Cushing; Papsin, 2018).

Baseado nos resultados de alguns estudos (Wiener-vacher *et al.*, 2012; Martens *et al.* 2020; Martens *et al.*, 2023), para bebês com perdas auditivas decorrentes dessas etiologias, ou quando a etiologia ainda não está estabelecida, deve-se realizar um acompanhamento, aos 12, 24 e 36 meses. Antes dos 3 anos, deve-se realizá-lo por meio do cVEMP e vHIT para canais semicirculares laterais. Aos 3 anos, cVEMP, vHIT para canais laterais e verticais e oVEMP (para avaliação da função utricular, que será abordado no Capítulo 17). Se o equipamento vHIT não estiver disponível, recomenda-se o HIT clínico ou teste rotatório. No entanto, é importante salientar que o HIT clínico será menos preciso, porque apenas disfunções graves dos canais semicirculares serão identificadas; enquanto déficits leves serão ignorados, como, por exemplo, sacadas cobertas não visíveis a olho nu. O teste rotatório não apresenta muita viabilidade para esta população e também não fornece informações específicas de cada lado.

Caso o bebê apresente resultado "falha" com 1 ano de idade, deve ser encaminhado para reabilitação motora, e só será reavaliado aos 3 anos, devido à possibilidade de realizar um protocolo vestibular mais completo (Martens *et al.*, 2023).

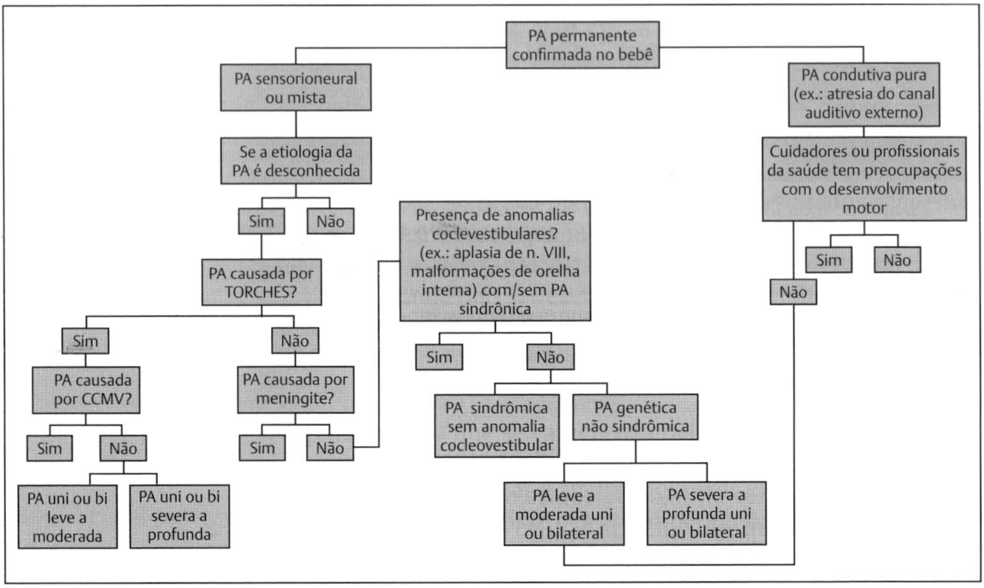


**Fig. 15-5.** Fluxograma com *guideline* prático para a triagem vestibular infantil em bebês com perda auditiva neurossensorial. PA: Perda auditiva; CCmv: citomegalovírus congênito; VIS – Flanders: Triagem vestibular infantil – Flanders; TORCHES: toxoplasmose, outras infecções como sífilis, varicela-zóster, parvovírus B19, rubéola, citomegalovírus e herpes; cVEMP: potencial miogênico evocado vestibular cervical; (v)HIT: (*video*) *Head Impulse Test*; n.VIII: nervo vestíbulo-coclear.

Podemos visualizar na Figura 15-5 o fluxograma, proposto no *guideline* atual (Martens *et al.* 2023), com as diretrizes clínicas para triagem vestibular em bebês com perda auditiva aos 6 meses de idade.

## CONCLUSÃO

Diante da alta incidência de déficits vestibulares em bebês com perda auditiva neurossensorial severa/profunda (29%), e do impacto destes ao desenvolvimento infantil, torna-se urgente e necessária a triagem vestibular infantil (TVI), em conjunto com a triagem auditiva neonatal.

Sem a pretensão de esgotar o tema, neste capítulo foram propostas apenas algumas diretrizes clínicas para incentivar a triagem vestibular infantil. Contudo, novos estudos são necessários para refinar o protocolo de execução, com o mapeamento mais preciso dos fatores preditivos de disfunção vestibular e a etiologia subjacente da perda auditiva nesta população.

**Palavras-chave:** criança; perda auditiva; potenciais evocados miogênicos vestibulares; programas de rastreamento; triagem.

## REFERÊNCIAS BIBLIOGRÁFICAS


ALTISSIMI, G. *et al.* Drugs inducing hearing loss, tinnitus, dizziness and vertigo: an updated guide. **Eur Rev Med Pharmacol Sci,** v. 24, n. 15, p. 7946-7952, 2020.

BART, O. *et al.* Balance treatment ameliorates anxiety and increases self-esteem in children with comorbid anxiety and balance disorder. **Res Dev Disabil,** v. 30, n. 3, p. 486-495, 2009.

BECK, D. L. *et al.* Update 2015: Pediatric Vestibular, Balance, and Hearing Disorders. **The Hearing Review**, 2015.

BIGELOW, R. T. *et al.* Association between vertigo, cognitive and psychiatric conditions in US children: 2012 National Health Interview Survey. **International Journal of Pediatric Otorhinolaryngology**, v. 130, 2020.

BRASIL. Diário Oficial União. Lei nº 12.303, de 02 de agosto de 2010. Dispõe sobre a obrigatoriedade de realização do exame denominado Emissões Otoacústicas Evocadas. Brasília: Diário Oficial União, 2010.

CAOVILLA, H. H., GANANÇA, M. M. Princípios e indicações da reabilitação vestibular. In: COSTA, S.S. *et al.* MANUAL DE AVALIAÇÃO MOTORA. Porto Alegre: 2010. p. 23-61.

CUSHING, S. L. *et al.* Evidence of vestibular and balance dysfunction in children with profound sensorineural hearing loss using cochlear implants. **Laryngoscope**, v. 118, n. 10, p. 1814-1823, 2008.

CUSHING, S. L. *et al.* Vestibular end-organ dysfunction in children with sensorineural hearing loss and cochlear implants: an expanded cohort and etiologic assessment. **Otol Neurotol,** v. 34, n. 3, p. 422-428, 2013.

CUSHING, S. L., PAPSIN, B. C. Cochlear implants and children with vestibular impairments. **Semin Hear**, v.39, p. 305–320, 2018.

DHONDT, C., DHOOGE, I., MAES, L. Vestibular assessment in the pediatric population. **Laryngoscope**, v. 2, n. 129, p. 490-493, 2019.

EBRAHIMI, A. A. *et al.* Balance Performance of Deaf Children With and Without Cochlear Implants. **Acta Med Iran,** v. 54, n. 11, p. 737-742, 2016.

ERBEK, S. *et al.* Clinical application of vestibular evoked myogenic potentials in healthy newborns. **Int J Pediatr Otorhinolaryngol,** v. 71, n. 8, p. 1181-1185, 2007.

FRANCO ES, PANHOCA I. Sintomas vestibulares em crianças com queixa de dificuldades escolares. **Rev Soc Bras Fon**, v. 13, p. 362-368, 2008.

GANANÇA, F. F., GANANÇA, C. F. Vertigem na infância e na adolescência. In: GANANÇA, M. M., editor. **Vertigem tem cura?** São Paulo: Lemos; 1998. p. 37-47.

GANS R. Vestibular rehabilitation therapy: diagnosis based strategies. **Ent and Audiol News.** v. 24, 2015.

GOLZ, A. *et al.* The effects of noise on the vestibular system. **American Journal of Otolaryngology,** v. 22, p. 190-196, 2001.

HANES, D. A.; MCCOLLUM, G. Cognitive-vestibular interactions: a review of patient difficulties and possible mechanisms. **J Vestib Res,** v. 16, n. 3, p. 75-91, 2006.

HARTMAN, E.; HOUWEN, S.; VISSCHER, C. Motor skill performance and sports participation in deaf elementary school children. **Adapt Phys Activ Q,** v. 28, n. 2, p. 132-145, 2011.

HSU, Y. S., WANG, S. J., YOUNG, Y.H. Ocular vestibular-evoked myogenic potentials in children using air conducted sound stimulation. **Clin Neurophysiol,** v. 07, n. 120, p1381-1385, 2009.

impairments in a pediatric population. **Semin Hear**, v. 39, p. 229-242, 2018.

INOUE, A. *et al.* Effect of vestibular dysfunction on the development of gross motor function in children with profound hearing loss. **Audiol Neurootol,** v. 18, n. 3, p. 143-151, 2013.

JACOB, R. G.; FURMAN, J. M. Psychiatric consequences of vestibular dysfunction. **Curr Opin Neurol** v. 14, n. 1, p. 41- 46, 2001.

JACOT, E. *et al.* Vestibular impairments pre- and post-cochlear implant in children. **Int J Pediatr Otorhinolaryngol,** v. 73, n. 2, p. 209-217, 2009.

JANKY, K. L. *et al.* Video Head Impulse Test (vHIT): The role of corrective saccades in identifying patients with vestibular loss. **Otol Neurotol,** v. 04, n. 39, p. 467-473, 2018.

KAGA, K. *et al.* Vestibular failure in children with congenital deafness. **Int J Audiol,** v. 47, n. 09, p. 590-599, 2008.

KEGEL, A. *et al.* Examining the impact of cochlear implantation on the early gross motor development of children with a hearing loss. **Ear Hear,** v. 36, n. 3, p. 113-121., 2015.

KOTAIT, M. A.; MOATY, A. S.; GABR, T. A. Vestibular testing in children with severe-to-profound hearing loss. **Int J Pediatr Otorhinolaryngol,** v. 125, p. 201-205, 2019.

LEWIS, D. R. Comitê multiprofissional em saúde auditiva: COMUSA. **Braz J Otorhinolaryngol.** São Paulo, v. 76, n. 1, p. 121-128, 2010.

LIVINGSTONE, N.; MCPHILLIPS, M. Motor skill deficits in children with partial hearing. **Dev Med Child Neurol**, v. 53, n. 9, p. 836-842, 2011.

MARTENS, S. *et al.* Vestibular Infant Screening - Flanders: The implementation of a standard vestibular screening protocol for hearing-impaired children in Flanders. **Int J Pediatr Otorhinolaryngol,** v. 120, p. 196-201, 2019.

MARTENS, S. *et al.* Vestibular Infant Screening (VIS)-Flanders: results after 1.5 years of vestibular screening in hearing-impaired children. **Sci Rep.**, v. 10, n. 1, 2020.

MARTENS, S. *et al.* Vestibular Infant Screening-Flanders: What is the Most Appropriate Vestibular Screening Tool in Hearing-Impaired Children? **Ear Hear.,** v. 2, n. 44, p. 385-398, 2023.

MAXIM, L. D.; NIEBO, R.; UTELL, M. J. Screening tests: a review with examples. **Inhal Toxicol**, v. 26, n. 13. p. 811-828, 2014.

O'REILLY, R. C. *et al.* Prevalence of vestibular and balance disorders in children. **Otol Neurotol,** v. 31, n. 9, p. 1441-1444, 2010.

OZKIRAZ, S. *et al.* Vestibular evoked myogenic potentials in term newborn infants with severe hyperbilirubinemia. **Pediatrics International**, v.54, p. 646-650. 2012.

PEREZ, R. *et al.* Vestibular and cochlear ototoxicity of topical antiseptics assessed by evoked potentials. **Laryngoscope,** v. 110, n. 9, p. 1522-1527, 2000.

PREBIANCHI, H. B. Medidas de qualidade de vida para crianças: aspectos conceituais e metodológicos. **Psicologia: Teoria e Prática,** v. 1, n. 5, p.57-69, 2003.

RINE, R. M. Vestibular rehabilitation for children. **Semin Hear,** v. 39, n. 3, p. 334-344, 2018.

SALES, R.; COLAFÊMINA, J. F. A influência da oculomotricidade e do reflexo-vestíbulo-ocular na leitura e escrita. **Rev. CEFAC**, v. 16, p. 1791-1797, 2014.

SAZGAR, A. A. *et al.* Saccular damage in patients with high-frequency sensorineural hearing loss. **Eur Arch Otorhinolaryngol,** v. 263, n. 7, p. 608-613, 2006.

SCANLON, P. H. The English National Screening Programme for diabetic retinopathy 2003-2016. **Acta diabetologica**, v. 54, p. 515-525, 2017.

SMITH, P. F.; DARLINGTON, C. L.; ZHENG, Y. Move it or lose it--is stimulation of the vestibular system necessary for normal spatial memory? **Hippocampus,** v. 20, n. 1, p. 36-43, 2010.

THIERRY, B. *et al.* Cochlear implantation and vestibular function in children. **Int J Pediatr Otorhinolaryngol,** v. 79, n. 2, p. 101-104, 2015.

VAN HECKE, R., *et al.* Vestibular function in children with neurodevelopmental disorders: A systematic review. **J Autism Dev Disord**, v. 49, p. 3328-3350, 2019.

VERBECQUE, E. *et al.* Vestibular (dys)function in children with sensorineural hearing loss: a systematic review. **Int J Audiol,** v. 56, n. 6, p. 361-381, 2017.

VERRECCHIA, L. *et al.* Methodological aspects of testing vestibular evoked myogenic potentials in infants at universal hearing screening program. **Sci Rep,** v. 9, n. 1, p. 17225, 2019.

WANG, S.J. *et al.* Development of vestibular evoked myogenic potentials in preterm neonates. **Audiol Neurootol**, v. 03, n. 13, p.145-52, 2008.

WANG, S.J., HSIEH, W.S., YOUNG, Y.H. Development of ocular vestibular-evoked myogenic potentials in small children. **Laryngoscope**, v. 02, n. 123, p. 512-517, 2013.

WIENER-VACHER, S. R., OBEID, R., ABOU-ELEW, M. Vestibular impairment after bacterial meningitis delays infant posturomotor development. **J Pediatr,** v. 161, p. 246-251, 2012.

WIENER-VACHER, S. R., QUAREZ, J., PRIOL, A. L. Epidemiology of vestibular

WIENER-VACHER, S. R., WIENER, S. I. Video head impulse tests with a remote camera system: Normative values of semicircular canal vestibulo-ocular reflex gain in infants and children. **Front Neurol**, v. 8, p. 434, 2017.

XU, X. D. *et al.* The hidden loss of otolithic function in children with profound sensorineural hearing loss. **Int J Pediatr Otorhinolaryngol,** v. 79, n. 6, p. 852-857, 2015.

ZAGÓLSKI, O. Vestibular system in infants with hereditary nonsyndromic deafness. **Otol Neurotol,** v. 28, p. 1053-1055, 2007.

ZHOU, G. *et al.* Assessment of saccular function in children with sensorineural hearing loss. **Arch Otolaryngol Head Neck Surg,** v. 135, n. 1, p. 40-44, 2009.

ZHOU, G. *et al.* Clinical uses of cervical vestibular-evoked myogenic potential testing in pediatric patients. **Medicine (Baltimore),** v. 4, n. 93, p. e37, 2014.

ZUNIGA, M. G. *et al.* Association between hearing loss and saccular dysfunction in older individuals. **Otol Neurotol,** v. 33, n. 9, p.1586-1592, 2012.

# REGISTRO E ANÁLISE DOS POTENCIAIS MIOGÊNICOS EVOCADOS VESTIBULARES NA POPULAÇÃO PEDIÁTRICA

Aline Cabral ▪ Pricila Sleifer

## INTRODUÇÃO

Os potenciais miogênicos evocados vestibulares, do inglês, *vestibular evoked myogenic potential* (VEMP) vêm sendo empregados na investigação de crianças com suspeita de alteração do equilíbrio corporal e do sistema vestibular. Estes são os testes quantitativos mais utilizados, por serem mais bem tolerados pela população infantil, e possibilitam avaliar os reflexos sáculo-cólico (VEMP cervical ou cVEMP) e utrículo-ocular (VEMP ocular ou oVEMP).

Os *guidelines* fornecem indicações de protocolos para a realização dos VEMPs em adultos (Rodriguez; Thomas; Janky, 2019); contudo um protocolo bem determinado, com a realização de ajustes em crianças pequenas, é necessário para realizar diagnóstico adequado, uma vez que a maioria dos distúrbios pediátricos diagnosticados são categorizados como "tontura não especificada", o que implica a necessidade de maior precisão diagnóstica e de um teste vestibular diferencial (Janky *et al.*, 2018).

Dessa forma, foi proposto um protocolo diferenciado para a população infantil, considerando não apenas ajustes nos parâmetros de estimulação, mas também a maturação das vias neurais dos reflexos estudados, relacionados com o desenvolvimento da capacidade de manutenção da postura da cabeça (cVEMP) e dos olhos (oVEMP), necessárias para a adequada execução dos exames (Wang; Hsieh; Young, 2013; Janky; Rodriguez, 2018). Neste capítulo, serão abordados os procedimentos de registro, análise e interpretação para o uso na população pediátrica.

## ADAPTAÇÕES NA ESTIMULAÇÃO E REGISTRO NA POPULAÇÃO INFANTIL

A seguir, serão descritos os parâmetros de estimulação (posicionamento da criança); promediação dos estímulos (escolha da frequência e da intensidade); registro do potencial (taxa de respostas, latência e amplitude das ondas, índice de assimetria e pesquisa dos limiares) e algumas limitações técnicas e ajustes necessários na população infantil.

### Parâmetros de Estimulação

Da mesma forma que na população adulta, os exames de cVEMP e oVEMP são registrados por meio de eletrodos de superfície, promediados por estímulos acústicos de forte intensidade. Para a captação do cVEMP, o eletrodo terra deve ser colocado na fronte (Fpz); o eletrodo referência, no manúbrio do esterno, e o eletrodo ativo ipsilateral à orelha estimulada (Fig. 16-1).

No registro do oVEMP, deve haver a seguinte configuração dos eletrodos: eletrodo terra na fronte (Fpz); eletrodo ativo no músculo oblíquo inferior do olho, contralateral à orelha estimulada, e eletrodo referência, em torno de 1cm abaixo do eletrodo ativo (Fig. 16-2).

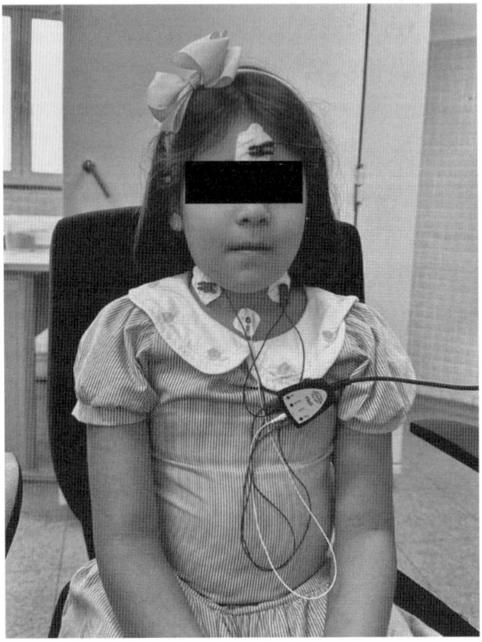

**Fig. 16-1.** Colocação dos eletrodos de superfície para o registro do cVEMP. (Fonte: arquivo pessoal das autoras.)

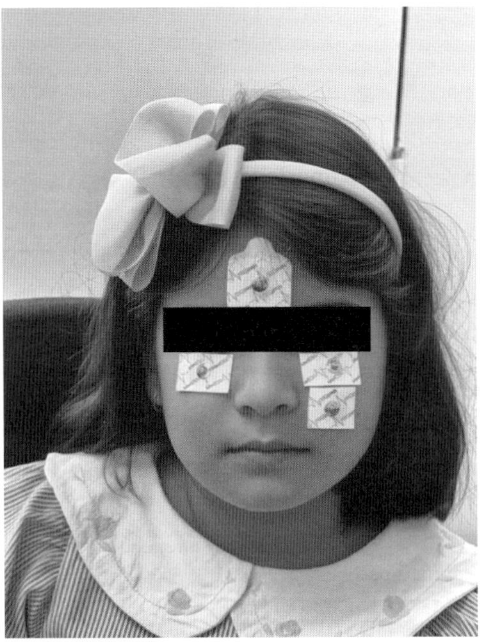

**Fig. 16-2**. Colocação dos eletrodos de superfície para o registro do oVEMP. (Fonte: arquivo pessoal das autoras.)

## *Posicionamento do Paciente*

## Realização do cVEMP

Podem-se registrar os exames de cVEMP em lactentes, a partir de 1 mês de vida, e modificações na testagem do VEMP para essa população podem melhorar a confiabilidade, eficiência clínica e segurança do procedimento de teste. Caso seja necessário, a fim de reduzir o tempo do teste, pode-se fazer uso do registro do cVEMP e do oVEMP bilaterais e simultâneos (Hsu; Wang; Young, 2009).

A posição para a realização do exame de cVEMP, com contração muscular sustentada adequada do pescoço, deve ser escolhida de acordo com a idade da criança. Crianças mais novas devem ficar sentadas no colo dos pais, frente a frente, enquanto os pais são instruídos a apoiar a parte inferior das costas da criança, o examinador deve inclinar levemente a criança para trás, afastando a cabeça do lado da estimulação (Fig. 16-3). Essa posição permite que a criança se posicione de maneira a olhar ou alcançar um brinquedo apresentado no lado desejado (Wiener-Vacher *et al.*, 2023).

Crianças entre 3 e 12 anos podem permanecer sentadas, com a cabeça girada para o lado contralateral à orelha estimulada, olhando para a mãe, o pai ou o cuidador, que estará com um brinquedo chamando sua atenção. Cabe destacar que, para as crianças com baixo nível de atenção, podem ser utilizados brinquedos, adesivos ou vídeos (Fig. 16-4) enquanto realizam a tarefa (Hsu; Wang; Young, 2009).

Sugere-se que a realização dos cVEMPs em lactentes e recém-nascidos, seja na posição supina, a parte superior do corpo colocada sobre um travesseiro inclinado e a cabeça virada e apoiada apenas pela mão do examinador (Dhondt; Dhooge; Maes, 2019). O esternocleidomastóideo (ECM) é contraído girando a cabeça para o lado e para baixo em direção ao ombro, contralateral à orelha estimulada. Para facilitar essa postura de contração do ECM em neonatos, o examinador pode estimular o reflexo de busca, que é eliciado quando se acaricia a bochecha do recém-nascido (Yang *et al.*, 2016). Para mais informações, sugere-se leitura do Capítulo 15, deste livro, que aborda o tópico triagem vestibular infantil: a importância do rastreio precoce.

## Realização do oVEMP

Para o registro do oVEMP, é necessária a elevação do olhar, o indivíduo pode estar deitado e elevar o tronco entre 30° e 45°, olhando para um alvo acima da cabeça (Todd *et al.*, 2007).

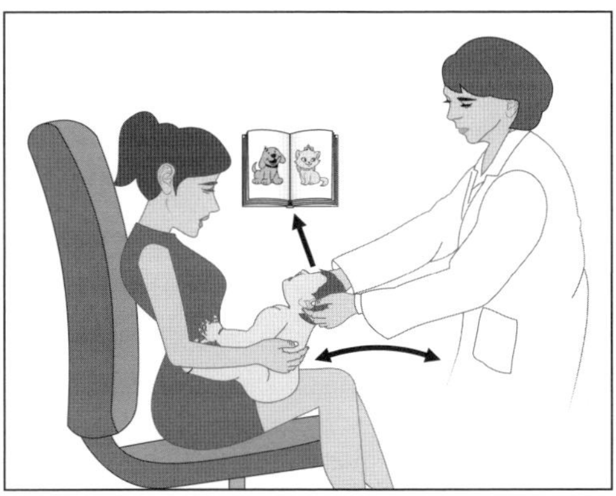

**Fig. 16-3.** Imagem de uma criança sentada no colo do cuidador, frente a frente, enquanto este apoia a parte inferior das costas da criança e inclina levemente a criança para trás, afastando a cabeça do lado da estimulação.

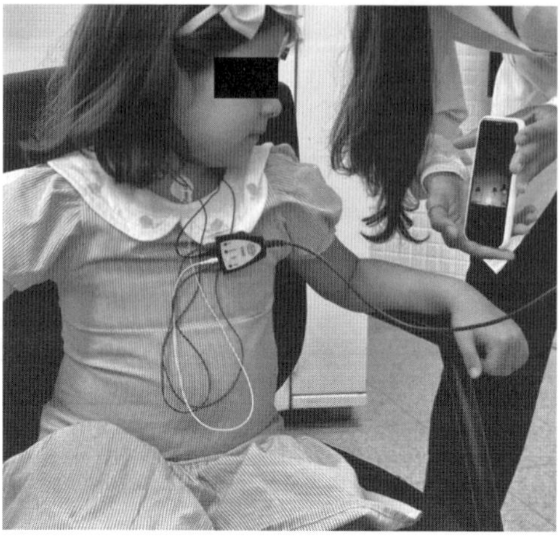

**Fig. 16-4.** Criança, 6 anos de idade, sentada na cadeira e com a cabeça girada (e levemente direcionada para ombro) contralateral à orelha testada. Neste caso, os estímulos acústicos foram promediados na orelha direita e o registro do cVEMP realizado no músculo esternocleidomastóideo direito. (Fonte: arquivo pessoal das autoras.)

Contudo, durante a testagem do oVEMP em crianças, a posição sentada pode ser mais confortável que a posição em decúbito dorsal. Na posição sentada, pode-se estimular o olhar superomedial de 30º (Wang; Hsieh; Young, 2013) ou 20º (Huang; Yang; Young, 2012; Janky; Rodriguez, 2018). Sugerem-se utilizar estímulos visuais de interesse da criança, olhando um alvo durante, que pode ser: barra de Led (utilizada na vectoeletronistagmografia, girada verticalmente); olhar para um dispositivo eletrônico (celular, *tablet*, entre outros) ou assistir a um pequeno vídeo interessante, para faixa etária (Wang; Hsieh; Young, 2013) conforme pode-se visualizar na Figura 16-5.

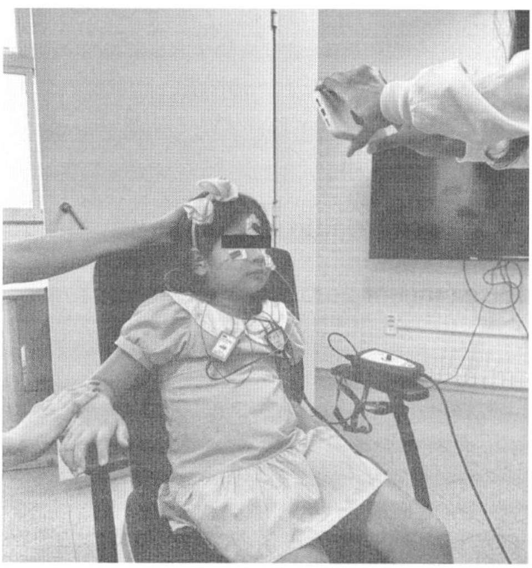

**Fig. 16-5.** Criança, 6 anos de idade, sentada na cadeira, com a cabeça reta e os olhos voltados para a posição superomedial, assistindo um vídeo de desenho animado no celular. (Fonte: arquivo pessoal das autoras.)

Além disso, devido ao fenômeno de *Bell* (elevação fisiológica do olhar ao fechamento das pálpebras), também pode ser realizada a gravação do oVEMP com os olhos fechados (Huang; Yang; Young, 2012; Janky; Rodriguez, 2018).

## Promediação dos Estímulos: Escolha da Frequência e Intensidade

Em crianças, a partir de 6 meses de idade, os cVEMPs podem ser obtidos usando um protocolo pediátrico adaptado, seja por estimulação óssea (EO), utilizando o vibrador B71, ou por estimulação aérea (EA), em resposta a estímulos de frequência específica em 750 Hz. Pesquisadores referem que, durante os primeiros 4 a 6 anos de idade, ocorre um aumento inicial da amplitude, muito mais pronunciado para EA do que EO; ao passo que, em relação à amplitude do cVEMP, esta diminui gradualmente, após os 7 anos de idade (Dhondt; Dhooge; Maes, 2019).

Além disso, Dhondt; Dhooge; Maes (2019) destacam que os cVEMPs com estimulação óssea representam uma alternativa válida e essencial em crianças com patologias, que apresentam alteração na condução aérea.

Para o exame de oVEMP em crianças, devem-se utilizar estímulos por via aérea, na intensidade de 110 dBNPS, visto que a intensidade máxima de um condutor ósseo padrão é insuficiente. Um condutor ósseo, combinado com um amplificador especial, pode possibilitar níveis de intensidade mais elevados e, desta forma, configurar uma alternativa valiosa (Dhondt; Dhooge; Maes, 2019).

Cabe ressaltar que, deve-se ter cautela com relação ao nível de intensidade do estímulo para o registro dos VEMPs, evitando-se, assim, exposição desnecessária a sons de forte intensidade e redução do risco de alterações adversas na função coclear. Dessa forma, deve-se iniciar o teste em um nível de apresentação mais fraco, sendo reduzido para 110 dBNPS (que equivale a 80 dBNA) em crianças com conduto auditivo externo menor ou igual a 0,8 mL, pois um volume menor do canal auditivo possibilita que os níveis de som que atinjam a cóclea sejam pelo menos 3 dB mais intensos que a orelha de um adulto (Rodriguez *et al.*, 2018). Contudo, estudo recente observou que não houveram mudanças nos limiares audiométricos (modificações maiores que 5 dBNA), e nas emissões otoacústicas produto de distorção (EOAPD), pós-teste de VEMP em crianças, adolescentes ou adultos, independente da orelha e da frequência testada, utilizando-se *tone bursts* de 500 ou 750 Hz (Rodriguez; Thomas; Janky, 2019).

Pesquisadores (Rodriguez *et al.*, 2018) sugerem modificar a frequência do estímulo para 750 Hz, visto que as crianças têm respostas semelhantes de cVEMP e oVEMP em 500 e 750 Hz. Rodriguez; Thomas; Janky (2019) verificaram que não houve diferença significativa entre estímulos nas frequências de 500 e 750 Hz, com relação às taxas de resposta do VEMP, latências, amplitudes interpico ou limiares. O uso da frequência de 750 Hz pode ser considerado o estímulo mais seguro devido à sua menor duração e, portanto, à menor exposição sonora.

Crianças, com volumes de meato acústico externo menores, apresentaram respostas presentes na estimulação máxima e limiares menores, sugerindo que o teste de VEMP poderia ser iniciado em níveis acústicos mais fracos para minimizar a exposição sonora e otimizar o teste (Rodriguez; Thomas; Janky, 2019). Dessa forma, recomenda-se realizar o teste de limiar de VEMP em crianças por meio da técnica ascendente, iniciando o teste em um nível mais fraco (110 dBNPS) de estimulação, para evitar que a função coclear seja afetada (Rodriguez *et al.*, 2018).

Para cada nível de estimulação, a aquisição deve ser interrompida assim que forem obtidas respostas reprodutíveis do cVEMP, o que geralmente ocorre após 25 repetições em crianças e 50 repetições em adultos. O número de aquisições deve ser sistematicamente aumentado até 50, para determinação do limiar, ou quando nenhuma resposta reprodutível é obtida no nível máximo de estimulação. As gravações devem ser reproduzidas, pelo menos, duas vezes para validação (Wiener-Vacher *et al.*, 2023).

### *Monitoramento Eletromiográfico*

Durante o teste de cVEMP, é importante realizar o monitoramento do nível de tensão do músculo ECM, local de registro das respostas miogênicas provenientes do reflexo vestíbulo-cervical, visto que o nível de contração está diretamente relacionado com a amplitude das ondas desse potencial. Assim, manter o mesmo nível de contração para os lados direito e esquerdo reduz a variabilidade intersujeito nas análises de assimetria interaural (Yang *et al.*, 2016).

Além disso, pode-se utilizar um sistema de *feedback* visual que permite às crianças assistirem um vídeo infantil, durante o período de manutenção da contração adequada da musculatura. Esse *feedback* visual do registro eletromiográfico deve ser fornecido simultaneamente ao paciente e ao examinador, na forma de um velocímetro de carro exibido em um monitor, dando um *feedback* sobre o nível de contração muscular cervical do paciente. A faixa alvo EMG deve estar entre 100-500 μV (Yang *et al.*, 2016; Wiener-vacher *et al.*, 2023).

## Registro do Potencial: Análise das Ondas e Parâmetros Normativos

### *Taxa de Respostas*

A realização do cVEMP pode ser realizada a partir de 1 mês de vida. Pesquisadores observaram 100% de respostas em lactentes, com morfologia de onda semelhante à dos adultos (Gans, 2015; Dhondt; Dhooge; Maes, 2019). Outros autores descrevem presença de respostas no cVEMP em neonatos, com 5 dias de vida, entretanto, não utilizam de forma clínica devido a baixa reprodutibilidade e taxa de respostas reduzida (Wang *et al.*, 2008).

Em relação ao oVEMP, as taxas de respostas, em recém-nascidos, são bastante reduzidas. Aos 2 anos, este potencial já pode ser detectado, contudo, apenas aos 3 ou 4 anos estes podem ser detectados com 100% de confiabilidade (Hsu; Wang; Young, 2009; Wang; Hsieh; Young, 2013).

### *Latência das Ondas*

A latência está associada à velocidade de condução neuronal e é um dos parâmetros mais utilizados na análise dos VEMPs, pois apresentam alta reprodutibilidade e não sofrem interferência da intensidade do estímulo, do nível de tensão eletromiográfica e da idade (Papathanasiou *et al.*, 2014).

Na análise deste parâmetro, podemos realizar a classificação das latências absolutas e interpicos das ondas P1 e N1 como normal ou alterada, a partir da análise do tempo de apresentação em milissegundos (ms). Na testagem do cVEMP, o primeiro pico positivo tem latência média de aproximadamente 13 ms, seguido de um pico negativo com latência média de aproximadamente 23 ms, sendo este complexo denominado complexo P1-N1. Ao passo que, na testagem do oVEMP, o primeiro pico, negativo, com latência média de aproximadamente 10 ms, é seguido de um pico positivo com latência média de aproximadamente 15 ms, sendo denominado complexo N1-P1 (Welgampola; Colebatch, 2005).

Crianças podem apresentar latências mais precoces em relação aos adultos. Uma das hipóteses é a dimensão da cabeça e do pescoço que propiciam os eletrodos de registro mais próximos do local gerador. Não há efeito significativo da maturação nas latências das ondas, pois a maturação das fibras nervosas vestibulares começa na 20ª semana fetal e, após o nascimento, a mielinização prossegue rapidamente dentro do tronco cerebral e do cerebelo, sendo concluída aproximadamente aos 2 anos de idade (Barkovich, 2005). Na população infantil, observam-se latências significativamente mais curtas do cVEMP, sendo mais precoces que nos adultos, e se prolongam à medida que as crianças crescem (Young, 2015).

Estudo realizado por El-Danasoury *et al.* (2015) observaram latências e amplitudes menores nas crianças quando comparadas com as latências na população adulta. Pesquisadores referem diferença significativa nas latências entre os subgrupos de crianças, verificando que as latências ficam mais prolongadas com o aumento da idade, na população infantil, observaram latência média de P1 = 11,5 ms e N1 = 18,4 ms.

O aumento da diferença interaural da latência está associada à assimetria entre os lados, comum em diversas doenças, entre elas as neurológicas. Desse modo, enfermidades que interfiram na condução neural desde a orelha interna, passando pelo tronco encefálico, pelo trato vestibuloespinhal e pelo segundo neurônio motor, podem interferir no tempo de condução neural do reflexo sáculo-cólico (Felipe; Santos; Gonçalves, 2008; Sartucci; Logi, 2002).

## Amplitudes das Ondas

A amplitude da resposta reflete a magnitude do reflexo muscular, no entanto, existe variação interpessoal de massa e tônus da musculatura, o que impossibilita a utilização de um parâmetro de normalidade para comparação entre sujeitos.

Assim, para a análise deste parâmetro, utiliza-se o cálculo do índice de assimetria (IA), nesse cálculo é realizada a análise das respostas de um lado com relação ao outro lado, no mesmo paciente (análise intersujeito). Esse índice é calculado pela diferença interaural da amplitude da resposta, ponderada pela média da resposta de cada paciente, sendo considerado simétrico para valores entre 0% a 36% (Papathanasiou *et al.*, 2014).

Fórmula para analisar o índice de assimetria:

$$A(\%) = \frac{(\text{Amplitude P1–N1 Direita} - \text{Amplitude P1–N1 Esquerda})}{(\text{Amplitude P1–N1 Direita} + \text{Amplitude P1–N1 Esquerda})} \times 100$$

Com relação aos valores de amplitude de cVEMP para a população pediátrica, não foi constatada diferença para a amplitude absoluta em comparação com os adultos, sendo aproximadamente 208,5 a 285,00 mV (Young, 2015); para o oVEMP na população pediátrica, foram observadas médias entre 7 e 15,8 mV, semelhantes aos de adultos jovens (Piker *et al.*, 2011).

## Pesquisa dos Limiares no VEMP

O limiar do VEMP reflete a menor intensidade sonora na qual aparecem respostas reprodutíveis. A pesquisa do limiar é realizada em algumas situações clínicas específicas, principalmente, quando há suspeita de deiscência do canal semicircular superior (Papathanasiou *et al.*, 2014).

### *Dados Normativos para População Infantil*

Para a análise e interpretação dos exames de VEMP, precisamos nos basear em parâmetros de normalidade para latências e amplitudes. Desta forma, iremos apresentar alguns estudos realizados com a população pediátrica, foco deste capítulo.

Estudo realizado por Picciotti *et al.* (2007), com registro de cVEMPs por meio de estímulos *tone bursts* de 500 Hz, monoaurais, intensidade de 130 peSPL, verificou presença de respostas em 100% das crianças. A amostra pesquisada foi dividida em dois grupos (pré-escolar e escolar). No grupo pré-escolar, as latências médias de P1 e N1 foram, respectivamente, 16,13 (± 2,12) ms e 21,17 (± 2,77) ms; e razão de amplitude média de 28,49% (± 18,10). No grupo escolar, as médias de P1 e N1 foram, respectivamente, 16,14 (± 3,48) ms e 21,78 (± 3,39) ms, enquanto a razão de amplitude média foi de 20,44% (± 13,24).

Estudos que analisaram cVEMP em crianças e adolescentes, sem queixas otoneurológicas (Pereira *et al.*, 2015; Silva; Didoné; Sleifer, 2017) descreveram as seguintes médias e índices de assimetria: P1 = 17,26 (±1,78) ms, N1 = 24,78 (±2,18) ms e índice de assimetria = 21,3% (± 18,6), com ausência de diferenças entre sexos (Pereira *et al.*, 2015); P1 = 15,92 (±4,96) ms e N1 = 24,32 (±5,92) ms e índice de simetria = 22,95% (±0,16) (Silva; Didoné; Sleifer, 2017). Os dois estudos referem que não houve diferenças estatisticamente significantes entre as latências e o sexo, bem como entre as latências e as orelhas (esquerda e direita).

### Limitações Técnicas e Ajustes Necessários

Dentre as limitações para a realização do cVEMP em crianças, destaca-se a "não colaboração", principalmente, daquelas muito pequenas, em manter a contração muscular do pescoço. Pode haver necessidade de diversas interrupções do registro, diante de inquietação e choro dos lactentes/crianças, que pode prolongar o tempo de testagem. Dessa forma, uma opção é o registro bilateral simultâneo. Cabe ressaltar que é necessário orientar as mães e pais para auxiliarem durante o exame; em alguns casos poderá haver a necessidade de outro profissional para posicionar a criança ou auxiliar no nível da contração muscular adequada. Além disso, devemos considerar que crianças pequenas podem apresentar tônus muscular reduzido quando comparadas com crianças maiores e adultos (Kaga, 2014; Qianwen *et al.*, 2022).

Caso a criança não permita o registro do exame no estado de alerta, pode-se realizar em sono natural e alguns pesquisadores (Rodriguez, Thomas, Janky, 2019) recomendam uso de sedação, aproveitando o momento da sedação utilizado na pesquisa dos potenciais evocados auditivos de tronco encefálico, durante a investigação auditiva. Autores referem que o registro do cVEMP não sofre influência da sedação e que as crianças mantêm os reflexos normais (Rodriguez; Thomas; Janky, 2019).

## CONCLUSÃO

Os VEMPs são os testes quantitativos úteis para investigação de crianças com suspeita de alteração do equilíbrio corporal e do sistema vestibular, em decorrência da viabilidade de registro desde recém-nascidos. Contudo, devem-se realizar alguns ajustes na população pediátrica, seja no posicionamento do paciente, nos tipos de estímulos, nas análises e nos parâmetros de normalidade, entre outros. Na população infantil, podem-se observar latências mais precoces no registro do cVEMP, quando comparadas com a população adulta e prolongam-se à medida que as crianças crescem. Uma das limitações para a realização dos VEMPs na população infantil pode ser a pouca colaboração, principalmente, das crianças muito pequenas, em manter a contração muscular do pescoço; neste capítulo detalharam-se estratégias para a realização dos VEMPs.

**Palavras-chave:** vestibulopatia; potenciais miogênicos evocados vestibulares; testes de função vestibular; sáculo e utrículo; criança.

## REFERÊNCIAS BIBLIOGRÁFICAS


BARKOVICH, A. J. Magnetic resonance techniques in assessment of myelin and myelination. **J Inherit Metab Dis**, v.28, n.3, p. 311-343, 2005.

DHONDT, C., DHOOGE, I., MAES, L. Vestibular assessment in the pediatric population. **Laryngoscope,** v. 2, n. 129, p. 490-493, 2019.

EL-DANASOURY, I. *et al.* Vestibular evoked myogenic potentials (VEMPs) in young children: Test parameters and normative data, **Egyptian J of Ear, Nose, Throat and Allied Scienc,** v. 16, n. 1, p. 81-85, 2015.

FELIPE, L., SANTOS, M. A. R., GONÇALVES, D. U. Vestibular evoked myogenic potential (VEMP): evaluation of responses in normal subjects. **Pró-fono: rev de atual cient,** v. 20, n. 4, p. 249-254, 2008.

GANS, R. Vestibular rehabilitation therapy: diagnosis based strategies. **Ent and Audiol News**, v. 24, n. 5, 2015.

HSU, Y. S., WANG, S. J., YOUNG, Y. H. Ocular vestibular-evoked myogenic potentials in children using air conducted sound stimulation. **Clin Neurophysiol**, v. 120, n. 07, p. 1381-1385.

HUANG, Y. C., YANG, T. L., YOUNG, Y. H. Feasibility of ocular vestibular-evoked myogenic potentials (oVEMPs) recorded with eyes closed. **Clin Neurophysiol**, v. 123, n. 2, p. 376-381, 2012.

JANKY, K. L. *et al.* Video Head Impulse Test (vHIT): The role of corrective saccades in identifying patients with vestibular loss. **Otol Neurotol,** v. 39, n. 4, p. 467-473, 2018.

JANKY, K. L., RODRIGUEZ, A. I. Quantitative Vestibular Function Testing in the Pediatric Population. **Seminars in Hearing**, v. 39, n. 3, p. 257-274, 2018.

KAGA, K. Inner Ear Anomalies and Vestibular-Evoked Myogenic Potentials (VEMP). In: Vertigo and Balance Disorders in Children. Tokyo: **Springer Japan,** p. 69-78, 2014.

PAPATHANASIOU, E. S. *et al.* Clinical Neurophysiology International guidelines for the clinical application of cervical vestibular evoked potentials: An expert consensus report. **Clin Neurophysiol,** v. 125, n. 4, p. 658-666, 2014.

PEREIRA, A.B. *et al.* Cervical vestibular evoked myogenic potentials in children. **Braz J Otorhinolaryngol,** v. 81, n. 4, p. 358-362, 2015.

PICCIOTTI, P. M. *et al.* Vestibular evoked myogenic potentials in children. **Int J Pediatr Otorhinolaryngol,** v. 1, n. 71, p. 29-33, 2007.

PIKER, E.G. *et al.* Normal characteristics of the ocular vestibular evoked myogenic potential. **J Am Acad Audiol,** v. 22, n. 04, p. 222-230, 2011.

QIANWEN, X., *et al.* Effects of acoustic stimulation intensity on air-conducted vestibular evoked myogenic potential in children. **Front Neurol,** v. 13, 2022.

RODRIGUEZ, A. I., THOMAS, M. L. A., JANKY, K. L. Air-Conducted Vestibular Evoked Myogenic Potential Testing in Children, Adolescents, and Young Adults: Thresholds, Frequency Tuning, and Effects of Sound Exposure. **Ear Hear,** v. 40, n. 1, p. 192-203, 2019.

RODRIGUEZ, A.T. *et al.* Effects of high sound pressure exposure during air-conducted vestibular evoked myogenic potential testing in children and young adults. **Ear Hear,** v. 39, n. 2, p. 269-277, 2018.

SARTUCCI, F., LOGI, F. Vestibular-evoked myogenic potentials: A method to assess vestibulo-spinal conduction in multiple sclerosis patients. **Brain Res Bulletin**, v.59, n. 1, p. 59-63, 2002.

SILVA, B.M.P., DIDONÉ, D.D., SLEIFER, P. Potencial evocado miogênico vestibular cervical em crianças e adolescentes sem queixas vestibulares. **Audiol Commun Res,** v. 22, e1885, p. 1-7, 2017.

WANG, S. J., HSIEH, W. S., YOUNG, Y. H. Development of ocular vestibular-evoked myogenic potentials in small children. **Laryngoscope,** v. 123, n. 2, p. 512-517, 2013.

WANG, S.J. *et al.* Development of vestibular evoked myogenic potentials in preterm neonates. **Audiol Neurootol,** v. 03, n. 13, p. 145-52, 2008.

WELGAMPOLA, M. S., COLEBATCH, J. G. Characteristics and clinical applications of vestibular-evoked myogenic potentials. **Neurol,** v. 64, n. 10, p. 1682-1688, 2005.

WIENER-VACHER, S.R. *et al.* Cervical vestibular evoked myogenic potentials in healthy children: Normative values for bone and air conduction. **Front Neurol,** v.14, n. 1157975, 2023.

YANG, C.J., *et al.* Vestibular pathology in children with enlarged vestibular aqueduct. **Laryngoscope,** v. 126, n. 10, p. 2344-2350, 2016.

YOUNG, Y.H. Assessment of functional development of the otolithic system in growing children: a review**. Int J Pediatr Otorhinolaryngol,** v. 79, n. 4, p. 435-442, 2015.

# CONTRIBUIÇÕES DOS POTENCIAIS EVOCADOS MIOGÊNICOS VESTIBULARES NO DIAGNÓSTICO OTONEUROLÓGICO INFANTIL

CAPÍTULO 17

Pricila Sleifer ▪ Aline Cabral

## INTRODUÇÃO

Neste capítulo, serão abordadas as aplicações clínicas dos potenciais evocados miogênicos vestibulares (VEMPs) na população pediátrica, a importância desse procedimento no diagnóstico otoneurológico na infância, bem como a repercussão da tontura no desenvolvimento infantil.

Inicialmente, ressalta-se que a importância do sistema vestibular vai além dos reflexos responsáveis pelo controle postural e do equilíbrio, e este está envolvido no processamento de diversas habilidades cognitivas, sociais e emocionais (Van Hecke *et al.*, 2021). A integração do sistema vestibular com outros sistemas sensoriais é importante para o adequado desenvolvimento de comportamentos espaciais complexos e habilidades cognitivas pela criança, a fim de evitar o impacto deletério das disfunções vestibulares na cognição e nas habilidades psicossociais e educacionais (Franco; Monteiro; Gushikem, 2023). O sistema vestibular parece possuir influência significativa nas funções cognitivas (Bigelow; Agrawal, 2015; Oster; Zhou, 2022; Van Hecke *et al.*, 2021).

As alterações vestibulares podem gerar situações de desconforto e restringir a adequada interação da criança com o meio, podendo interferir na aquisição e no desenvolvimento da linguagem e da aprendizagem (Andrade *et al.*, 2023; Bigelow *et al.*, 2020; Sleifer; Borges, 2023).

Crianças com vertigem podem apresentar maior susceptibilidade a alterações em funções cognitivas importantes, atraso no desenvolvimento, transtorno do déficit de atenção e dificuldade de aprendizagem (Bigelow *et al.*, 2020). Importante ressaltar o impacto da tontura na vida escolar, o que remete ser de grande repercussão na qualidade de vida da população infantil. As disfunções vestibulares causam prejuízos nas habilidades cognitivas, como: atenção, memória de curto prazo, funções executivas, concentração e capacidade visuoespacial, que são pré-requisitos para o processo de aprendizagem. Crianças com disfunções vestibulares são mais desatentas, inquietas e dispersas, devido à necessidade de buscar melhores ajustes cefálicos e corporais para o conforto e segurança (Andrade *et al.*, 2023; Bigelow *et al.*, 2020). Além disso, podem apresentar outros sintomas, como: cefaleia, inabilidade para realizar movimentos coordenados, inaptidão para alguns exercícios físicos, quedas frequentes, atraso no desenvolvimento motor, dificuldade em brincar e relacionar-se com os amigos e/ou colegas, mal-estar indefinido, vertigens, tonturas, cinetose, náuseas, vômitos, alteração visual, mudança súbita de comportamento, perturbações do sono, dentre outros (Franco; Panhoca, 2008; Sleifer; Borges, 2023; Teixeira; Rech; Sleifer, 2021).

Dessa forma, vale reforçar a necessidade de se estar atento às alterações vestibulares pediátricas, uma vez que podem acarretar uma série de outras repercussões ao desenvolvimento infantil. Além dos sistemas vestibular, visual e proprioceptivo, outras estruturas do SNC atuam sobre o equilíbrio corporal, como os lobos frontais, que iniciam e coordenam o planejamento dos movimentos; os gânglios basais, que adicionam controle e fluidez aos movimentos; e as partes posterior e superior dos lobos temporais, que constituem a área de conscientização do cérebro (Ganança; Caovilla, 2000; Van Hecke *et al.*, 2021).

Embora os distúrbios vestibulares sejam encontrados com menor frequência na infância e adolescência que em adultos e idosos, estudos epidemiológicos mostraram que cerca de 15% de crianças em idade escolar haviam experimentado, pelo menos, um episódio de tontura no período de um ano (Sousa *et al.*, 2015). Pesquisadores (Li *et al.*, 2016) relatam que 5,3% das crianças e adolescentes, nos Estados Unidos, apresentam queixas otoneurológicas, e que as crianças com idade superior a sete anos tendem a expressar melhor as características das suas dificuldades de equilíbrio corporal.

As queixas otoneurológicas na população infantil, em geral, são pouco investigadas, destacando-se alguns estudos, nos quais confirmaram a existência dessas queixas entre as crianças, apesar da unanimidade na concordância quanto à subjetividade das mesmas e, consequentemente, a dificuldade na identificação e descrição dos sintomas pela própria criança e pelos familiares (Li *et al.*, 2016; Teixeira; Rech; Sleifer, 2021; Sleifer; Borges, 2023). Dessa forma, entende-se que a prevalência das vestibulopatias na infância é subestimada, dificultando o seu diagnóstico clínico.

Considerando-se os avanços na otoneurologia acerca dos métodos diagnósticos e de intervenção, reforça-se a necessidade de um direcionamento clínico atento, qualificado e direcionado especificamente às disfunções do equilíbrio corporal que acometem a população infantil. O equilíbrio corporal é um dos requisitos essenciais para a aprendizagem motora, realização das atividades diárias, adequação da interação social e do pleno desenvolvimento infantil.

Na população infantil, as avaliações subjetivas e qualitativas tendem dificultar o diagnóstico, pois as crianças podem não conseguir completar tais avaliações por diversos motivos. Dessa forma, testes objetivos e quantitativos são a escolha preferencial do clínico que atua com o público infantil. Dentre os exames mais utilizados na avaliação otoneurológica infantil estão os VEMPs, pois são exames com mínimo desconforto, bem tolerados por essa população e possibilitam avaliar os reflexos saculocólico e utrículo-ocular.

## POTENCIAL EVOCADO MIOGÊNICO VESTIBULAR NA POPULAÇÃO INFANTIL

A realização do potencial evocado miogênico vestibular (VEMP) na população pediátrica é pertinente, devido a contribuição dos órgãos otólitos para o desenvolvimento motor e o controle postural. O reflexo vestibulocólico (RVC), com entrada no sáculo, contribui para o adequado controle cervical (Inoue *et al.*, 2013). A maturação do reflexo vestíbulo-ocular (RVO) translacional, com estímulos do utrículo e do sáculo, tem correlação com o desenvolvimento da postura em pé, da marcha e do controle postural em crianças (Wang *et al.*, 2013; Wiener-Vacher *et al.*, 1996). Porém, crianças com função sacular e utricular prejudicadas atingem os marcos de desenvolvimento motor em idades mais avançadas, em comparação com crianças da mesma idade que não apresentam alterações vestibulares (Inoue *et al.*, 2013). Em algumas crianças, estes atrasos no desenvolvimento motor podem continuar ou progredir durante a infância, necessitando de diagnóstico e reabilitação adequada (Rine *et al.*, 2004; Rodriguez *et al.*, 2019).

Na literatura científica, diversos estudos referem que os VEMPs podem ser testados de forma confiável na população pediátrica (Chen *et al.*, 2007; Chihara *et al.*, 2007; Rodriguez *et al.*, 2019; Wang *et al.*, 2008). Existem várias vantagens no uso do VEMP como procedimento na avaliação da função vestibular infantil, dentre elas, facilidade na execução do procedimento, sem a indução de náusea ou tontura, e capacidade em fornecer dados sobre a função otolítica.

O potencial evocado miogênico vestibular cervical (cVEMP) avalia o reflexo vestibulocervical (RVC), proveniente da estimulação do sáculo, e gera respostas apropriadas para manter a postura e equilíbrio corporal (Felipe; Santos; Gonçalves, 2008; Halmagyy; Curthoys, 2003). Importante destacar que o cVEMP avalia o sáculo, órgão otolítico com maior percentual de disfunção em comparação às alterações dos canais semicirculares, devido à relação anatômica e embriológica entre este órgão otolítico e a cóclea (Zhou *et al.*, 2014). As respostas do cVEMP podem ser obtidas em lactentes, a partir de um mês de vida, com morfologia semelhante às respostas provocadas em adultos (Chen *et al.* 2007; Hsu; Wang; Young, 2009; Wang *et al.* 2008; Wiener-Vacher *et al.*, 2023).

O potencial evocado miogênico vestibular ocular (oVEMP) avalia os reflexos vestíbulo-ocular (RVO) derivado da estimulação do utrículo, na qual o sinal gerado é transmitido ao SNC pelo nervo vestibular superior e atravessa o canal auditivo interno, conectando-se aos núcleos vestibulares no tronco encefálico. A partir desses núcleos, os impulsos ascendem em direção a várias áreas do sistema nervoso central, incluindo os núcleos oculomotores, cerebelo, córtex cerebral e hipotálamo (Halmagyy; Curthoys, 2003).

Qualquer alteração nas estruturas das vias do RVC e RVO pode resultar em alterações nas respostas dos VEMPs. Os VEMPs são testes úteis para investigação de crianças com suspeita de alteração nestas vias, em decorrência da viabilidade de registro desde recém-nascidos. Contudo, deve-se realizar alguns ajustes na população pediátrica. Os *guidelines* fornecem indicações de protocolos para realização dos VEMPs em adultos, e reforça-se a importância de realizar um protocolo diferenciado para a população infantil. Dessa forma, no Capítulo 16 deste livro, são abordados, minuciosamente, os procedimentos de registro, análise e interpretação para o uso na população pediátrica.

## APLICAÇÕES CLÍNICAS DOS POTENCIAIS EVOCADOS MIOGÊNICOS VESTIBULARES NA POPULAÇÃO INFANTIL

Diversas são as aplicações clínicas dos VEMPs na população infantil. Estes potenciais têm contribuído para o diagnóstico, intervenção precoce e monitoramento; dessa forma, possibilitam redução dos impactos deletérios no desenvolvimento neuropsicomotor, na linguagem, na aprendizagem e no desempenho escolar das crianças com tontura.

No que concerne às pesquisas envolvendo aplicações clínicas do VEMP na população pediátrica, alguns estudos propuseram estabelecer valores de referência para as latências e amplitudes das ondas em crianças sem queixas otoneurológicas (Chen *et al.*, 2007; El-Danasoury *et al.*, 2015; Erbek *et al.*, 2007; Janky; Givens, 2015; Kelsch *et al.*, 2006; Kunh *et al.*, 2018; Pereira *et al.*, 2015; Picciotti *et al.*, 2007; Rodriguez *et al.* 2018; Rodriguez *et al.*, 2019; Silva; Didoné; Sleifer, 2017; Wang *et al.*, 2013; Wiener-Vacher *et al.*, 2023), assim como pesquisas com crianças pequenas e recém-nascidos (Chen *et al.*, 2007; Erbek *et al.*, 2007; Picciotti *et al.*, 2007; Young *et al.*, 2009; Wang; Hsieh; Young, 2013).

A seguir, elencou-se estudos que avaliaram VEMPs na população infantil:

- Perda auditiva sensorioneural (Cushing *et al.*, 2008; Cushing, 2021; Hazen; Cushing, 2021; Martens *et al.*, 2023; Sazgar *et al.*, 2006; Shinjo; Jin; Kaga, 2007; Xu *et al.*, 2015; Zhou *et al.*, 2009).
- Implante coclear (Ajalloueyan *et al.*, 2017; Cushing *et al.*, 2009; Cushing *et al.*, 2013; Ebrahimi *et al.*, 2016; Jacot *et al.*, 2009; Jin *et al.*, 2006; Kegel *et al.*, 2015; Licameli *et al.*, 2009; Thierry *et al.*, 2015; Xu *et al.*, 2015).
- Aqueduto vestibular alargado (Liu *et al.*, 2021; Zhou *et al.* 2011; Taylor *et al.* 2012; Rodriguez *et al.*, 2019; Tavares *et al.*, 2023).
- Deiscência do canal semicircular superior (Janky e Rodrigues, 2018; Van Bulck; Leupe; Forton, 2019; Zhou *et al.*, 2014).
- Neurite vestibular (Liu *et al.*, 2018; Monobe; Murofushi, 2004).
- Doença de Ménière (Chen; Young, 2006; Egami *et al.*, 2010; Wang *et al.*, 2018).
- Transtorno do déficit de atenção e hiperatividade (Isaac *et al.*, 2017; Lofti *et al.*, 2017).
- Vertigem paroxística benigna da infância (Chang; Young, 2007; Uneri; Turkdogan, 2003).
- Citomegalovírus congênito (Chebib *et al.*, 2022; Pinninti *et al.*, 2021).
- Perda súbita (Li *et al.*, 2021).
- Migrânea vestibular (Borges, 2021; Hwa *et al.*, 2023; Langhagen *et al.*, 2014; Power *et al.*, 2018; Zhang *et al.*, 2022; Sleifer; Borges, 2023).
- Pós-concussão (Rodriguez; Chiao; Spencer, 2022; Zhou; Brodsky, 2015).
- Transtorno do espectro da neuropatia auditiva (Hu *et al.*, 2020).
- Transtorno do espectro do autismo (Oster; Zhou, 2022; Thabet, 2014; Thabet; Zaghloul, 2013).

Além disso, a literatura científica refere estudos do cVEMP em crianças com rubéola congênita (Zagolski, 2009) e com hiperbilirrubinemia (Ozkiraz *et al.*, 2012). A seguir, serão abordadas algumas aplicações clínicas dos VEMPs na população infantil.

## Perda Auditiva Sensorioneural

Os sistemas vestibular e auditivo estão localizados na orelha interna e, ambos, estão intimamente interligados filogenética e anatomicamente. O mesmo agente etiológico auditivo pode desencadear disfunção vestibular e estes sistemas podem ser suscetíveis a fatores nocivos, como drogas ototóxicas, agentes infecciosos, trauma, insuficiência no suprimento sanguíneo da orelha interna, dentre outros. Pesquisadores referem que uma a cada três crianças com perda auditiva (de grau severo a profundo) apresentaram déficit vestibular (Martens *et al.*, 2023).

Estudos demonstram que crianças com perda auditiva sensorioneural também podem apresentar comprometimento vestibular (Cushing *et al.*, 2008; Cushing *et al.*, 2013; Handzel; Burgess; Nadol, 2006; Hartman; Houwen; Visscher, 2011; Jacot *el al.*, 2009; Livingstone; Mcphillips, 2011; Miwa *et al.*, 2019; O'reilly *et al.*, 2010; Tribukait; Brantberg; Bergenius, 2004). Embora a associação entre disfunção vestibular e perda auditiva sensorioneural seja estabelecida há muito tempo, o sistema vestibular tem sido frequentemente esquecido durante a avaliação de crianças com perdas auditivas.

Cushing *et al.* (2013) avaliaram 119 crianças que utilizavam implantes cocleares e verificaram que a disfunção unilateral do canal horizontal ou do sáculo estava presente, igualmente, dentre as orelhas implantadas e não implantadas, indicando que a disfunção comumente antecede à intervenção cirúrgica. Além disso, este estudo também refere maior incidência de disfunção vestibular severa em crianças com anatomia cocleovestibular anormal ou com histórico de meningite.

Pesquisas mencionam que a função vestibular e o equilíbrio corporal de crianças com perda auditiva sensorioneural bilateral é pior em comparação ao de crianças com desenvolvimento típico (Mora; Becerril; Aguado, 2023). Estudos sugerem que 35% das crianças com perda auditiva sensorioneural profunda bilateral apresentam função vestibular ausente ou severamente comprometida e, se consideradas as alterações mais leves, as anormalidades no funcionamento do labirinto chegam a 50% (Hazen; Cushing, 2021). Não existe um consenso sobre os procedimentos que devem ser usados na avaliação vestibular e do equilíbrio corporal em crianças com perda auditiva sensorioneural. Além disso, há escassez de estudos sobre a intervenção do equilíbrio corporal na população pediátrica com perda auditiva.

Existem evidências de déficit vestibular em crianças com alterações neurossensoriais severas a profundas e relação significativa entre o grau de perda auditiva e as anormalidades dos exames de cVEMP e oVEMP (Kotait; Moaty; Gabr, 2019; Xu *et al.*, 2015). Em graus profundos, a incidência de dano otolítico pode atingir até 70% (Sazgar *et al.*, 2006) e 90% de cVEMPs alterados nessa população (Zhou *et al.*, 2009).

Cabe ressaltar que o cVEMP tem se mostrado bastante sensível na avaliação vestibular de lactentes (Cushing *et al.*, 2008; Ferreira *et. al*, 2018, Martens *et al.*, 2023), sendo descrito como o teste vestibular quantitativo com maior viabilidade na população pediátrica (Zhou *et al.*, 2014).

O *guideline* "*Vestibular Infant Screening – Flanders*" (Martens *et al.*, 2023) destaca as seguintes recomendações para a triagem vestibular em lactentes: a) perda auditiva severa a profunda; b) perda auditiva sindrômica ou devido a viroses congênitas (citomegalovírus, rubéola, dentre outras) e c) nos casos em que existam preocupações com relação ao desenvolvimento motor. Outrossim, o *guideline* sugere o cVEMP como o teste para o rastreio precoce de déficits vestibulares, em crianças com potencial risco para a perda vestibular. Nesse livro, no Capítulo 15, são abordados tópicos relacionados com a importância da triagem vestibular infantil, bem como as indicações e protocolos sugeridos.

Vários pacientes com perda auditiva podem apresentar náuseas e vertigens (Xu *et al.*, 2015). Algumas causas de perda auditiva e disfunção vestibular concomitantes são aquelas adquiridas por infecções, como citomegalovírus (congênito ou adquirido), meningite, rubéola, uso de medicamentos ototóxicos, causas sindrômicas (como síndrome de *Usher* – tipo III), malformações cocleovestibulares como síndrome de *Pendred* e aqueduto vestibular alargado (que será explanado na sequência), entre outras.

## Aqueduto Vestibular Alargado

O aqueduto vestibular alargado (AVA) é caracterizado por aumento na conexão entre o saco endolinfático e o vestíbulo, sendo considerado anormal quando apresenta distância entre estes órgãos maior que 1,5 mm (Zhang *et al.*, 2020). Na maioria dos casos, as manifestações clínicas têm início na infância e podem-se comportar como: a) perda auditiva de diferentes graus (de moderada a severa); b) início súbito ou progressivo; c) tipos de perda mista com maior *gap* aéreo-ósseo em baixas frequências ou sensorioneural associada ou não à vertigem (Pinto *et al.*, 2005; Seo *et al.*, 2016; Tavares *et al.*, 2023). Dessa forma, destaca-se a importância do diagnóstico precoce desta patologia.

Conforme relatado por Zhou *et al.* (2011), o AVA é a alteração mais comum da orelha interna em crianças com perda auditiva. Podemos destacar os achados dos VEMPs que contribuem para o diagnóstico: amplitudes maiores de cVEMP e/ou oVEMP e limiares reduzidos (Liu *et al.*, 2021; Rodriguez *et al.*, 2019; Tavares *et al.*, 2023; Taylor *et al.*, 2012; Zhou *et al.*, 2011). Esses achados podem ser utilizados como parâmetros clínicos na identificação do AVA, juntamente com a história clínica do paciente e os exames de imagem. Nestes casos, os dados normativos dos cVEMP e oVEMP podem ser úteis para a população pediátrica.

## Implante Coclear

Estudos histopatológicos do osso temporal humano relataram manifestações variadas de lesões em órgãos vestibulares (sáculo, utrículo e/ou canais semicirculares), após inserção do implante coclear (IC). Tais lesões incluíram colapso, hidropisia, fibrose e/ou redução de células sensoriais do órgão (Handzel *et al.*, 2006; Tien; Linthicum, 2002; Xu *et al.*, 2015).

Pesquisas referem que órgãos otolíticos vestibulares podem ser influenciados pelo IC (Ajalloueyan *et al.*, 2017; Buchman *et al.*, 2004; Colin *et al.*, 2018; Cushing *et al.*, 2009; Cushing *et al.*, 2013; Ebrahimi *et al.*, 2016; Ibrahim *et al.*, 2017; Jacot *et al.*, 2009; Jin *et al.*, 2006; Kegel *et al.*, 2015; Licameli *et al.*, 2009; Thierry *et al.*, 2015; Xu *et al.*, 2014), e relatos com relação à taxa de dano sacular podem variar entre 21% e 100% (Jin *et al.*, 2006; Krause *et al.*, 2010; Licameli *et al.*, 2009; Todt *et al.*, 2008).

Desta forma, recomenda-se a avaliação vestibular em crianças pré e pós-implante coclear (Cushing *et al.*, 2013; Kegel *et al.*, 2015; Thierry *et al.*, 2015; Ebrahimi *et al.*, 2016; Ajalloueyan *et al.*, 2017), visto que este pode representar risco adicional de déficit vestibular (Jacot *et al.*, 2009).

Estudos demonstraram que existe redução da função sacular, com menores amplitudes do cVEMP, elevação do limiar ou mesmo ausência de resposta, deste exame, no lado implantado (Xu *et al.*, 2015; Colin *et al.*, 2018; Krause *et al.*, 2010; Ibrahim *et al.*, 2017). Assim, medidas apropriadas podem ser tomadas para avaliar a função otolítica, antes e depois do IC, e os VEMPs podem ser relevantes nessas avaliações.

## Deiscência do Canal Semicircular Superior

A deiscência do canal semicircular superior (DCSS) é uma falha na camada óssea que recobre o canal semicircular superior, que pode ser devido ao osso muito fino (deiscente) ou ausente. Crianças podem ter vertigem e/ou nistagmo na exposição à estímulos sonoros intensos (fenômeno de Tullio) ou após modificações de pressão dentro da orelha média (fenômeno de Hennebert); destacam-se os estudos que avaliaram à DCSS na população infantil (Hagiwara *et al.*, 2012; Saxby; Gowdy; Fandino, 2015).

O teste de cVEMP demonstra elevada sensibilidade para detectar DCSS. Estudos que avaliaram crianças com DCSS relataram os seguintes achados no cVEMP: grandes amplitudes e limiares rebaixados (Van Bulck; Leupe; Forton, 2019; Janky; Rodrigues, 2018; Zhou *et al.*, 2014).

## Toxicidade Vestibular ou Vestibulotoxicidade

Toxicidade vestibular ou vestibulotoxicidade são definidas como danos causados por diversos tipos de agentes químicos ao sistema vestibular, podendo resultar na destruição parcial ou completa das células ciliadas ou na alteração da transmissão da informação pelo nervo vestibular (Hülse *et al.*, 2022). Os antibióticos aminoglicosídeos e fármacos antineoplásicos são apontados como tóxicos ao sistema vestibular (*American Academy of Audiology*, 2009); estes são amplamente utilizados na terapia antineoplásica, por meio da quimioterapia, e podem apresentar efeito colateral à toxicidade vestibular (Prayuenyong, 2018).

O uso de medicamentos ototóxicos, nas maternidades, apresenta potencial vestibulotóxico, ou seja, além de ocasionarem danos às células ciliadas da cóclea (ototoxicidade), podem causar alterações aos órgãos vestibulares (vestibulotoxicidade), acarretando perdas auditivas, zumbido e/ou alteração do equilíbrio (Altissimi *et al.*, 2020; Hülse *et al.*, 2022; Zagolski, 2005).

Os VEMPs podem contribuir no protocolo de diagnóstico e monitoramento da vestibulotoxicidade, uma vez que é possível observar danos aos órgãos otolíticos decorrentes da toxicidade medicamentosa. Mais informações no Capítulo 12 deste livro.

## Doença de Ménière

A doença de Ménière (DM) é uma alteração da orelha interna caracterizada por dois grupos de sintomas: os vestibulares e os auditivos. A DM está dentre as cinco principais causas de tontura no adulto; é menos prevalente na infância e corresponde a 2% do total de casos na população infantil (Basura *et al.*, 2020; Wang *et al.*, 2018).

Estudos que utilizaram os VEMPs, na investigação otoneurológica da DM, referem cVEMPs alterados em 20% dos casos e oVEMPs, em 13%. Além disso, salientam que, na DM, a alteração do cVEMP vem associada ao fenômeno de recrutamento, ao passo que, na surdez súbita, o cVEMP apresenta-se sem alterações e sem fenômeno de recrutamento (Chen; Young, 2006; Wang *et al.*, 2018).

## Neurite Vestibular

Os VEMPs podem trazer informações relacionadas com a especificidade do ramo do nervo vestibular acometido, superior ou inferior, o oVEMP avalia o nervo vestibular superior, ao passo que o cVEMP avalia o nervo vestibular inferior (Liu, 2018). Cabe ressaltar que esses resultados devem ser interpretados em conjunto com outros exames, com a história clínica e o exame físico, pois os VEMPs não avaliam exclusivamente o nervo vestibular (Monobe; Murofushi, 2004; Santos; Vianna; Dolci 2022).

## Citomegalovírus Congênito

Alguns déficits vestibulares com início tardio, progressivo ou nos casos de flutuações da função vestibular, podem ocorrer em crianças com citomegalovírus congênito (cCMV) (Bernard *et al.*, 2015; Cushing; Papsin, 2018; Martens *et al.*, 2023; Mora; Becerril; Aguado, 2023; Wiener-Vacher *et al.* 2018).

Estudos que avaliaram cVEMPs, em crianças acometidas por cCMV, referem achados alterados neste exame. Além disso, essas crianças apresentaram disfunção vestibular e auditiva concomitantemente, e a função vestibular mostrou-se mais prejudicada que a função coclear (Chebib *et al.*, 2022; Pinninti *et al.*, 2021). No Capítulo 14 deste livro, são explanadas outras informações relacionadas com o cCMV e a avaliação dos VEMPs. Outrossim, são descritos achados obtidos nos VEMPs em crianças com migrânea vestibular, pós-concussão e transtorno do espectro do autismo, que, na sequência, serão expostos em um resumo.

## Transtorno do Espectro do Autismo

As alterações vestibulares são comuns e prevalentes em indivíduos com transtorno do espectro do autismo (TEA) (Mansour; Burchell; Kulesza, 2021; Thabet, 2014; Van Hecke *et al.*, 2019). Estudos envolvendo neuroimagem sugerem que indivíduos com TEA possam apresentar comprometimento estrutural nos circuitos neurais envolvidos no equilíbrio corporal, principalmente, nas vias de conexão entre o cerebelo e o tronco encefálico, hipotálamo e tálamo (Cordeiro *et al.*, 2021; Kilroy; Aziz-Zadeh; Cermak, 2019).

Dentre os procedimentos utilizados na avaliação otoneurológica de crianças com TEA destacam-se o *Video Head Impulse Test* (vHIT) e os VEMPs, por não dependerem da resposta da criança, o que aumenta a confiabilidade nos resultados obtidos.

Oster e Zhou (2022) avaliaram crianças com diagnóstico de TEA, por meio do cVEMP, e verificaram alterações quando comparadas às crianças neurotípicas. Outros pesquisadores (Thabet; Zaghloul, 2013; Thabet, 2014) referem que oVEMP pode auxiliar no diagnóstico das crianças com TEA que apresentam hipersensibilidade auditiva devido à SDCSS.

Por fim, verificou-se estudos que analisaram os VEMPs em outras alterações otoneurológicas em crianças, entre elas o transtorno do espectro da neuropatia auditiva. Neste transtorno, pesquisadores referem 70% de alterações nas provas calóricas, ao passo que, nos VEMPs, encontraram alterações entre 86% a 91%, embora, na sua maioria, não mostraram sintomas vestibulares. Ademais, essas respostas alteradas nos VEMPs vão aumentando com o tempo, sinalizando alterações histopatológicas nos órgãos e nervo vestibular que afetariam as células ciliadas, as otocônias e os neurônios do gânglio de Scarpa (Hu *et al.*, 2020; Mora; Becerril; Aguado, 2023).

Cabe ressaltar que se pode encontrar estudos com utilização dos VEMPs em outros contextos na população infantil, além destes expostos ao longo do presente capítulo, os quais não foram abordados por serem menos frequentes.

## CONCLUSÃO

A realização dos VEMPs na população pediátrica é pertinente devido à contribuição dos órgãos otólitos para o desenvolvimento motor e o controle postural. Os VEMPs são procedimentos utilizados na população infantil, pela viabilidade técnica, facilidade prática, reprodutibilidade e contribuição clínica. O cVEMP pode contribuir para o diagnóstico precoce de atrasos no desenvolvimento neuropsicomotor.

Ratifica-se que a investigação das alterações vestibulares, na população pediátrica, é de suma importância, pois essas alterações podem acarretar inúmeras repercussões ao desenvolvimento infantil.

**Palavras-chave:** potenciais evocados miogênicos vestibulares; perda auditiva; vestibulopatia; otólitos; criança.

## REFERÊNCIAS BIBLIOGRÁFICAS

BARKOVICH, A.J. Magnetic resonance techniques in assessment of myelin and myelination. **J Inherit Metab Dis**, v.3, n. 28, p.311-43, 2005.

HU J. *et al.* Vestibular dysfunction in patients with auditory neuropathy detected by vestibular evoked myogenic potentials. **Clinical Neurophysiology**, v. 131, n. 7, p.1664-1671, 2020.

HWA, T. P. *et al.* Asymmetric Ocular Vestibular Evoked Myogenic Potentials in Pediatric Vestibular Migraine. **Otology & neurotology: official publication of the American Otological Society, American Neurotology Society [and] European Academy of Otology and Neurotology**, v. 44, n. 6, p. 578-583, 2023.

ZHOU, G.; BRODSKY, J. R. Objective vestibular testing of children with dizziness and balance complaints following sports-related concussions. **Otolaryngology head and neck surgery: official journal of American Academy of Otolaryngology-Head and Neck Surgery**, Oxford, v. 152, n. 6, p. 1133-1139, 2015.

AJALLOUEYAN, M. *et al.* The effects of cochlear implantation on vestibular function in 1–4 years old children. **Int J Pediatr Otorhinolarymgol**, v. 94, p. 100-103, 2017.

ALTISSIMI, G. *et al.* Drugs inducing hearing loss, tinnitus, dizziness and vertigo: an updated guide. **Eur Rev Med Pharmacol Sci,** v. 24, n. 15, p. 7946-52, 2020.

AMERICAN Academy of Audiology. **Position Statement and Practice Guidelines on Ototoxicity Monitoring**, 2009.

ANDRADE, C. L. O. *et al.* Impacto da tontura no desenvolvimento infantil.In: Aline Cabral. (Org.). **Tratado de Otoneurologia Infantil.** 1ed. Ribeirão Preto: BookToy, 2023, p. 105-122.

BASURA, G. J. *et al.* Clinical practice guideline: Ménière's disease. **Otolaryngol Head Neck Surg**, v. 162, p. S1-S55, 2020.

BERNARD, S. *et al.* Vestibular Disorders in children with congenital cytomegalovirus infection. **Pediatrics**. v.136, n.4, p.887-895, 2015.

BIGELOW, R. T. *et al.* Association between vertigo, cognitive and psychiatric conditions in US children: 2012 National Health Interview Survey. **Int J Pediatr Otorhinolarymgol**, v. 130, 2020.

BIGELOW, R. T., AGRAWAL, Y. Vestibular involvement in cognition: Visuospatial ability, attention, executive function, and memory. **J vest res: equilibrium & orientation,** v.2, n. 25, p. 73-89, 2015.

BORGES, V.M. Potenciais evocados miogênicos cervicais e oculares em sujeitos com migrânea: revisão sistemática de literatura com metanálise. Monografia (Bacharelado em Fonoaudiologia) - Universidade Federal do Rio Grande do Sul. Porto Alegre, 2021.

BUCHMAN, C. A. *et al.* Vestibular effects of cochlear implantation. **Laryngoscope,** v. 10 - Suppl 103, n. 114, p. 1-22, 2004.

CHANG, C. H; YOUNG, Y. H. Caloric and vestibular evoked myogenic potential test in evaluating children with benign paroxysmal vertigo. **Int J Pediatr Otorhinolarymgol**, v. 71. n. 3. p. 495-499. 2007.

CHEBIB, E. *et al.* Audiovestibular Consequences of Congenital Cytomegalovirus Infection: Greater Vulnerability of the Vestibular Part of the Inner Ear. **Ear and hearing,** v. 43, n. 6, p. 1730-1739, 2022.

CHEN, C. N. *et al.* Vestibular evoked myogenic potentials in newborns. **Audiol Neurootol,** v.1, n.12, p.59, 2007.

CHEN, C., YOUNG, Y. Differentiating the cause of acute sensorineural hearing loss between Ménière's disease and sudden deafness. **Acta Otolaryngol**, v. 126, n. 1, p. 25-31, 2006.

CHIHARA, Y. *et al.* Vestibular-evoked extraocular potentials by air-conducted sound: another clinical test for vestibular function. **Clinical Neurophysiology**, v. 118, n. 12, p. 2745-2751, 2007.

COLIN, V. *et al.* Impact of cochlear implantation on peripheral vestibular function in adults. **European Annals Otorhinol, Head Neck Diseases.** v. 135, n. 6, p. 417-20, 2018.

CORDEIRO, E. S. G. *et al.* Equilíbrio postural em crianças com Transtorno do Espectro Autista. **CEFAC,** v. 23, n. 5, p. e0921, 2021.

CURTHOYS, I. S. *et al.* Neural basis of new clinical vestibular tests: otolithic neural responses to sound and vibration. **Clin Exp Pharmacol Physiol,** v. 41, p. 371-80, 2014.

CUSHING, S. L. *et al.* Evidence of vestibular and balance dysfunction in children with profound sensorineural hearing loss using cochlear implants. **Laryngoscope,** v. 10, n. 118, p.1814-23, 2008.

CUSHING, S. L. *et al.* Vestibular end-organ and balance deficits after meningitis and cochlear implantation in children correlate poorly with functional outcome. **Otol neurotol,** v.30, p. 488-95, 2009.

CUSHING, S. L. *et al.* Vestibular end-organ dysfunction in children with sensorineural hearing loss and cochlear implants: an expanded cohort and etiologic assessment. **Otol neurotol,** v.3, n.34, p.422-8, 2013.

CUSHING, S. L., PAPSIN, B. C. Cochlear implants and children with vestibular impairments. **Semin Hear**, v. 39, p. 305-320, 2018.

CUSHING, S. L., PAPSIN, B.C. 20 Evaluation and Management of Pediatric Vestibular Disorders. **Cummings Pediatric Otolaryngology**, p. 276, 2021.

DE KEGEL, A. *et al.* The influence of a vestibular dysfunction on the motor development of hearing-impaired children. **Laryngoscope,** v. 122, p. 2837-43, 2012.

EBRAHIMI, A. A. *et al.* Balance Performance of Deaf Children With and Without Cochlear Implants. **Acta Med Iran,** v. 54, n. 11, p. 737-742, 2016.

EGAMI, N. *et al.* Indication of the side of delayed endolymphatic hydrops by vestibular evoked myogenic potential and caloric test. **ORL J Otorhinolaryngol Real Spec**, v. 72, n. 5, p. 242-246, 2010

EL-DANASOURY, I. *et al.* Vestibular evoked myogenic potentials (VEMPs) in young children: Test parameters and normative data. **Egyptian J of Ear, Nose, Throat and Allied Scienc**, v. 16, n. 1, p. 81-85, 2015.

ERBEK, S. *et al.* Clinical application of vestibular evoked myogenic potentials in healthy newborns. **Int J Pediatr Otorhinolaryngol,** v.8, n.71, p.1181-5, 2007.

FELIPE, L.; SANTOS, M. A. R.; GONÇALVES, D. U. Vestibular evoked myogenic potential (VEMP): evaluation of responses in normal subjects. **Pró-fono: rev de atual cient**, v. 20, n. 4, p. 249-254, 2008.

FERREIRA, A. C. R. G. *et al.* Fisiologia do Potencial Evocado Miogênico Vestibular Cervical. In: MENEZES, P. L. et al (orgs.). **Tratado de Eletrofisiologia para a Audiologia**, Ribeirão Preto: BookToy, 2018. p. 269-277.

FRANCO, E. S.; MONTEIRO, S. R. G.; GUSHIKEM, P. Processamento vestibular central e aspectos cognitivos. In: CABRAL, A. **Tratado de Otoneurologia Infantil**, 1. ed. Booktoy, 2023, cap. 3, p. 75-104.

FRANCO, E.S.,PANHOCA, I. Sintomas vestibulares em crianças com queixa de dificuldades escolares. **Rev Soc Bras Fon**, v. 13, p. 362-368, 2008.

GANANÇA, M. M.; CAOVILLA, H. H. Como lidar com as tonturas e sintomas assonciados. In: GANANÇA, M. M.; MUNHOZ, M. S. L.; CAOVILLA, H. H.; SILVA, M. L. G. **Estratégicas terapêuticas em Otoneurologia**. São Paulo: Editora Atheneu, 2000. cap. 1, v. 4, p. 1-20. (Série otoneurológica).

HAGIWARA, M. *et al.* Prevalence of radiographic semicircular canal dehiscence in very young children: an evaluation using high-resolution computed tomography of the temporal bones. **Pediatric radiology,** v. 42, p. 1456-1464, 2012.

HALMAGYI, G. M., CURTHOYS, I. S. Pruebas de función otolítica. **Rev Med Universidad Navarra**, p. 29-37, 2003.

HANDZEL, O., BURGESS, B. J., NADOL., J. B. Histopathology of the peripheral vestibular systemafter cochlear implantation in the human. **Otol neurotol,** v. 1, n. 27, p. 57-64, 2006.

HAZEN, M., CUSHING, S.L. Vestibular Evaluation and Management of Children with Sensorineural Hearing Loss. **Otolaryngol Clin North Am,** v.6, n.54, p.1241-1251, 2021.

HSU, Y. S., WANG, S. J., YOUNG, Y. H. Ocular vestibular-evoked myogenic potentials in children using air conducted sound stimulation. **Clin Neurophysiol,** v. 07, n. 120, p. 1381-1385, 2009.

HÜLSE, R. *et al.* Changes in Vestibular Function in Patients With Head-and-Neck Cancer Undergoing Chemoradiation. **Ear Nose Throat J**, v. 101, n. 6, p. 379-385, 2022.

IBRAHIM, I. *et al.* Effect of cochlear implant surgery on vestibular function: meta-analysis study. **J Otolaryngol Head Neck Surgery**, v. 46, n. 44, 2017.

impairments in a pediatric population. **Semin Hear**, v. 39, p. 229-242, 2018.

INOUE, A. *et al.* Effect of vestibular dysfunction on the development of gross motor function in children with profound hearing loss. **Audiol Neurootol,** v. 18, n. 3, p. 143-151, 2013.

ISAAC, V. et al. Altered cervical vestibular-evoked myogenic potential in children with Attention Deficit and Hyperactivity Disorder. **Frontiers Neurology**, v. 8, n. 90, 2017.

JACOT, E. *et al.* Vestibular impairments preand post-cochlear implant in children. **Int J Ped Otorhinol,** v. 2, n. 73, p. 209-217, 2009.

JANKY K. L, GIVENS, D. Vestibular, Visual Acuity, and Balance Outcomes in Children with Cochlear Implants: A Preliminary Report. **Ear Hear,** v. 36, p. 364–372, 2015.

JANKY, K. L.; RODRIGUEZ, A. I. Quantitative Vestibular Function Testing in the Pediatric Population. **Seminars in Hearing**, v. 39, n. 3, p. 257-274, 2018.

JIN, Y., *et al.* Vestibular-evoked myogenic potentials in cochlear implant children. **Acta Otolaryngol,** v. 126, p. 164-169, 2006.

KEGEL, A. *et al.* Examining the impact of cochlear implantation on the early gross motor development of children with a hearing loss. **Ear Hear,** v. 36, n. 3, p. 113-121., 2015.

KELSCH, T. A.; SCHAEFER, L. A.; ESQUIVEL, C. R. Vestibular Evoked **Laryngoscope,** v. 116, n. 6, p. 895-900, 2006.

KILROY, E.; AZIZ-ZADEH, L.; CERMAK, S. Ayres theories of Autism and sensory integration revisited: what contemporary neuroscience has to say. **Brain Scien,** v. 9, n. 3, p. 68, 2019.

KOTAIT, M. A.; MOATY, A. S.; GABR, T. A. Vestibular testing in children with severe-to-profound hearing loss. **Int J Pediatr Otorhinolaryngol,** v. 125, p. 201-205, 2019.

KRAUSE, E. *et al.* Influence of cochlear implantation on peripheral vestibular receptor function. **Otolaryngol Head Neck Surgery**, v. 142, n. 6, p. 809-813, 2010.

KUHN, J. J. *et al.* Ocular vestibular evoked myogenic potentials: normative findings in children. **Journal American Academy of Audiology**, v. 29, n. 5, p. 443-450, 2018.

LANGHAGEN, T. *et al.* Vestibular migraine in children and adolescents: clinical findings and laboratory tests. **Frontiers in Neurol,** v. 5, p. 292, 2014.

LI, C. *et al.* Epidemiology of dizziness and balance problems in children in the United States: a population-based study. **Journal Pediatrics,** v. 171, n. 1, p. 240 247, 2016.

LI, Y.H. *et al.* Vestibular function of pediatric patients with sudden sensorineural hearing loss: based on vertigo symptom and vestibular function testing. **World Journal of Pediatrics,** v. 17, p. 637-642, 2021.

LICAMELI, G., ZHOU, G., KENNA, M. A. Disturbance of vestibular function attributable to cochlear implantation in children. **Laryngoscope,** v. 119, p. 740-745, 2009.

LIU X. *et al.* Air and bone-conducted vestibular evoked myogenic potentials in children with large vestibular aqueduct syndrome. **Acta Otolaryngol,** v. 1, n. 141, p. 50-56, 2021.

LIU, B. et al. Vestibular function features and prognosis of vestibular neuritis in children.**Chinese Journal of Otorhinolaryngology Head and Neck Surgery,** v. 53, n. 12, p. 899-903, 2018.

LIVINGSTONE, N.; MCPHILLIPS, M. Motor skill deficits in children with partial hearing. **Dev Med Child Neurol**, v. 53, n. 9, p. 836-842, 2011.

LOFTI, Y. *et al.* Rotational and collic vestibular-evoked myogenic potential testing in normal developing children and children with combined Attention Deficit/Hyperactivity Disorder. **Ear and Hear**, 38, n. 6. p. 352-358, 2017.

MANSOUR, Y.; BURCHELL, A.; KULESZA, R. J. Central auditory and vestibular dysfunction are key features of autism spectrum disorder. **Frontiers in integrative neurosc,** v. 15, p. 743561, 2021.

MARTENS, S. *et al.* Pediatric Vestibular Assessment: Clinical Framework. **Ear Hear,** v. 2, n. 44, p. 423-436, 2023.

MIWA, T. *et al.* The effect of cochlear implants on vestibular-evoked myogenic potential responses and postural stability. **Auris Nasus Larynx,** v. 46, n. 1, p. 50-57, 2019.

MONOBE, H., MUROFUSHI, T. Vestibular neuritis in a child with otitis media with effusion; clinical application of vestibular evoked myogenic potential by bone-conducted sound. **Int J Pediatr Otorhinolaryngol,** v. 68, p. 1455-1458, 2004.

MORA, R. M. P; BECERRIL, L. C; AGUADO, R. G. Hipoacusia neurosensorial y alteración vestibular. **Revista ORL**, e31547, 2023.

O'REILLY, R. C. *et al.* Prevalence of vestibular and balance disorders in children. **Otol Neurotol,** v. 31, n. 9, p. 1441-1444, 2010.

OSTER, L. M.; ZHOU, G. Balance and vestibular deficits in pediatric patients with autism spectrum disorder: An underappreciated clinical aspect. **Autism Research and treatment,** v. 2022, p. 1-5, 2022.

OZKIRAZ, S. *et al.* Vestibular evoked myogenic potentials in term newborn infants with severe hyperbilirubinemia. **Pediatrics International**, v. 54, p. 646-650. 2012.

PAPATHANASIOU, E. S. *et al.* International guidelines for the clinical application of cervical vestibular evoked myogenic potentials: An expert consensus report. **Clin Neurophysiol,** v. 125, n. 4, p. 658-666, 2014.

PEREIRA, A. B., et al. Potencial evocado miogênico vestibular cervical em crianças. **Braz J Otorhinolaryngol,** v. 4, n. 81, p. 358-362, 2015.

PÉREZ, R. M., CURIESES, L.B., GONZÁLEZ, R. A. Hipoacusia neurosensorial y alteración vestibular. **Revista ORL,** v. 14, p. 1-13, e31547, 2023.

PICCIOTTI, P.M. *et al.* Vestibular evoked myogenic potentials in children. **Int J Pediatr Otorhinolaryngol,** v. 71, p. 29-33, 2007.

PINNINTI, S. *et al.* Vestibular, gaze, and balance disorders in asymptomatic congenital cytomegalovirus infection. **Pediatrics,** v. 147, n. 2, 2021.

PINTO, J. A. *et al.* Síndrome do aqueduto vestibular alargado: relato de 3 casos e revisão bibliográfica. **Rev Bras Otorrinolaringol,** v. 3, n. 71, p. 386-391, 2005.

POWER, L. *et al.* Clinical characteristics and treatment choice in vestibular migraine. **J Clin Neurosc,** v. 52, p. 50-53, 2018.

PRAYUENYONG, P. *et al.* Vestibulotoxicity associated with platinum-based chemotherapy in survivors of cancer: A scoping review. **Frontiers Oncol,** v. 8, p. 363, 2018.

RODRIGUEZ, A. I.; CHIAO, J.; SPENCER, G. Vestibular-Evoked Myogenic Potential Outcomes Associated with Pediatric Sports-Related Concussion. **Laryngoscope,** v. 132, n. 2, p. 436-442, 2022.

RODRIGUEZ, A.T. *et al.* Effects of high sound pressure exposure during air-conducted vestibular evoked myogenic potential testing in children and young adults. **Ear Hear,** v. 39, n. 2, p. 269-277, 2018.

SANTOS, M. A. O; VIANNA, M. F; DOLCI, J. E. Prevalência da deficiência auditiva na infância no Brasil. In: LEVY, C.C.A.C.(org.). **Manual de audiologia pediátrica.** 2a edição, São Paulo: Manole, v. 1, p. 33-39, 2022.

SAXBY, A. J. *et al.* Radiological prevalence of superior and posterior semicircular canal dehiscence in children. **Int J Pediatr Otorhinolarymgol,** v. 79, n. 3, p. 411-418, 2015.

SAZGAR, A.A. *et al.* Saccular damage in patients with high-frequency sensorineural hearing loss. **Eur Arch Otorhinolaryngol,** v. 263, n. 7, p. 608-613, 2006.

SEO, Y. J., KIM, J., CHOI, J. Y. Correlation of vestibular aqueduct size with air-bone gap in enlarged vestibular aqueduct syndrome. **Laryngoscope,** v. 7, n. 126, p. 1633-1638, 2016.

SHINJO, Y., JIN, Y., KAGA, K. Assessment of vestibular function of infants and children with congenital and acquired deafness using the ice-water caloric test, rotational chair test and vestibular-evoked myogenic potential recording. **Acta Otolaryngol,** v. 127, p. 736-747, 2007.

SILVA, B. M. P., DIDONÉ, D. D., SLEIFER, P. Potencial evocado miogênico vestibular cervical em crianças e adolescentes sem queixas vestibulares. **Audiol, Commun Res,** v. 22, p. 1885, 2017.

SLEIFER, P., BORGES, V. M. S. Vestibulopatias Centrais na Infância. In: Aline Cabral. (Org.). **Tratado de Otoneurologia Infantil.** 1ed. Ribeirão Preto: BookToy, 2023, p. 159-174.

SOUSA, M. G. C. *et al.* Adaptação brasileira do dizziness handicap inventory para a população infantil: confiabilidade dos resultados. **Audiol Commun Res**, v. 20, n. 4, p. 327-335, 2015.

TAVARES, A. S. *et al.* Cervical vestibular evoked myogenic potential in children and adolescents with enlarged vestibular aqueduct: systematic review. **Audiol Commun Res,** v. 28, p. e2815, 2023.

TEIXEIRA, B., RECH, R. S.; SLEIFER, P. Suscetibilidade à cinetose em crianças de oito a onze anos. **Fisioterapia e Pesquisa**, São Paulo, v. 28, n. 2, p. 166-171, 2021.

THABET, E. M. Ocular vestibular evoked myogenic potentials n10 response in autism spectrum disorders children with auditory hypersensitivity: an indicator of semicircular canal dehiscence. **Eur Arch Otorhinolaryngol,** v. 271, n. 5, p.1283-1288, 2014.

THABET, E. M., ZAGHLOUL, H. S. Auditory profile and high resolution CT scan in autism spectrum disorders children with auditory hypersensitivity. **Eur Arch Otorhinolaryngol,** v. 8, n. 270, p. 2353-2358, 2013.

THIERRY, B. *et al.* Cochlear implantation and vestibular function in children. **Int J Pediatr Otorhinolaryngol,** v. 79, n. 2, p. 101-104, 2015.

TIEN, H.; LINTHICUM, F. H. Histopathologic Changes in the Vestibule after Cochlear Implantation. **Otolaryngology Head Neck Surgery**, v. 127, n. 4, p. 260–264, 2002.

TODT, I., BASTA, D., ERNST, A. Does the surgical approach in cochlear implantation influence the occurrence of postoperative vertigo? **Otolaryngol Head Neck Surg**, v. 138, p. 8-12, 2008.

TRIBUKAIT, A., BRANTBERG, K., BERGENIUS, J. Function of semicircular canals, utricles and saccules in deaf children. **Acta oto-laryngol,** v. 1, n. 124, p. 41-48, 2004.

UNERI, A., TURKDOGAN, D. Evaluation of vestibular functions in children with vertigo attacks. **Arch Dis Child**, v. 88, n. 6, p. 510-511, 2003.

VAN BULCK, P., LEUPE, P., FORTON, G.E.J. Children with posterior semicircular canal dehiscence: a case series. **Int J Pediatr Otorhinolarymgol**, v. 123, p. 51-56, 2019.

VAN DE BERG, R. *et al.* Vestibular Migraine of Childhood and Recurrent Vertigo of Childhood: Diagnostic criteria Consensus document of the Committee for the Classification of Vestibular Disorders of the Bárány Society and the International Headache Society. **J vest res: equilibrium & orientation,** v. 31, n. 1, p. 1-9, 2021.

VAN HECKE, R. *et al.* Balanced Growth project: a protocol of a single center observational study on the involvement of the vestibular system in a child's motor and cognitive development. **BMJ open**, v.6, n. 11, p. e049165, 2021.

VAN HECKE, R. *et al.* Vestibular function in children with neurodevelopmental disorders: a systematic review. **J autism develop disorders,** v. 49, p. 3328-3350, 2019.

VAN HECKE, R. *et al.* Vestibular function in children with neurodevelopmental disorders: a systematic review. **Journal of autism and developmental disorders**, v. 49, p. 3328-3350, 2019.

WANG, C. et al. Pediatric Meniere's disease. **Int J Pediatr Otorhinolaryngol**, v. 105, p. 16-19, 2018.

WANG, S. J., HSIEH, W. S., YOUNG, Y. H. Development of ocular vestibular- evoked myogenic potentials in small children. **Laryngoscope,** v. 123, p. 512-517, 2013.

WANG, S.J. *et al.* Development of vestibular evoked myogenic potentials in preterm neonates. **Audiol Neurotol,** v. 13, p. 145-152, 2008.

WIENER-VACHER, S. R., QUAREZ, J., PRIOL, A. L. Epidemiology of vestibular

WIENER-VACHER, S. R., TOUPET, F., NARCY, P. Canal and otolith vestibule-ocular reflexes to vertical and off vertical axis rotations in children learning to walk. **Acta Otolaryngol**, v. 116, p. 657-665, 1996.

WIENER-VACHER, S.R. *et al.* Cervical vestibular evoked myogenic potentials in healthy children: Normative values for bone and air conduction. **Front. Neurol,** v. 14, p.1157975, 2023.

XU, X. *et al.* Ocular and cervical vestibular-evoked myogenic potentials in children with cochlear implant. **Clin Neurophysiol,** v. 126, p. 1624-1631, 2015.

YOUNG, Y. H. *et al.* Development of vestibular evoked myogenic potentials in early life. **Eur J Paediatr Neurol,** v. 13, p. 235-239, 2009.

ZAGOLSKI, O. Vestibular tests in infants after treatment with aminoglycosides. **Pol Merkur Lekarski,** v. 19, p. 638-641, 2005.

ZAGOLSKI, O. Vestibular-evoked myogenic potentials and caloric tests in infants with congenital rubella. **B-ENT,** v. 5, p. 7-12, 2009.

ZHANG, F. et al. Evaluating children with vestibular migraine through vestibular test battery: A cross-sectional investigation. **Frontiers in neurology**, Lausanne, v. 13, p. 997217, 2022.

ZHANG, Y. *et al.* Vestibular- evoked myogenic potentials in patients with large vestibular aqueduct syndrome. **Acta Otolaryngol**, v. 1, n.1 40, p. 40-5, 2020.

ZHOU, G. *et al.* Assessment of saccular function in children with Sensorineural Hearing Loss. **Arch Otolaryngol: Head Neck Surg,** v. 135, n. 1, p. 40-44, 2009.

ZHOU, G. *et al.* Clinical uses of cervical vestibular-evoked myogenic potential testing in pediatric patients. **Medicine,** v. 93, n. 4, p. e37, 2014.

ZHOU, G. GOPEN, Q. Characteristics of vestibular evoked myogenic potentials in children with enlarged vestibular aqueduct. **Laryngoscope**, v. 1, n. 121, p. 220-225, 2011.

# POTENCIAL EVOCADO MIOGÊNICO VESTIBULAR E AS HABILIDADES DE LEITURA

CAPÍTULO 18

Marta de Vargas Romero ▪ Valdete Alves Valentins dos Santos Filha

## INTRODUÇÃO

A leitura é uma habilidade aprendida pelo ser humano, e representa um avanço de extrema importância para o sujeito em termos individuais e coletivos. É a partir da aquisição da leitura que aprendemos, avançamos academicamente, conquistamos uma profissão e alcançamos os nossos feitos. Portanto, todos os aspectos relacionados com a aquisição de leitura são relevantes e devem ser investigados, estimulados e corrigidos quando ou se houver necessidade.

Aprender a ler requer a integridade do sistema nervoso periférico, que atuará na recepção e na condução de estímulos ambientais, e do sistema nervoso central, que interpretará e processará esses estímulos, resultando no objetivo final da leitura, que é a compreensão leitora (Romero *et al.*, 2021).

A compreensão da leitura é um processo dinâmico que requer a interação de uma variedade de fatores para ser bem-sucedido. Em um nível básico, os leitores devem inicialmente processar visualmente a palavra. Posteriormente, o significado da palavra deverá ser acessado em nível cortical (Mimeau; Ricketts; Deacon, 2018), para finalmente haver a integração dos componentes de cada frase, conduzindo às inferências e à compreensão sobre o texto lido (Parks *et al.*, 2022).

Dentro dos processos iniciais para a aquisição da leitura, destaca-se o processamento visual, primeiramente com aspectos mais periféricos de percepção, e posteriormente análise e interpretação central. Indiscutivelmente, a leitura é um processamento cognitivo, cujo resultado é a apreensão de novas aprendizagens. Entretanto, os autores reforçaram que o primeiro processo para que a leitura aconteça é visual e consideraram que havendo imprecisão na oculomotricidade ou nos reflexos envolvidos na retificação corporal e visual, o desenvolvimento da leitura será prejudicado (Rayner *et al.*, 2012).

O sistema visual é um dos sistemas que compõem o equilíbrio corporal, dividindo com o sistema vestibular e o somatossensorial a função de manter a posição ereta do corpo e o equilíbrio de forma geral. Havendo qualquer alteração nos componentes do equilíbrio, haverá perda da qualidade de vida para o adulto, e a criança terá empecilhos para o seu pleno desenvolvimento. Portanto, a avaliação mediante a queixa que faça referência a alterações no sistema do equilíbrio contribui para o bem-estar do adulto e para o desenvolvimento infantil.

O potencial evocado miogênico vestibular (VEMP) tem sido apontado como uma das avaliações que revelam de forma objetiva e não invasiva as condições de órgãos otolíticos. O sáculo e o utrículo, quando apresentam sua função dentro da normalidade, são os responsáveis por quantificar o movimento cervical e ocular e avaliar a aceleração gravitacional e linear. Além disso, por meio dos reflexos originados nos núcleos vestibulares, contribuem para manter a estabilidade cefálica e visual durante o movimento, essencial para a orientação espacial (Ionescu *et al.*, 2020).

Este capítulo objetiva explanar sobre a importância da oculomotricidade para a aquisição da leitura, destacando a possibilidade de avaliar a função otolítica por meio do VEMP em crianças em fase escolar, identificando alterações de origem vestibular que possam impactar na aprendizagem.

## LEITURA

O conceito de leitura se refere ao ato de processar informações, o qual transforma material escrito em fala ou significado. As pessoas que tiverem aprendido a ler terão desenvolvido um sistema mental capaz de realizar estas transformações, e a partir delas, adquirir novas aprendizagens (Coltheart, 2013).

O bom leitor deve somar a capacidade de reconhecer visualmente a palavra com a análise linguística e conceitual (Santos; Pacheco, 2017). Naturalmente, com o amadurecimento da habilidade de leitura, um leitor experiente é capaz de coordenar os dois processos, lançando mão de um ou de outro conforme a necessidade e o tipo de leitura a ser feita (Rayner *et al.*, 2012).

Será a partir do reconhecimento da palavra que se consolidará um processo cognitivo altamente complexo, onde o leitor reúne informações para tornar a mensagem coesa e, posteriormente, interpretá-la. Esse último passo, nomeado como compreensão leitora, é considerado a meta final da leitura (Martins; Capellini, 2016), e será efetivada a partir da realização de inferências, habilidades linguísticas gerais e habilidades de memória.

As dificuldades relacionadas com a compreensão de leitura poderão ter um impacto em cascata nas habilidades de nível cortical que contribuem para o sucesso acadêmico (Parks *et al.*, 2022). Portanto, toda e qualquer medida que evite o declínio ou atraso na progressão acadêmica deve ser imediatamente adotada, visto que a avaliação da maioria das disciplinas escolares exige a leitura proficiente, incluindo os processos mais básicos, como o reconhecimento de palavras (principalmente as mais incomuns do idioma), até habilidades mais elaboradas, com maiores demandas cognitivas, como a compreensão da leitura.

Dentre os aspectos importantes para a aquisição da leitura, há décadas destaca-se o estudo do desempenho visual, desde a acuidade visual, até os aspectos relacionados com a motricidade ocular, que promove as sacadas e a fixação ocular (Rayner *et al.*, 2012). Ambas as condições oculares são decisivas para a precisão na leitura (Sales; Colafêmina, 2014; Vinuela-Navarro *et al.*, 2017; Romero *et al.*, 2020), pois contribuem para que o leitor se oriente no espaço e na distribuição do texto, fatores imprescindíveis para que se alcance os objetivos da leitura em si.

Atrelado aos aspectos de reconhecimento de palavras e compreensão da leitura, a fluência de leitura tem ganhado destaque nos estudos nacionais (Celeste *et al.*, 2018; Martins; Capellini, 2019), sendo definida como a velocidade e precisão que o sujeito decodifica a palavra (Santos; Pacheco, 2017).

Esta precisão de decodificação, que no passado era considerada meramente o resultado imediato do reconhecimento da palavra, nas últimas décadas foi reconceitualizada. Atualmente, procura-se compreender como a instrução e a experiência de leitura contribuem para o desenvolvimento da fluência (Puliezi; Maluf, 2014), inclusive em escolares que se encontram na fase final do processo de alfabetização.

O estudo sobre a influência do aspecto visual para o reconhecimento da palavra na leitura data do século passado. A visão é uma necessidade fisiológica para a aprendizagem escolar, pois será a partir da visão que irão se desenvolver as competências de reconhecimento de formas, identificação de símbolos gráficos, incluindo os grafemas da escrita (Getman, 1965).

A habilidade de reconhecer, discriminar e interpretar estímulos visuais por meio de associações é uma função crucial da aprendizagem, que não se desenvolve apenas por simples passagem do tempo ou pura maturação do sistema nervoso central (Frostig, 1972).

A visão e a aprendizagem escolar estão estreitamente relacionadas. Um adulto letrado possivelmente lê em média cerca de 200 palavras por minuto, compreendendo aproximadamente 50% a 70% do que lê. Deverá, portanto, identificar, reconhecer e decodificar rapidamente traços, grafemas e palavras, o que requer certa velocidade e fluência (Fonseca, 2009).

## LEITURA E OCULOMOTRICIDADE

Existem duas vertentes na pesquisa da oculomotricidade durante a leitura: inicialmente aquela que se interessa pelo movimento ocular em si, e a outra, que se preocupa em estudar o movimento ocular como ferramenta para compreender algum aspecto do processamento linguístico, em especial a leitura (Rayner *et al.*, 2012; Rayner; Barbara; Polltsek, 2013).

Durante a leitura de um texto, diferentes movimentos oculares são necessários, chamados de sacadas e fixação. O primeiro destes movimentos é o responsável por trazer os olhos no sentido horizontal (esquerda e direita), assim como no sentido oblíquo, movimento exigido quando o leitor precisa avançar no decorrer da página (superior e inferior). O segundo destes movimentos, como o próprio nome indica, promove a fixação da palavra na retina, sendo a efetiva coordenação entre sacadas e fixação um dos requisitos para a compreensão da leitura (Jainta; Kapoula, 2011).

Além disso, salienta-se que a convergência da visão binocular é um pré-requisito para a criação de uma imagem única de cada palavra, favorecendo que as imagens provenientes dos dois olhos caiam sobre áreas da retina correspondentes (Jainta; Kapoula, 2011).

Os olhos se alternam entre períodos de fixação (estático), que geralmente duram por volta de 200-250 milissegundos (ms), com períodos de sacadas (movimento), que geralmente duram apenas 20-40 ms (Rayner; Barbara; Polltsek, 2013).

Na leitura do inglês, idioma estudado por estes autores, assim como na leitura do português brasileiro, os leitores leem da esquerda para a direita, de cima para baixo. No final da linha, os leitores dirigem os olhos para o início da próxima linha, por uma varredura de retorno. Essa varredura muitas vezes é imprecisa e resulta em um impulso além do começo da linha, seguido por uma sacada corretiva rápida. À medida que aumenta a habilidade em leitura, diminui a duração das fixações, aumentando o comprimento das sacadas e diminuindo a frequência das regressões (Rayner; Barbara; Polltsek, 2013).

Outro aspecto a ser observado no estudo dos movimentos oculares durante a leitura são as regressões, que é o retorno dos olhos no texto para olhar palavras já processadas. Essas regressões formam cerca de 10% a 15% das fixações realizadas pelos leitores hábeis, e estão associadas às dificuldades de compreensão quando demasiadamente longas, refletindo a variabilidade oculomotora e problemas no reconhecimento de palavras (Rayner; Barbara; Polltsek, 2013).

Os estudos voltados a investigar a influência da oculomotricidade no desempenho da leitura apresentaram resultados praticamente unânimes, e indicaram que avaliar a mobilidade ocular traz contribuições para melhorar este desempenho (Seassau; Bucci, 2013, Seassau *et al.*, 2014, Sales; Colafêmina, 2014, Metsing; Ferreira, 2016, Vinuela-Navarro *et al.*, 2017, Hussaideen *et al.*, 2018, Romero *et al.*, 2018, Romero *et al.*, 2020).

As crianças, no início do aprendizado da leitura, apresentaram sacadas menores, sacadas regressivas frequentes e fixações mais longas. Com o avanço na idade, as crianças apresentaram tanto melhora no desempenho da leitura, como apresentaram sacadas progressivamente mais longas, menos sacadas regressivas e fixações mais curtas. Estes comportamentos mostraram que na medida em que a criança aprende a ler, esta tarefa se torna mais simples e bastante rápida à semelhança do adulto (Seassau; Bucci, 2013).

Na sequência deste estudo, a partir da ampliação do grupo de pesquisadores (Seassau *et al.*, 2014) e da inclusão de crianças disléxicas à amostra, concluiu-se que além de confirmar os resultados anteriores (Seassau; Bucci, 2013), evidenciou-se que o padrão de movimentos atípicos dos olhos observado nas crianças disléxicas sugere uma deficiência no processamento visual destas crianças, o que pode estar relacionado com a dificuldade deste grupo na leitura.

Se comparado o desempenho de crianças típicas para a leitura e crianças com defasagem nesta habilidade, o movimento sacádico apresentado pelas últimas mostrou-se alterado quando solicitado o seguimento de alvo no espaço, novamente destacando a oculomotricidade como um fator impactante na leitura e na escrita. Assim como no sacádico, o rastreio mostrou resultado menor para o grupo com dificuldade em leitura (Sales; Colafêmina, 2014).

Finalmente, a correlação identificada entre os resultados da oculomotricidade e o desempenho em leitura em fases mais iniciais de aprendizagem (Romero *et al.*, 2021) mostrou-se progressivamente menor com o amadurecimento da criança, deixando de existir a partir dos 10 anos, quando as crianças se tornam precisas e rápidas na leitura, de forma semelhante ao adulto (Metsing; Ferreira, 2016).

Ressalta-se que o reflexo vestíbulo-ocular (RVO) é um dos requisitos indispensáveis para o bem-estar do aluno na escola, além de ter participação direta na aprendizagem. Com a disfunção deste reflexo, haverá prejuízo na estabilização das imagens na retina. Esse prejuízo repercutirá numa visão embaçada e, consequentemente, perda de equilíbrio postural e de qualidade de vida. Além do mais, no ato de ler é necessária a integridade do RVO, pois o movimento de cabeça e de olhos durante a leitura devem permitir a estabilização do olhar para a manutenção da imagem na retina, para posterior interpretação cortical (Sales; Colafêmina, 2014).

## REFLEXOS VESTIBULARES

O sistema vestibular atua por meio de um componente sensorial periférico, um processador central e um mecanismo de resposta motora. O primeiro componente consiste num conjunto de sensores de movimento, que enviam mensagem ao complexo nuclear vestibular e ao cerebelo. Estas mensagens informam sobre a velocidade angular da cabeça (por meio dos canais semicirculares) e sobre a aceleração linear e orientação cefálica (através dos órgãos otolíticos) (Maia; Portinho, 2014).

O segundo componente, mais precisamente o sistema nervoso central, processa os sinais advindos dos órgãos vestibulares e os combina aos sinais provenientes dos receptores sensoriais como visão e audição, fornecendo as informações sobre a orientação cefálica. Todas estas informações são transmitidas ao terceiro componente, que são os músculos extraoculares e à medula espinhal, desencadeando dois reflexos: o reflexo vestíbulo-ocular (RVO) e reflexo vestibuloespinhal (RVE) (Hall *et al.*, 2016).

O RVO coordena os movimentos oculares durante os movimentos da cabeça com o objetivo de manter a imagem visual estável. O RVE, por sua vez, tem a função de estabilizar o corpo durante os movimentos da cabeça para manter a retificação corporal (Gonçalves *et al.*, 2014).

A postura ortostática aumenta significativamente o ganho do RVE, assim como mudanças semelhantes seriam esperadas na via vestíbulo-ocular (RVO), pois ambas compartilham uma origem comum nos núcleos vestibulares. Ainda, a ação do RVO estaria fortemente associada à ação do RVE durante movimentos controlados comuns, como a estabilização do olhar. Uma maneira de avaliar os reflexos RVE e RVO é por meio do potencial evocado miogênico vestibular cervical e ocular, respectivamente (Naranjo *et al.*, 2016).

## POTENCIAL EVOCADO MIOGÊNICO VESTIBULAR

O sistema vestibular é responsável por manter o olhar fixo durante o movimento de cabeça, assim como o equilíbrio durante as atividades diárias. Uma disfunção vestibular pode gerar incapacidade postural, desequilíbrio, baixa acuidade dinâmica visual e desorientação espacial, premissas para um atraso e um mau desenvolvimento posturomotor, especialmente em crianças pequenas (Janky; Givens, 2015).

Conforme exposto anteriormente, o desempenho visual (acuidade visual e motricidade ocular) é um aspecto importante para a aquisição de leitura. A acuidade visual está relacionada com o poder de resolução ocular – capacidade discriminativa do olho (estática) e está intimamente ligada à funcionalidade do sistema oculomotor – função do reflexo vestíbulo-ocular (RVO) (dinâmica) (Chen *et al.*, 2023).

Em adultos com perda vestibular, a acuidade visual dinâmica reduzida está associada à dificuldade de leitura, diminuição da qualidade de vida e aumento do risco de queda (Guinand *et al.*, 2012). Já em crianças, essa relação, apesar de pouco conhecida, já demonstra uma associação semelhante (Martin *et al.*, 2012), porém com repercussões mais graves e amplas quando comparadas com os adultos (Braswell; Rine, 2006).

No público infantil, ganhos mais elevados de RVO e diminuição da capacidade de fixação ocular podem resultar em dificuldades de leitura e escrita, dificuldades de aprendizagem, vertigem e enjoo (Lotfi *et al.*, 2017).

Acredita-se que o desenvolvimento do sistema vestibular e a mielinização dos aferentes vestibulares de primeira ordem estejam completos e funcionais ao nascimento. No entanto, a maturação do RVO continua a se desenvolver após o nascimento, uma vez que muitos dos parâmetros do RVO continuam a mudar ao longo da infância (Charpiot *et al.*, 2010).

Os distúrbios do sistema vestibular, sejam congênitos ou adquiridos, podem ser particularmente problemáticos em crianças (apesar de não se queixarem frequentemente de visão embaçada ou tontura) e ter um impacto negativo no seu desenvolvimento geral. Apesar dos avanços nos testes diagnósticos e do reconhecimento da importância de uma abordagem multidisciplinar para o cuidado, a identificação de um déficit específico ou conjunto de déficits pode ser complexo no público infantil (Kuhn *et al.*, 2018; Romero *et al.*, 2020).

Atualmente, as técnicas de testes vestibulares fornecem meios para avaliar se a disfunção vestibular é isolada dos otólitos, canais semicirculares ou envolve todo o sistema vestibular periférico. Pontualmente, para avaliar a função otolítica, destacam-se os potenciais miogênicos evocados vestibulares (VEMPs), categorizados em cVEMP e oVEMP. Tanto um quanto o outro são desencadeados em diferentes músculos do corpo, e decorrem de estimulação sonora de forte intensidade, de vibração ou de estímulos elétricos (Oliveira, 2015).

O VEMP se mostrou um método adicional para avaliar a função vestibular em adultos, e vem se mostrando valioso também para avaliar crianças com suspeita de distúrbios do equilíbrio (Kuhn *et al.*, 2018) ou durante a aprendizagem da leitura (Romero *et al.*, 2020). São ideais para avaliar a população pediátrica, pois não induzem tontura e fornecem informações não apenas sobre cada um dos receptores vestibulares otolíticos (sáculo e utrículo), mas também as orelhas direita e esquerda, separadamente (Janky; Givens, 2015).

O cVEMP, em especial, é uma técnica de alta viabilidade e com capacidade de exploração do sistema vestibular e maturação da via sáculo-cólica. Clinicamente, por ser relativamente fácil de realizar e bem tolerado por pacientes de todas as idades, diferente dos testes rotacionais e calóricos padrão, tem sido indicado para avaliar o público infantil (Zhou *et al.*, 2014). Na maioria das crianças mais velhas, o cVEMP pode ser realizado com sucesso, pois este público consegue seguir as instruções durante o exame e virar a cabeça adequadamente para obter a contração muscular suficiente.

Em estudo prévio, questionou-se sobre a existência de testes da função vestibular essenciais para prever resultados de acuidade visual ou equilíbrio (Janky; Givens, 2015). Especulou-se que a função otolítica desempenha um papel importante, particularmente na função motora, considerando que crianças mais novas com respostas ausentes no VEMP andaram mais tarde do que aquelas com respostas presentes (Inoue *et al.*, 2013); e crianças mais velhas com respostas presentes no VEMP apresentaram melhor equilíbrio estático (Jafari; Afari; Asad Malayeri, 2011; De Kegel *et al.*, 2012).

De forma adicional, pelo exposto até o momento, avaliar oculomotricidade provou-se importante para o público em processo de aprendizagem da leitura, dada a influência do movimento ocular neste processo. Sendo assim, apresenta-se o estudo clínico cujo objetivo foi avaliar a oculomotricidade e o VEMP em crianças durante a aquisição e o desenvolvimento da leitura.

## APLICAÇÃO PRÁTICA

Foi realizado um estudo com o objetivo de avaliar a oculomotricidade e o VEMP em crianças na idade escolar, na fase de aquisição e/ou desenvolvimento da leitura. Como critério de inclusão, adotou-se estar frequentando o terceiro ano do ensino fundamental (EF), ter idade entre 8 e 10 anos, ter audição e visão dentro da normalidade para a faixa etária, ter curva timpanométrica tipo A e ser considerada apta em teste de inteligência não verbal. Como critério de exclusão, foi estabelecido ter alteração neurológica e/ou cognitiva com diagnóstico médico e/ou multidisciplinar, condição que costuma comprometer o desenvolvimento infantil, tais como síndrome genética, transtorno do espectro autista e dislexia, além de alterações de fala e linguagem.

Salienta-se que todos os alunos do terceiro ano do EF da escola foram convidados para participar da pesquisa, com 45 escolares autorizados a participar. Após a aplicação dos critérios de inclusão e exclusão, 27 alunos concluíram todas as avaliações.

## Oculomotricidade

Após a realização das triagens para atender aos critérios de seleção da amostra, foi avaliada a oculomotricidade por meio das provas oculomotoras da VENG, e o potencial miogênico vestibular por meio do VEMP cervical e ocular.

Buscando atender aos objetivos deste capítulo, dentre os quais se encontra compreender a importância da oculomotricidade para a leitura, será apresentado um recorte com os resultados referentes às seguintes provas oculomotoras: rastreio pendular horizontal, vertical e nistagmo optocinético. Logo, alguns resultados da avaliação do VEMP serão divulgados.

As provas da VENG acima citadas foram consideradas como as mais diretamente relacionadas com os movimentos exigidos durante a leitura do português brasileiro: da direita para a esquerda (rastreio horizontal), de cima para baixo (rastreio vertical) e retorno rápido para a fixação da imagem na retina (nistagmo optocinético). Os resultados coletados nestas avaliações encontram-se na Figura 18-1.

Considerando a inexistência de valores de referência das provas oculomotoras da VENG para o público infantil, foram utilizados os critérios propostos por Mor e Fragoso (2012), segundo os quais o resultado simétrico na avaliação do nistagmo optocinético é tido como normal. Portanto, para este grupo de escolares, o retorno rápido do olho (sacada) estaria dentro da normalidade.

No que diz respeito aos resultados do rastreio pendular, os tipos I e II foram considerados normais (Mor; Fragoso, 2012), podendo ser encontrados, também, em pessoas normais e em pessoas com enfermidades labirínticas (Tuma *et al.*, 2006).

O rastreio pendular foi classificado como tipo I para a onda sinusoide e sem entalhes, encontrado em pessoas normais, enquanto o tipo II para a onda sinusoide com alguns entalhes, o que poderia ser considerado normal ou indicar lesão periférica (Silva, 2005).

Ao se analisar os resultados do rastreio pendular horizontal deste grupo de 27 escolares, verificou-se que houve variação entre os tipos I (74,07%) e II (25,92%). Mais precisamente, 20 escolares desta amostra apresentaram rastreio tipo I, enquanto sete escolares apresentaram resultado com variação a variação tipo II, que pode ou não representar alguma alteração.

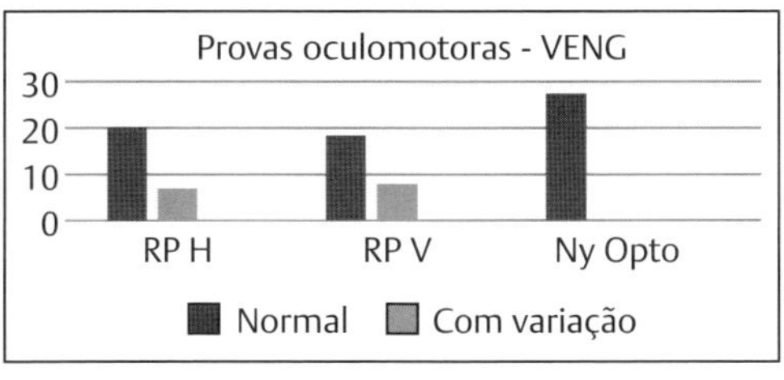


**Fig. 18-1.** Classificação dos resultados nas provas oculomotoras da VENG em normais e com variação (N = 27).
VENG: Vectoeletronistagmografia, RPH: rastreio pendular horizontal, RPV: rastreio pendular vertical, Ny Opto: nistagmo optocinético. (Fonte: arquivo pessoal dos autores.)

Os resultados relativos ao rastreio pendular vertical indicou uma percentagem de 29,62% de variação nos resultados. Entretanto, nesta prova, os resultados incluíram tanto o tipo II quanto o tipo III, o que pode indicar uma alteração de origem vestibular.

De modo geral, entre 3 e 6 anos de idade a criança já tem desenvolvida a função somatossensorial do controle postural. Entretanto, nas crianças com menos de 7 anos e 6 meses as funções visual e vestibular são imaturas. Estas funções vão amadurecendo em estágios, e entre 4 e 6 anos ocorre um período de transição, no qual o padrão maduro está se aprimorando (Rine, 2002). Desta forma, como os escolares deste grupo tinham idade superior a este marco (entre 8 e 10 anos), seria justificável os resultados das provas oculomotoras estarem normais ou próximas do normal, o que não seria esperado em amostras com idade inferior.

## Potencial Evocado Miogênico Vestibular

Para ser realizada a análise dos resultados obtidos no VEMP, foram calculadas as médias e os desvios-padrão das latências das ondas P13 e N23 (cVEMP) e N10 e P15 (oVEMP) do grupo para servirem de referência para esta amostra. A ausência de respostas, latências muito prolongadas e limiares anormais devem ser considerados como respostas alteradas no VEMP (Murofushi, 2014).

Os Quadros 18-1 e 18-2 mostram os valores da média, desvio-padrão e valores máximo e mínimo no VEMP cervical (Quadro 18-1) e ocular (Quadro 18-2).

**Quadro 18-1.** Médias das latências nas ondas P13 e N23, desvio-padrão, valores máximo e mínimo no potencial evocado miogênico vestibular cervical nas orelhas direita e esquerda (N = 27)

| | cVEMP | | | | | | | |
|---|---|---|---|---|---|---|---|---|
| | Orelha direita | | | | Orelha esquerda | | | |
| | M | DP | Máx | Mín | M | DP | Máx | Mín |
| **P13** | 19,14 | 3,11 | 22,25 | 16,03 | 19,03 | 2,57 | 21,60 | 16,46 |
| **N23** | 26,02 | 2,52 | 28,54 | 23,50 | 25,27 | 2,83 | 28,10 | 22,44 |

P13: Latência da onda P13, N23: latência da onda N23, M: média, DP: desvio-padrão, Máx: média mais 1DP, Mín: média menos 1DP, cVEMP: potencial evocado miogênico vestibular cervical.
Fonte: própria.

**Quadro 18-2.** Médias das latências (m/s) nas ondas N10 e P15, desvio-padrão, valores máximo e mínimo no potencial evocado miogênico vestibular ocular nas orelhas direita e esquerda (N = 27)

| | oVEMP | | | | | | | |
|---|---|---|---|---|---|---|---|---|
| | Orelha direita (n = 23) | | | | Orelha esquerda (n = 24) | | | |
| | M | DP | Máx | Mín | M | DP | Máx | Mín |
| **N10** | 14,68 | 3,78 | 18,46 | 10,90 | 14,04 | 2,98 | 17,02 | 11,06 |
| **P15** | 19,39 | 4,08 | 23,47 | 15,31 | 18,73 | 2,76 | 21,49 | 15,97 |

N10: Latência da onda N10, P15: latência da onda P15, M: média, DP: desvio-padrão, Máx: média mais 1DP, Mín: média menos 1DP, oVEMP: potencial evocado miogênico ocular.
Fonte: própria.

Os desempenhos dos escolares foram classificados em: Grupo 1. Respostas ausentes; Grupo 2. Respostas presentes e fora 1DP (Máximo = M + 1DP e Mínimo = M – 1DP); e Grupo 3. Respostas dentro do DP. Cabe salientar que havendo o valor de pelo menos uma latência ausente ou fora DP, o escolar foi imediatamente excluído do terceiro grupo. Os resultados encontram-se no Quadro 18-3.

A análise descritiva dos resultados apontou que 10 escolares (37%) apresentaram valores dentro do desvio-padrão em todas as latências estudadas, tanto do cVEMP quanto do oVEMP. Entretanto, 17 escolares (63%) apresentaram no mínimo uma latência cujo valor esteve fora do desvio-padrão, incluindo as respostas ausentes. Destes escolares, cinco (18%) tiveram resultados fora do desvio-padrão apenas no cVEMP, enquanto o mesmo número teve alteração apenas no oVEMP. Os sete (27%) restantes apresentaram alteração no cVEMP e no oVEMP.

Verificou-se que todos os escolares foram capazes de fazer o teste, sem que nenhum caso tivesse oferecido dificuldade. Isso corrobora e tem sido amplamente divulgado na literatura, quando indica que o VEMP é um exame viável de ser realizado com o público infantil (Kuhn *et al.*, 2018, Verrecchia *et al.*, 2019, Ionescu *et al.*, 2020, Romero *et al.*, 2020, Gao *et al.*, 2022,).

Não foram necessários artifícios para auxiliar durante o condicionamento. Os escolares foram colaborativos nas posições, nos tempos demandados para os estímulos auditivos e sua captação e nas repetições para garantir a reprodutibilidade. Possivelmente a idade e o nível escolar deste grupo tenham contribuído para o sucesso na aplicação do VEMP nesta amostra, corroborando os estudos citados acerca do VEMP ser um exame rápido e não invasivo, indicado para crianças a partir do nascimento (Verrecchia *et al.*, 2019) inclusive sendo realizado em recém-nascidos em caráter de triagem (Wang *et al.*, 2008, Young *et al.*, 2009).

Ao voltarmos a atenção para o público infantil, foco deste capítulo, verificou-se que foram muitos os estudos que se concentraram em estudar o sistema vestibular em crianças na idade escolar. De forma geral, estas pesquisas buscaram estabelecer relação entre equilíbrio e aprendizagem (leitura, escrita e matemática) ou comparar o desempenho em leitura e equilíbrio em grupos específicos: crianças com dislexia (Bucci *et al.*, 2012; Benfatto *et al.*, 2016; Moiroud *et al.*, 2018; Razuk *et al.*, 2018; Romero *et al.*, 2018; Seassau *et al.*, 2014), com transtornos de aprendizagem (Metsing, Ferreira, 2016), com atraso na leitura (Vinuela- Navarro *et al.*, 2017).

**Quadro 18-3.** Caracterização dos grupos conforme resultados apresentados na avaliação do potencial evocado miogênico vestibular cervical e ocular

| | **Respostas na avaliação do VEMP** | | |
|---|---|---|---|
| | **Ausente** | **Presente e fora do DP** | **Presente e dentro do DP** |
| **Grupo 1** | X | | |
| **Grupo 2** | | X | |
| **Grupo 3** | | | X |

VEMP: potencial evocado miogênico vestibular; DP: desvio-padrão.
Fonte: própria.

Dessa forma, uma avaliação abrangente e minuciosa dos sistemas que compõem o equilíbrio corporal deve ser realizada nas crianças sempre que houver déficit no equilíbrio, queixas de tontura ou histórico de doenças ou lesão de orelha interna. Entretanto, deve-se levar em consideração que o mecanismo de compensação ocorre mais precocemente nas crianças, além do fator maturação, ainda em curso nesta população (Rine, 2002).

Finalizando a explanação a respeito da aplicação clínica do VEMP em crianças na fase da aquisição da leitura, reforça-se que as evidências apontaram que o desenvolvimento da oculomotricidade é decisivo para o aprendizado da leitura (Fonseca, 2009; Rayner *et al.*, 2012; Rayner; Barbara; Polltsek, 2013; Seassau *et al.*, 2014), reforçando a importância da avaliação oculomotora em escolares.

## CONCLUSÃO

Estudar determinado tema requer dedicação e reflexão a respeito daquilo que as evidências apresentam no decorrer dos anos, da construção do conhecimento que o avanço tecnológico nos traz e da aplicação clínica baseada em *expertise* e ciência.

A elaboração deste capítulo esteve ancorada no aprofundamento de dois temas complexos e apaixonantes: VEMP e leitura. O primeiro nos auxilia a compreender os aspectos relacionados com o equilíbrio e o bem-estar. O segundo nos concede direitos e oportunidades. E ao associarmos esses dois temas, encontramos o nosso público-alvo: a criança que é um ser genuinamente em evolução, cujo sistema do equilíbrio rege o desenvolvimento, e este, rege a aquisição da leitura.

De forma clara e sucinta foi apresentada a importância da avaliação do sistema do equilíbrio no público infantil, principalmente porque deste sistema dependem as aprendizagens da criança, e dentre elas, uma das mais significativas: a aquisição da leitura.

Estudar o sistema vestibular no público infantil é imprescindível para o desenvolvimento saudável, sob o aspecto motor e da aprendizagem. Ainda, a atenção esteve voltada em compreender o motivo da aplicação do VEMP em crianças que estão aprendendo a ler, o que se confirmou no decorrer do texto com suporte robusto das literaturas nacional e internacional.

Portanto, cabe a reflexão aos profissionais na área da pediatria sobre a adoção do VEMP e considerar essa tecnologia de ponta antes de solicitar exames mais caros, como ressonância magnética e tomografia computadorizada, que geralmente trazem experiências desagradáveis para pacientes pediátricos.

Ainda nesta reflexão, é oportuno considerar os benefícios advindos da reabilitação vestibular para o público infantil, que mesmo com o amadurecimento do equilíbrio em curso, poderá aprimorar as habilidades que dependem deste sistema para se desenvolverem, incluindo a leitura.

Finalizando, considera-se que divulgar e debater este tema trará benefícios aos campos relacionados com a aprendizagem. Sugere-se que populações pediátricas especiais sejam também avaliadas, como os disléxicos, os autistas e os portadores de síndromes, a fim de que todas as crianças tenham garantido seu o direito de crescer, se desenvolver e aprender.

**Palavras-chave:** testes de função vestibular; sáculo e utrículo; acuidade visual; escolar; leitura.

## REFERÊNCIAS BIBLIOGRÁFICAS


BENFATTO, M. N. et al. Screening for Dyslexia Using Eye Tracking during Reading. Screening for Dyslexia Using Eye Tracking during Reading. **PLoS ONE**, v. 11, n. 12, p. e0165508, 2016.

BRASWELL, J.; RINE, R. M. Evidence that vestibular hypofunction affects reading acuity in children. **Int J Pediatr Otorhinolaryngol**, v. 70, p. 1957-1965, 2006.

BUCCI, M. P. et al. Immaturity of the Oculomotor Saccade and Vergence Interaction in Dyslexic Children Evidence from a Reading and Visual Search Study. **PLoS ONE**, v. 7, n. 3, p. e33458, 2012.

CELESTE, L. C. et al. Parâmetros prosódicos de leitura em escolares do segundo ao quinto ano do ensino fundamental. **CoDAS**, v. 30, n. 1, p. 1-4, 2018.

CHARPIOT, A. et al. Vestibulo-ocular reflex and balance maturation in healthy children aged from six to twelve years. **Audiol Neurootol**, v. 15, n. 4, p. 203-210, 2010.

CHEN, G. et al. Advances in dynamic visual acuity test research. **Front. Neurol**, v. 13,1047876, 2023.

COLTHEART, M. Modelando a leitura: a abordagem da dupla rota. In: SNOWLING, J.; CHARLES, H. **A Ciência da Leitura**. Porto Alegre: Penso; 2013.

DE KEGEL, A. et al. The influence of a vestibular dysfunction on the motor development of hearing-impaired children. **Laryngoscope**, v. 122, p. 2837-2843, 2012.

DEKLIN, G. et al. Clinical characteristics of vestibular evoked myogenic potentials in children with recurrent vertigo of childhood. **International Journal of Pediatric Otorhinolaryngology,** v. 161, p. 111257, 2022.

FONSECA, V. Dislexia, cognição e aprendizagem: uma abordagem neuropsicológica das dificuldades de aprendizagem da leitura. **Rev. Psicopedagogia**, v. 26, n. 81, p. 339-356, 2009.

FROSTIG, M. Visual perception, integrative function and academic learning. **Journal of learning disabilities**, v. 5, n. 1, 1972.

GAO, D. et al. Clinical characteristics of vestibular evoked myogenic potentials in children with recurrent vertigo of childhood. **International Journal of Pediatric Otorhinolaryngology**, v. 161, p. 111257, 2022.

GETMAN, G. The visuo-motor complex in the acquisition of learning skills. In: HELLMUTH, J. **Learning disorders.** Seattle: Special Child Publications, 1965.

GONÇALVES, D. U. et al. Vertigem na Infância. In: MEZZALIRA, R.; BITAR, R.S.M.; ALBERTINO, S. **Otoneurologia Clínica**. Rio de Janeiro: Revinter, 2014.

GUINAND, N. et al. Visual acuity while walking and oscillopsia severity in healthy subjects and patients with unilateral and bilateral vestibular function loss. **Arch Otolaryngol Head Neck Surg**, v. 138, p. 301-306, 2012.

HALL, D. C. et al. Vestibular Rehabilitation for Peripheral Vestibular Hypofunction: An Evidence-Based Clinical Practice **Guideline. APTA**, v. 40, p. 124-154, 2016.

HUSSAIDEEN, J. R. et al. Efficacy of vision therapy in children with learning disability and associated binocular vision anomalies. **Journal of Optometry**, v. 11, p. 40-48, 2018.

INOUE, A. et al. (2013). Effect of vestibular dys- function on the development of gross motor function in children with profound hearing loss. **Audiol Neurootol,** v. 18, p. 143-151, 2013.

IONESCU, E. et al. How sacculo-collic function assessed by cervical vestibular evoked myogenic potentials correlates with the quality of postural control in hearing impaired children? **International Journal of Pediatric Otorhinolaryngology**, v. 130, p. 109840, 2020.

JAFARI, Z.; ASAD MALAYERI, S. The effect of saccular function on static balance ability of profound hearing-impaired children. **Int J Pediatr Otorhinolaryngol,** v. 75, p. 919-924, 2011.

JAINTA, S., KAPOULA, Z. Dyslexic Children Are Confronted with Unstable Binocular Fixation while Reading. **PLoS ONE**, v. 6, n. 4, p. e18694, 2011.

JANKY K.L. et al., Vestibular, Visual Acuity, and Balance Outcomes in Children With Cochlear Implants: A Preliminary Report. **Ear & Hearing**, v. 36, n. 6, e364-e372, 2015.

KUHN, J. J. et al. Ocular Vestibular Evoked Myogenic Potentials: Normative Findings in Children. **J Am Acad Audiol**, v. 29, n. 5, p. 443-450, 2018.

LOTFI Y. et al. Rotational and Collic Vestibular-Evoked Myogenic Potential Testing in Normal Developing Children and Children with Combined Attention Deficit/Hyperactivity Disorder. **Ear & Hearing**, v. 38, n. 6, e352-e358, 2017.

MAIA, F. C. Z.; PORTINHO, F. Princípios anatomofisiológicos que regem o equilíbrio. In: MAIA, F.C.Z.; ALBERNAZ, P.L.M.; CARMONA, S. **Otoneurologia Atual**. Rio de Janeiro: Revinter, 2014.

MARTIN, W., et al. Motor proficiency and dynamic visual acuity in children with bilateral sensorineural hearing loss. **Int J Pediatr Otorhinolaryngol,** v. 76, p. 1520-1525, 2012.

MARTINS, M. A; CAPELLINI, S. A. Investigação da pausa na avaliação da fluência de leitura oral. **Distúrbios Comum**, v. 28, n. 2, p. 21-30, 2016.

MARTINS, M. A; CAPELLINI, S.A. Relação entre fluência de leitura oral e compreensão de leitura. **CoDAS,** v. 31, n. 1, 2019.

METSING, I. T.; FERREIRA, J. T. The prevalence of poor ocular motilities in a mainstream school compared to two learning-disabled schools in Johannesburg. **Afr Vision Eye Health**, v. 75, n. 1, 2016.

MIMEAU, C.; RICKETTS, J.; DEACON, S. H. The role of orthographic and semantic learning in word reading and reading comprehension. **Scientific Studies of Reading**, v. 2, n.5, p. 384-400, 2018.

MOIROUD, L. et al. Developmental Eye Movement test and dyslexic children: A pilot study with eye movement recordings. **PLoS ONE**, v. 13, n. 9, p. e0200907, 2018.

MOR, R. FRAGOSO, M. **Vestibulametria na Prática Fonoaudiológica**. São José dos Campos: Pulso Editorial, 2012.

MUROFUSHI T. Vestibular evoked myogenic potential. **World J Otorhinolaryngol**, v. 4, n. 2, p. 6-11, 2014.

NARANJO, E.N. et al. Vestibulo-spinal and vestibulo-ocular reflexes are modulated when standing with increased postural threat. **Neurophysiol,** v. 115, p. 833-842, 2016.

OLIVEIRA, A. C. Potenciais Evocados Cervical e Evocado na Avaliação Vestibular. In: BOÉCHAT, E.M. et al. **Tratado de Audiologia**. Rio de Janeiro: Guanabara Koogan, 2015.

PARKS, K. M. A. et al. The Task Matters: A Scoping Review on Reading Comprehension Abilities in ADHD. **Journal of Attention Disorders,** v. 26, n. 10, p. 1304-1324, 2022.

PULIEZI, S.; MALUF, M. R. A fluência e sua importância para compreensão da leitura. **Psi-USF,** v. 19, n. 3, p. 467-475, 2014.

RAYNER, K. et al., Psychology of Reading, **Psychology Press**, New York, 2012.

RAYNER, K.; BARBARA, J. J.; POLLTSEK, A. Movimentos oculares durante a leitura. In: SNOWLING, J.; CHARLES, H. **A Ciência da Leitura**. Porto Alegre: Penso; 2013.

RAZUK, M. et al. Eye movements and postural control in dyslexic children performing diferente visual tasks. **PLoS ONE**, v. 13, n. 5, p. e0198001, 2018.

RINE, R. M. Avaliação e Tratamento dos Déficits de Controle Vestibular e Postural Infantis. In: HERDMAN, S.J. **Reabilitação Vestibular.** São Paulo: Manole; 2002.

ROMERO, A. C. L. et al. Vectoeletronistagmografia em crianças com dislexia e transtorno de aprendizagem. **Rev. CEFAC**, v. 20, n. 4, p. 442-449, 2018.

ROMERO, M. V. et al. Correlation between body balance exams and schoolchildren reading assessments. **International Journal of Pediatric Otorhinolaryngology**, v. 137, p. 110230, 2020.

ROMERO, M. V. et al. Relação entre avaliações de leitura em escolares e queixas relatadas pelos responsáveis. **Distúrb Comun**, São Paulo. v. 33, n. 1, p.153-160, 2021.

SALES, R.; COLAFÊMINA, J. F. A influência da oculomotricidade e do reflexo-vestíbulo-ocular na leitura e escrita. **Rev. CEFAC**, v. 16, n. 6, p. 1791-1797, 2014.

SANTOS, A. J., PACHECO, V. A fluência e compreensão leitora em diferentes níveis de escolaridade. **Confluência Revista do Instituto de Língua Portuguesa**, v. 52, p. 232-256, 2017.

SEASSAU, M. et al. Binocular saccade coordination. Reading and visual search: a development study in typical reader and dyslexic children. **Frontiers in integrative neuroscience,** v. 8, n. 85, 2014.

SEASSAU, M.; BUCCI, M-P. Reading and Visual Search: A Developmental Study in Normal Children. **PLoS ONE**, v. 8, n. 7, p. e70261, 2013.

TUMA, V. C. et al. Avaliação Oculomotora em pacientes com disfunção vestibular periférica. **Rev Bras Otorrinolaringol**, v. 72, n. 3, p: 407-413, 2006.

VERRECHIA, L. et al. Methodological aspects of testing vestibular evoked myogenic potentials in infants at universal hearing screening program. **Scientific Reports,** v. 9, n. 17225, 2019.

VINUELA-NAVARRO, V. et al. Saccades and fixations in children with delayed reading skills. **Ophthalmic & Physiological Optics,** v. 37, n. 4, p. 531-541, 2017.

WANG, S. J. et al. Development of Vestibular Evoked Myogenic Potentials in Preterm Neonates. **Audiol Neurotol**, v. 13, p. 145-152, 2008.

YOUNG, Y. H. et al., Development of vestibular evoked myogenic potentials in early life. **European journal of paediatric neurology**, v. 13, p. 235-239, 2009.

ZHOU, G. et al. Clinical uses of cervical vestibular-evoked myogenic potential testing in pediatric patients. **Medicine (Baltimore),** v. 93, n. 4, e37, 2014.

# APLICAÇÃO DO VEMP NA POPULAÇÃO IDOSA



# CAPÍTULO 19

Carlos Kazuo Taguchi

## INTRODUÇÃO

O envelhecimento da população brasileira é fato atual, progressivo e irreversível conforme apontam os dados iniciais do censo do Instituto Brasileiro de Geografia e Estatística (IBGE) de 2020, com cerca de 15,1% de brasileiros com mais de 60 anos de idade. Este foi um aumento importante quando comparado com os 11,3% constatado em 2012 (IBGE, 2023). Dessa maneira, "o debate sobre o envelhecimento populacional segue duas grandes vertentes: a primeira, considera os avanços científicos e tecnológicos que ampliam a longevidade dentro de um processo natural do ciclo de vida; e uma segunda, que o situa nos marcos dos contextos sócio-históricos, políticos e econômicos das sociedades analisadas e, desse modo, desnaturaliza-se a ideia de que o envelhecimento ocorre de modo linear e homogêneo" (Escorsim, 2021 p. 438).

Neste capítulo, destaca-se que a pluralidade dos diferentes fatores envolvidos nesta fase da vida, deve abarcar o contexto do envelhecimento e da senilidade. Parte-se da premissa que o fonoaudiólogo necessita, urgentemente, incluir os preceitos da Organização Mundial da Saúde (OMS) que determinou o conceito de "envelhecimento ativo", aquele em se proporcionam meios e facilitadores para que o idoso possa bem envelhecer, para poder atender a demanda crescente no que se refere à atenção global para a saúde do idoso.

Apesar de muitos estudos, relativamente pouco se sabe sobre os efeitos do envelhecimento no sistema vestibular periférico, em contraponto com o estudo das funções auditivas relacionadas com a idade. A relação de proximidade e contiguidade entre a cóclea e os órgãos vestibulares está comprovada anatomicamente. Ambos possuem células ciliadas como receptores, e estão dentro do mesmo ambiente interno preenchido por endolinfa, porém, com funções muito distintas, o que justificaria esta situação (Maleki *et al.*, 2014).

O processo de envelhecimento acomete todos os sistemas e órgãos e não passa de forma indiferente quanto ao sistema vestibular. Apesar do uso da eletro-oculografia com vetonistagmografia, que avalia a função vestibular em baixa frequência, ser o método clínico mais utilizado na atualidade, verifica-se que o parâmetro mais importante dessa avaliação, que é a velocidade angular da componente lenta do nistagmo pós-calórico, não sofre influência do fator idade, o que não torna um bom marcador de envelhecimento do aparelho vestibular (Maheu *et al.*, 2015).

Isto implica na busca de parâmetros objetivos para esta finalidade, como, por exemplo, a realização da pesquisa do potencial evocado miogênico vestibular (VEMP).

## FUNDAMENTAÇÃO TEÓRICA ATUAL

O advento do potencial evocado miogênico vestibular foi baseado no fato de que uma forte estimulação auditiva (por via aérea ou óssea) acarreta numa mudança de estado de um músculo (cervical ou ocular), que é passível de registro e de utilização como parâmetro de funcionamento da atividade sáculo-utricular. Ainda, proporciona padrões de normalidades em termos de latência, amplitude e simetria, quando comparados os labirintos direito e esquerdo. O potencial miogênico evocado vestibular ocular (oVEMP) caracteriza-se por ser um potencial de curta latência que avalia o reflexo utrículo-ocular (nervo vestibular superior) enquanto o potencial miogênico evocado vestibular cervical (cVEMP), avalia o reflexo sáculo-cólico (nervo vestibular inferior). Os potenciais miogênicos evocados vestibulares cervicais (cVEMPs) são eletromiogramas (EMG) de curta latência evocados por estímulos acústicos de alta intensidade gravados do músculo esternocleidomastóideo ativado e utilizados para avaliar a função do órgão otolítico (Akin *et al.*, 2011).

A revisão proposta por Curthoys *et al.* (2018) discorre de maneira minuciosa todos os fundamentos e processos anatomofisiológicos envolvidos na captação do potencial miogênico vestibular e que pode ser a leitura básica para demonstrar as evidências que norteiam a prática clínica atual.

Como destacado em outros capítulos, o potencial evocado miogênico vestibular pode ser captado por três meios: o cervical (cVEMP) com a colocação de eletrodos ativos no músculo esternocleidomastóideo; o ocular (oVEMP), com a colocação na região periorbitária dos olhos, especialmente na região inferior; e o galvânico (gVEMP) por meio de estimulação elétrica no processo mastóideo.

Neste capítulo, destacar-se-á a aplicação do VEMP cervical ou cVEMP, em que os parâmetros de latência se concentram na formação de duas ondas que são registradas no décimo terceiro e vigésimo terceiro milissegundos, e denominadas P13 e N23 que refletem a integridade da função sacular ipsilateral. A captação desse registro, que se trata de um procedimento simples, é segura, não invasiva, objetiva, replicável, sendo um teste seletivo da função dinâmica dos órgãos otolíticos, além de um teste alternativo quando não for possível se realizarem testes por meio da oculografia (Dlugaiczyk, 2020).

O estudo de Macambira *et al.* (2017) mostrou que as latências das ondas P13 e N23 estão prolongadas em indivíduos com mais de 60 anos de idade, quando comparados com adultos jovens. Estes achados se justificariam pelas mudanças morfológicas, tanto no sistema vestibular, quanto na via neural aferente, com perda de células ciliadas, diminuição do número de células do nervo vestibular e perda de neurônios no núcleo vestibular (Silva *et al.*, 2019).

Assim, as evidências científicas convergem com a afirmação de que há diferentes achados no cVEMP na população idosa, o que será apresentado a seguir, bem como as evidências mais importantes em algumas doenças que acometem o sistema vestibular.

### cVEMP: Morfologia e Latência na População Idosa

Conforme apresentado anteriormente, a morfologia das ondas P13 e N23, bem como suas latências, constitui os principais parâmetros de análise dos resultados quando comparados com os padrões normativos de adultos jovens.

Janky & Shepard (2009) mostraram que a latência do N23 do cVEMP pode estar aumentado em pacientes mais velhos, que à medida que aumenta a idade ocorre o aumento do limiar de respostas, bem como há uma razão inversa entre idade e amplitude. As evidências nesta área têm demonstrado que os limiares do VEMP aumentam com o passar da idade. Sugere-se, portanto, que a idade deve ser levada em consideração na interpretação do limiar do VEMP e que a comparação das curvas de resposta do limiar pode não ser apropriada para indivíduos com mais de 60 anos de idade. Ainda, apesar de não ocorrer a influência do fator idade na amplitude do VEMP em função da variação no limiar para nenhuma das frequências do teste, foi observada uma correlação negativa entre a amplitude do VEMP e a idade em resposta aos estímulos supraliminares.

Estudos mostram o aumento expressivo de disfunção vestibular, alterações funcionais e estruturais vestibulares em idosos, o que permite inferir que estes achados aumentam com a idade. A elevação do limiar de respostas e diminuição de amplitude de registro do cVEMP pode ser um achado frequente na avaliação do idoso. É possível, ainda, encontrar a ausência de respostas, o alargamento expressivo da latência e diminuição da amplitude que aumenta na proporção direta com o acréscimo de cada década de vida (Maleki *et al.*, 2014; Li *et al.*, 2015; Ji; Zhai, 2018).

Destaca-se, a despeito dessas informações, que um dos primeiros estudos revelou que as amplitudes do cVEMP não sofreriam a influência das variáveis idade e sexo, em função da ampla faixa etária do estudo e da composição da amostra. Apesar disso, pode ser considerado um instrumento factível de utilização na clínica otoneurológica (Felipe *et al.*, 2008).

Um estudo observacional transversal foi utilizado para investigar diferenças no nível de potencial miogênico e da contração do músculo esternocleidomastóideo (ECM) em um grupo de 24 indivíduos jovens e 24 idosos. A amplitude da onda colhida no músculo ECM aumentou em função do nível de contração para ambas as faixas etárias; no entanto, a amplitude média foi maior para o grupo mais jovem do que para o grupo mais velho, e a variabilidade da amplitude (ECM) foi maior para o grupo mais velho. A amplitude do ECM na contração voluntária máxima variou de 88 a 279 μV para os indivíduos mais jovens e de 32 a 230 μV para os mais velhos, e a amplitude média na contração voluntária máxima foi significativamente maior para o grupo mais jovem. De uma forma geral, os achados sugerem que o decréscimo na amplitude do cVEMP está relacionado tanto com as alterações associadas à idade no sistema vestibular quanto com as alterações associadas ao estado do músculo ECM, cuja contração é mais forte nos jovens (Akin *et al.*, 2011).

A experiência clínica, as recentes pesquisas e a atualização constante são balizadores para a realização de uma avaliação e diagnósticos precisos. Nesse sentido dos achados mais frequentes, na análise do cVEMP, a partir de 13 artigos, o atraso dos dois componentes, com média de 1,34 ms para o P13 e de 2,82 ms para o N23, foram mais evidentes e as latências de aparecimento desses no cVEMP estão mais prolongadas em idosos com idade superior a 60 anos (Macambira *et al.*, 2017).

## APLICAÇÕES CLÍNICAS

As aplicações clínicas do cVEMP na população idosa são muito semelhantes às da população de adultos jovens. Assim, o cVEMP pode ser útil no diagnóstico da doença de Ménière, neurite vestibular, deiscência do canal semicircular superior, síndrome do aqueduto alargado e schwanoma vestibular. Dentre as doenças vestibulares centrais, destacam-se migrânea vestibular, doença de Parkinson, lesões centrais isquêmicas e mielopatias motoras (Silva *et al.*, 2015; Rosengren; Colebatch, 2018).

A vertigem posicional paroxística benigna é das etiologias mais frequentemente associadas ao envelhecimento, bem como as alterações metabólicas na qual se inclui a doença de Ménière (DM). Além da tontura ou desequilíbrio, a disfunção vestibular vem acompanhada de limitação funcional, declínio mental, perda da independência e da autoestima, e aumento de risco para quedas. Ao realizar o cVEMP, Godha *et al.*, (2020), observaram que 15 (30%) dos 50 pacientes apresentaram latências e amplitudes anormais, o que sugeriu uma possível alteração da função sacular do lado acometido. Entre esses 15 VEMPs anormais, 13 pacientes resultaram em testes positivos na realização da manobra de Dix-Hallpike, ou seja, o teste apresentou alta especificidade, mas baixa sensibilidade para o diagnóstico de VPPB. Esse fato reforça a necessidade do uso de manobras diagnósticas complementares aos testes objetivos da função vestibular.

Um estudo recente realizou uma revisão com metanálise para comparar a disfunção utricular com a sacular na VPPB, com uso do cVEMP e oVEMP, que por suas particularidades, avaliam melhor a região sacular e utricular, respectivamente, e ficou demonstrado que a disfunção utricular pode ser mais predominante na VPPB em comparação com a disfunção sacular (Chen *et al.*, 2020).

As doenças de caráter metabólico, como a doença de Ménière, são constantes na população idosa. Laumounier *et al.* (2016) encontraram em pacientes com DM submetidos ao VEMP, a latência média do P13 de 15,93 (±0,85) ms. A latência média de N23 foi de 22,80 (± 1,16 ms), e a média do índice de assimetria para o grupo controle foi de 16,22 (±15,58). Este estudo mostrou que a sensibilidade e especificidade do VEMP foi maior quando comparada com a eletrococleografia, considerada fundamental para o diagnóstico da DM. Para Fife *et al.* (2017), os estudos da aplicabilidade do VEMP, mostraram múltiplos conflitos ou estudos inconclusivos, de modo que tanto o potencial ocular, quanto o cervical, não foi considerado útil no diagnóstico da DM, apesar da ocorrência de hipofunção vestibular frequentemente observada nesta alteração.

Na neurite vestibular, que é uma inflamação que acomete o ramo vestibular do VIII par, é possível verificar amplitudes reduzidas do P13 e N23, porém valores coerentes referentes ao cálculo de índice de simetria (Dlugaiczyk, 2020).

A deiscência do canal semicircular (CSC) superior/anterior é de ocorrência mais rara, de 1% a 2% da população pode apresentar esta má formação, também denominada síndrome da terceira janela, que consiste na exposição do labirinto membranáceo do CSC anterior, que causa vertigem na presença de alteração brusca de pressão (sinal de Hennenbert) ou de estímulo acústico muito intenso (sinal de Túlio). Alguns pacientes podem apresentar nistagmo quando realizam a manobra de Valsalva. Na deiscência do canal semicircular superior/anterior, a amplitude do VEMP possivelmente distingue-a dos controles normais com uma faixa de sensibilidade de 77% a 100% e uma faixa de especificidade de 98% a 100% (Fife *et al.*, 2017).

Dentre as doenças neurológicas, a doença de Parkinkon (DP) é a mais rapidamente associada ao envelhecimento do tronco cerebral, e o uso do VEMP não é amplamente testado em exames clínicos no diagnóstico dessa doença. Os VEMPs são reconhecidos como ferramentas fundamentais na avaliação da função do tronco encefálico e um estudo com metanálise investigou as principais características encontradas no potencial miogênico vestibular em pacientes acometidos pela DP. Neste recente estudo, observou-se que as taxas de ausência de VEMPs em pacientes com DP foram significativamente maiores do que aquelas dos grupos controle. A latência atrasada do P13, uma amplitude pico a pico diminuída e índice de simetria aumentado do cVEMP também foram referidas por alguns autores. Os testes de VEMP, especialmente os testes de cVEMPs, podem ser um método útil para a detecção precoce da DP (Cui *et al.*, 2022).

O aparecimento do vírus SARS-CoV-2, há 4 anos, provocou, além de milhares de casos de óbitos, sequelas importantes que acometeram os sistemas auditivo e vestibular. Muitos

**Quadro 19-1.** Diferentes afecções vestibulares e os achados ao VEMP de acordo com estudos por metanálise

| Afecção | Evidência por meio de metanálise |
|---|---|
| Deiscência do CSC anterior | Amplitude e intensidade do estímulo contribuem para especificidade e sensibilidade do cVEMP |
| Doença de Ménière | Fraca evidência |
| VPPB | Nenhuma evidência |
| Disfunção sacular ou utricular | Nenhuma evidência |
| Neuronite vestibular | Útil para avaliar a extensão da lesão |
| Migrânea vestibular | Ausência uni ou bilateral de respostas |
| Doença de Parkinson | Ausência do VEMP, assimetria de respostas |
| Covid | Nenhuma evidência |

Fonte: elaborado pelo autor.

estudos comprovaram o aumento das queixas de desequilíbrio e tontura, sobretudo, nos idosos. Sukru Aydin *et al.*, (2023) realizaram uma pesquisa com 101 pacientes, e verificaram que a amplitude do P13-N23 foi menor em pacientes acometidos pela Covid, o que indicou que o vírus afeta o funcionamento do sistema vestibulococlear, apesar de ser possível estabelecer uma relação direta de acordo com a gravidade da doença.

A seguir, apresenta-se um quadro com o resumo dos principais achados compilados por meio de evidência científica (Quadro 19-1).

Atualmente, o VEMP tem sido utilizado em centros terciários de referência que lidam com distúrbios otoneurológicos. No entanto, por se tratar de um método diagnóstico novo, a utilização do VEMP ainda não está totalmente adaptada à rotina clínica, uma vez que a maioria das instituições ainda não dispõe de equipamentos próprios, nem de profissionais treinados para sua correta realização e interpretação e a falta de padronização internacional para análise dos resultados.

Outro ponto extremamente importante a ser destacado é a necessidade de padronização em relação à monitorização do nível de contração muscular do ECM, antes que os VEMPs sejam empregados em uso clínico, uma vez que as respostas do VEMP são amplamente dependentes do nível de atividade desse músculo. De qualquer forma, o cVEMP parece ser um exame complementar promissor, principalmente por fornecer informações sobre a função do sáculo e da porção inferior do nervo vestibular, conforme sugerido por Cal & Bahmad Jr. (2009).

## CONCLUSÃO

O VEMP é um exame complementar, que pode contribuir, juntamente com outros testes de investigação otoneurológica, para o diagnóstico de muitas e diversas vestibulopatias, dentre elas destacamos: doença de Ménière, de Parkinson e deiscência do canal semicircular anterior.

Os protocolos para evocar as respostas do VEMP e sua normativas são diferentes para cada afecção vestibular, bem como a prática individual do clínico. Neste capítulo, apresentam-se os diferentes parâmetros revisados para a população idosa, mas acorda-se com a afirmativa de Isaradisaikul *et al.* (2012) sobre o incentivo ao uso do VEMP como parte integrante de uma bateria de testes de função vestibular em pacientes com distúrbios do equilíbrio, e com a orientação baseada em evidências. O VEMP não substitui a prova calórica ou ENG, principalmente, porque são métodos diferentes e com diferentes objetivos diagnósticos.

**Palavras-chave:** potenciais evocados miogênicos vestibulares; idoso; equilíbrio postural; qualidade de vida; envelhecimento.

## REFERÊNCIAS BIBLIOGRÁFICAS

AKIN, F. W. *et al.* Effect of age on vestibular myogenic evoked potential and tonic electromyogram level of sternocleidomastoid muscle. Ear and Hearing, v. 32, n. 5, p. 617-622, set, 2011.

AYDIN, Sukru, COKA, Cigdem First; CELIT, Turgut et al.The effect of the severity of COVID-19 on the sequelae of the audiovestibular system. , v. 10, n. 5, p. 336-343, 2023.

CAL, R.; BAHMAD, jr., F. Vestibular evoked myogenic potentials: an overview. **Braz J Otorhinolaryngol**, v. 75, n. 3, p. 456-462, 2009.

CUI, W., DUAN, Z., FENG, J. Assessment of Vestibular-Evoked Myogenic Potentials in Parkinson's Disease: A Systematic Review and Meta-Analysis. **Brain Sci**, v. 12, n. 7, p. 956, 2022.

CURTHOYS, I. S. et al. Otolithic Receptor Mechanisms for Vestibular-Evoked Myogenic Potentials: A Review. **Front. Neurol**, v. 25, n. 9, p. 366, 2018.

DLUGAICZYK, J. Evidence-based diagnostic use of VEMPs: From neurophysiological principles to clinical application, **HNO**, v. 68, n. S2, p. 69-78. 2020.

ESCORSIM, S. M. O envelhecimento no Brasil: aspectos sociais políticos e demográficos em análise. **Serv. Soc. Soc,** v. 142, 2021.

FELIPE, L., SANTOS, M. A. R., GONÇALVES, D. U. Potencial Evocado Miogênico Vestibular (VEMP): avaliação das respostas em indivíduos normais. **Pró-Fono Revista de Atualização Científica, v.** 20, n. 4, p. 249-54, 2008.

FIFE, T. D. *et al.* Practice guideline: Cervical and ocular vestibular evoked myogenic potential testing. **Neurology,** v.89, p. 2288–2296, 2017.

GANG, C. *et al.* Ocular vs. Cervical Vestibular Evoked Myogenic Potentials in Benign Paroxysmal Positional Vertigo: A Systematic Review and Meta-Analysis. **Front. Neurol**, v. 11, 26, 2020.

GODHA, S. *et al.* VEMP: An Objective Test for Diagnosing the Cases of BPPV. **Indian J Otolaryngol Head Neck Surg**, v. 72, n. 2, p. 251-256, 2020.

**INSTITUTO BRASILEIRO DE GEOGRAFIA E ESTATÍTICA** (IBGE). Censo 2020. www.ibge.gov.br/estatisticas/sociais/populacao/22827-censo-demografico-2022.html acesso em 05/09/2023.

ISARADISAIKUL, S. *et al.* Cervical Vestibular-Evoked Myogenic Potentials: Norms and Protocols. **International Journal of Otolaryngology,** Volume 2012, Article ID 913515, 7.

JANKY, K. L., SHEPARD, N. Vestibular Evoked Myogenic Potential (VEMP) Testing: Normative Threshold Response Curves and Effects of Age**. J Am Acad Audiol,** v. 20, n. 8, p. 514-522, 2009.

JI, L.; ZHAI S. Aging, and the peripheral vestibular system. **Journal of Otology**, v. 13, n. 4, p. 138-140, 2018.

LAMOUNIER, P. *et al.* Evaluation of vestibular evoked myogenic potentials (VEMP) and electrocochleography for the diagnosis of Ménière's disease. **Braz J Otorhinolaryngol**, v. 8, n. 4, p. 394-403, 2017.

LI, C. *et al.* Epidemiology of Vestibular Evoked Myogenic Potentials: Data from the Baltimore Longitudinal Study of Aging. **Clin Neurophysiol**. v. 126, n. 1, p. 2207-2215, 2015.

MACAMBIRA, Y. K. S. *et al.* Aging and wave-component latency delays in oVEMP and cVEMP: a systematic review with meta-analysis. **Braz J Otorhinolaryngol,** v. 83, p. 475-487, 2017.

MAHEU, M. *et al.* The effects of aging on clinical vestibular evaluations. **Front. Neurol,** v. 6, p. 205, 2015.

MALEKI, M. *et al.* Effect of aging on Saccular function. **Med J Islam Repub Iran**, v. 28, p. 117, 2014.

**ORGANIZAÇÃO MUNDIAL DA SAÚDE** (OMS). Assembleia Geral da ONU declara 2021-2030 como Década do Envelhecimento Saudável | As Nações Unidas no Brasil. https://brasil.un.org/pt-br/105264-

ROSENGREN, S. M., COLEBATCH, J. G. The Contributions of Vestibular Evoked Myogenic Potentials and Acoustic Vestibular Stimulation to Our Understanding of the Vestibular System. **Frontiers in Neurology,** v. 9, n. 481, 2018.

SILVA, T. R. *et al.* Applications of vestibular-evoked myogenic potential: a systematic literature review. **Audiol Commun Res**, v. 24, e2037, 2019.

# USO DO VEMP NO MONITORAMENTO DA REABILITAÇÃO VESTIBULAR



# CAPÍTULO 20

Valdete Alves Valentins dos Santos Filha ▪ Marta de Vargas Romero

## INTRODUÇÃO

O equilíbrio corporal, alcançado pela harmonia das funções dos sistemas vestibular, visual e somatossensorial, contribui de maneira inigualável para o bem-estar do ser humano, tanto para as atividades de vida diária como para as tarefas mais complexas requeridas em alguns esportes, algumas atividades laborais e de lazer.

Quando se observa algum conflito entre as informações advindas dos sistemas do equilíbrio, possivelmente aparecerão sintomas como o desequilíbrio, a vertigem, o zumbido, a cinetose e a migrânea. Ratifica-se que o aparecimento de algum destes sintomas não exclui os demais, sendo imprescindível a realização de exames que possam detectar a alteração para que, posteriormente, proponha-se alguma intervenção.

Dentre os exames que avaliam o equilíbrio corporal, o potencial evocado miogênico vestibular (VEMP) tem se revelado promissor, pois destina-se a avaliar os órgãos otolíticos de forma acessível, rápida e não invasiva, sendo bem tolerado por pacientes de todas as idades (Cal *et al.*, 2014).

Os órgãos otolíticos, mais precisamente o sáculo e o utrículo, são os responsáveis pela percepção da aceleração linear, aspecto importante para a manutenção do equilíbrio corporal. Segundo Ramos de Miguel *et al.* (2020), na evolução das espécies, os órgãos otolíticos precedem o aparecimento dos canais semicirculares e da cóclea em centenas de milhões de anos, revelando a importância desse sistema na manutenção do equilíbrio corporal.

Quando a avaliação otoneurológica indica uma vestibulopatia, os recursos terapêuticos são muitos, e incluem os medicamentos, as cirurgias, a orientação nutricional, a correção de hábitos inadequados, a psicoterapia e a reabilitação vestibular (RV). A escolha da intervenção terapêutica deverá ser personalizada, variando de acordo com o quadro clínico e os resultados do exame vestibular (Ganança; Ganança, 2000).

Este capítulo objetiva explorar a possibilidade do uso do VEMP no monitoramento da RV, destacando o ineditismo desta proposta.

## POTENCIAL EVOCADO MIOGÊNICO VESTIBULAR

Os potenciais miogênicos vestibulares (VEMPs) se originam no sistema vestibular periférico e refletem a função dos órgãos otolíticos (sáculo e utrículo), responsáveis pela percepção da aceleração linear, aspecto importante para a manutenção do equilíbrio corporal. Eles consistem principalmente no VEMP cervical (cVEMP) e no VEMP ocular (oVEMP) (Gao D, *et al.*, 2022).

Na prática clínica, os testes cVEMP e oVEMP são frequentemente combinados para avaliar de forma abrangente e objetiva a via de condução dos órgãos otolíticos vestibulares (Murofushi *et al.*, 2016).

Estes órgãos estão envolvidos no eeflexo vestíbulo-ocular (RVO) e no reflexo vestibulo-cervical (RVC), responsáveis pelos ajustes oculares e de cabeça, respectivamente, durante o movimento. As alterações nesses reflexos podem levar a sensações desconfortáveis como a vertigem, o desequilíbrio e a sensação de flutuação. Além disso, a depender da magnitude da alteração, poderá haver impacto na manutenção do equilíbrio postural e na qualidade de vida do sujeito acometido (Maia *et al.*, 2014).

Tais reflexos, originados nos núcleos vestibulares, contribuem para garantir a estabilidade visual e cefálica, durante o movimento, essencial para a orientação espacial. Posteriormente, os ajustes sensoriais e posturomotores permanentes, via trato vestibuloespinhal, são necessários para garantir e adotar a estratégia sensorial e a relação motora mais adequada a fim de restaurar o equilíbrio a qualquer momento.

O VEMP é o único teste que fornece informações a respeito dos órgãos otolíticos, o que é apontado como uma das principais vantagens deste exame. Além disso, a relativa facilidade de execução, sem a indução de náusea ou tontura, e a não obrigatoriedade de realizá-lo no escuro, estimulam a utilização desta ferramenta (Janky; Rodriguez, 2018).

Portanto, além de ser um teste reconhecidamente indicado para avaliar a função otolítica em pacientes de todas as idades, considerou-se promissora a possibilidade de o VEMP ser utilizado no monitoramento da RV, a fim de avaliar a efetividade desta intervenção terapêutica.

## REABILITAÇÃO VESTIBULAR

A RV tem sido reconhecida como tratamento efetivo e consolidado, de escolha para pacientes com persistência de vertigem decorrente de disfunção vestibular periférica, proporcionando acentuada melhora na qualidade de vida (Rogatto *et al.*, 2010). Gonçalves *et al.* (2014) destacaram que a RV pode ser utilizada como tratamento isolado, como coadjuvante de outras terapias ou ainda para esclarecimento diagnóstico.

Os principais objetivos da RV são promover a estabilização visual e otimizar a interação vestíbulo-visual na movimentação da cabeça, aprimorando a estabilidade estática e dinâmica nas situações de conflito sensorial; além de reduzir a sensibilidade visual durante a movimentação cefálica (Ganança; Ganança, 2000).

Branco-Barreiro e Greco (2023) caracterizam a RV em dois tipos: exercícios para sintomas decorrentes de transtornos vestibulares e terapia de reposicionamento canalítico para vertigem posicional paroxística benigna (VPPB). Esses autores apontaram que a RV pode ser uma estratégia promotora da compensação vestibular.

A compensação vestibular é a recuperação fisiológica do equilíbrio corporal, decorrente da neuroplasticidade do sistema nervoso central, o que é estimulado pelos exercícios da RV (Ganança *et al.*, 2005; Branco-Barreiro; Greco, 2023). Além de ser um dos principais recursos terapêuticos utilizados na intervenção do paciente com tontura, a RV é uma estratégia que não depende da faixa etária e da etiologia do distúrbio vestibular.

Embora no início a RV tenha sido criada a partir da proposição de um protocolo único e universal, a prática clínica e as evidências científicas têm mostrado maior eficácia nos programas de exercícios personalizados (Branco-Barreiro, Greco, 2023), sendo imprescindível que a terapia seja individualizada, de acordo com o diagnóstico, queixas e condições clínicas do paciente (Hall *et al.*, 2016).

A RV pode ser realizada por meio de exercícios delineados para cada caso, com movimentos que busquem estimular apenas um ou mais dos sistemas do equilíbrio corporal. Romero *et al.* (2021) concluíram que um programa que estimule os três sistemas (vestibular, visual e somatossensorial) trará maiores ganhos à RV, pois evitaria a ocorrência de conflito sensorial no decorrer da intervenção. Atualmente, com o avanço tecnológico, incluir estratégias de realidade virtual tem se mostrado atrativo e eficaz no tratamento das vestibulopatias.

A realidade virtual é uma técnica amplamente utilizada para gerar um ambiente virtual em vários cenários: esférico, plano ou movimentos de cabeça. Nessa proposta, o usuário pode interagir com os objetos usando o movimento do próprio corpo, além de vários dispositivos e protocolos que promovem efeito semelhante à RV convencional. Como desvantagem, é apontado o custo da reabilitação por meio da realidade virtual, que costuma ser elevado, limitando e atrasando a inserção deste recurso nos tratamentos (Rosiak *et al.*, 2018).

Fortes e Amaral (2023) destacaram que o avanço da tecnologia leva a uma grande variabilidade de recursos, porém os estudos não acompanham essa evolução na mesma velocidade, provocando uma escassez de evidências com o uso destas ferramentas. Estes autores reforçaram a necessidade de estudos para preencher esta lacuna na fragilidade de padronização e disponibilidade de equipamentos de realidade virtual.

## MONITORAMENTO DA REABILITAÇÃO VESTIBULAR

O benefício da RV pode ser avaliado por diversos instrumentos, seja por meio de protocolos padronizados que avaliam o desempenho funcional do paciente, seja por meio do autorrelato – formal ou informal (Nascimento *et al.*, 2023).

Verifica-se que a maior parte dos estudos avalia a eficácia da RV por meio de medidas subjetivas, incluindo questionários e escalas focadas em investigar as mudanças na gravidade dos sintomas. Entretanto, estudos recentes têm utilizado medidas objetivas para avaliar a eficácia da RV (Branco-Barreiro; Greco, 2023). Como exemplo, o estudo de Baydan; Yigit; Aksoy (2020) monitorou o resultado da RV, realizada de forma domiciliar, por meio da posturografia dinâmica computadorizada, realizada prévia e posteriormente à realização da RV.

Estas autoras concluíram que é crucial determinar qual sistema está desorientado na manutenção do equilíbrio corporal previamente à RV, sendo igualmente importante avaliar a eficácia do tratamento proposto, preferencialmente a partir de dados objetivos, favorecendo a comparação dos resultados advindos da RV.

Noutro estudo (Choi *et al.*, 2021), 30 idosos foram monitorados por meio de posturografia dinâmica (TOS) para comparar a RV com a RV associada a exercícios oculomotores. Após a conclusão do estudo, estes autores indicaram a inclusão dos exercícios oculomotores à RV, a fim de otimizá-la. Por outro lado, não foram identificadas mudanças significativas no TOS destes pacientes. Os autores justificam este último achado com o fato de os exercícios de marcha não terem sido incluídos na RV, uma vez que o público era idoso e já apresentava limitação da marcha.

Em seres humanos e em animais, a desaferentação cirúrgica total de um labirinto produz imediatamente um déficit grave e permanente nas respostas do reflexo vestíbulo-ocular (RVO) às acelerações angulares e rápidas na direção oposta a qualquer canal semicircular no lado intacto (McGarvie *et al.*, 2020). Para esses casos, o exame *Vídeo Head Impulse Test* (vHIT) seria indicado para avaliar o funcionamento da função alterada. Mc-

Garvie *et al.* (2020) estudaram o caso de um paciente acometido por neurite vestibular aguda, orientado a fazer caminhadas em ambientes desafiadores, além de promover movimentos voluntários de cabeça.

Os autores repetiram o vHIT 12 vezes durante a realização do estudo, a fim de monitorar a função dos canais semicirculares afetados no período de 500 dias. O objetivo principal deste estudo foi enfatizar o valor do vHIT para o monitoramento de sequela vestibular, apesar de ficar comprovado que a função da estrutura lesionada pode demorar mais tempo que o esperado.

Recentemente, um estudo brasileiro (Ribeiro *et al.*, 2023) monitorou a eficácia da RV em idosos, os quais foram avaliados pré e pós-RV por meio de escalas e exames. Os exames utilizados neste monitoramento foram o vHIT e o VEMP (cervical e ocular). Apesar da ausência de modificação nos resultados do cVEMP e oVEMP após a RV, mudanças observadas apenas nos resultados do vHIT, tais procedimentos pareceram apropriados para o monitoramento da RV no público idoso.

Considera-se que o VEMP é um exame que viabiliza o monitoramento da eficácia de um programa de RV, pois possibilita a comparação de forma objetiva do desempenho antes e após a exposição do indivíduo à RV.

## APLICAÇÃO CLÍNICA

Para ilustrar a aplicação clínica do VEMP no monitoramento da RV, será explanado resultado de estudo com um grupo de escolares do ensino fundamental, antes e após a exposição a programa de treinamento do equilíbrio corporal (EC), com a reavaliação após 14 sessões de treinamento (Romero *et al.*, 2021). Além das avaliações do cVEMP e oVEMP, foram realizadas triagens para excluir alterações auditivas (acuidade auditiva e orelha média) e visual.

No Quadro 20-1, podemos observar os resultados descritivos do desempenho dos escolares no cVEMP, na orelha direita e na orelha esquerda, antes e após a intervenção, respectivamente.

Observam-se, no Quadro 20-2, os resultados descritivos do desempenho dos escolares no oVEMP, na orelha direita e na orelha esquerda, antes e após a intervenção, respectivamente.

**Quadro 20-1.** Resultados do cVEMP pré e pós-treinamento do EC

| cVEMP | | | | | | | | |
|---|---|---|---|---|---|---|---|---|
| | Avaliação pré-treinamento | | | | Avaliação pós-treinamento | | | |
| | OD | | OE | | OD | | OE | |
| | P13 | N23 | P13 | N23 | P13 | N23 | P13 | N23 |
| 1 | 17,07 | 24,77 | 15,56 | 24,14 | 18,46 | 25,52 | 18,46 | 24,14 |
| 2 | 14,93 | 21,36 | 18,21 | 22,24 | 16,95 | 26,15 | 20,60 | 27,16 |
| 3 | 16,06 | 22,24 | 17,70 | 24,89 | 16,85 | 24,64 | 16,95 | 23,63 |
| 4 | 20,98 | 26,41 | 19,85 | 25,65 | 20,98 | 25,27 | 18,33 | 27,04 |
| 5 | 16,69 | 28,05 | 18,71 | 27,79 | 18,43 | 30,32 | 20,22 | 30,19 |

Fonte: Autoras

**Quadro 20-2.** Resultados do oVEMP pré e pós-treinamento do EC

| | oVEMP | | | | | | | |
|---|---|---|---|---|---|---|---|---|
| | Avaliação pré-treinamento | | | | Avaliação pós-treinamento | | | |
| | OD | | OE | | OD | | OE | |
| | N10 | P15 | N10 | P15 | N10 | P15 | N10 | P15 |
| 1 | AUS | AUS | AUS | AUS | 13,67 | 18,58 | 13,03 | 17,83 |
| 2 | AUS | AUS | 13,79 | 19,47 | 14,55 | 18,71 | 17,02 | 22,37 |
| 3 | 24,39 | 28,93 | 23,50 | 27,29 | 11,77 | 20,35 | 14,42 | 18,33 |
| 4 | AUS | AUS | AUS | AUS | 20,98 | 23,63 | 18,53 | 25,02 |
| 5 | AUS | AUS | AUS | AUS | 12,03 | 17,45 | 13,67 | 18,84 |

Fonte: autoras.

Com relação ao cVEMP, constatou-se variação no valor das latências dos escolares após a intervenção, variação não uniforme para todas as latências e/ou todas as orelhas. Entretanto, o que está em discussão neste capítulo é a possibilidade de investir no VEMP como monitoramento de programas de reabilitação vestibular. E no caso do cVEMP, pode-se observar de forma clara essa possibilidade, com a exposição de valores quantitativos e, em muitos casos, já com valores normatizados na literatura.

No que se refere ao oVEMP, a possibilidade de comparar os resultados antes e após o treinamento pareceu ainda mais promissora, pois os resultados mostraram que todos os escolares apresentaram, na avaliação pós-treinamento, presença de ondas (latências) em todas as pesquisas. Portanto, o fato de todos os escolares apresentarem resposta na avaliação do oVEMP, pós-treinamento, indicou que o programa repercutiu positivamente sobre os resultados da amostra. E ainda, corroborou a factibilidade do oVEMP também ser empregado no monitoramento da intervenção vestibular.

Nos Quadros 20-3 e 20-4, propomos valores de referência para latência das ondas P13 e N23 (cVEMP) e N10 e P15 (oVEMP), aplicados (+/-1DP), obtidos com equipamento MASBE da *Contronic*, em resposta ao *tone burst* de 500 Hz, 118 dBNA, para a população infantil (Romero, 2019).

**Quadro 20-3.** Valores de referência para latência das ondas P13 e N23 (cVEMP), em resposta ao *tone burst* de 500 Hz, 118 dBNA, para a população infantil

| | cVEMP | | | | | | | |
|---|---|---|---|---|---|---|---|---|
| | Orelha direita | | | | Orelha esquerda | | | |
| | M | DP | Máx | Mín | M | DP | Máx | Mín |
| **P13** | 19,14 | 3,11 | 22,25 | 16,03 | 19,03 | 2,57 | 21,60 | 16,46 |
| **N23** | 26,02 | 2,52 | 28,54 | 23,50 | 25,27 | 2,83 | 28,10 | 22,44 |

P13: Latência da onda P13, N23: latência da onda N23, M: média, DP: desvio-padrão, Máx: média mais 1DP, Mín: média menos 1DP, cVEMP: potencial evocado miogênico vestibular cervical.

**Quadro 20-4.** Valores de referência para latência das ondas N10 e P15 (oVEMP), em resposta ao *tone burst* de 500 Hz, 118 dBNA, para a população infantil

| | oVEMP | | | | | | | |
|---|---|---|---|---|---|---|---|---|
| | Orelha direita (n = 23) | | | | Orelha esquerda (n = 24) | | | |
| | M | DP | Máx | Mín | M | DP | Máx | Mín |
| **N10** | 14,68 | 3,78 | 18,46 | 10,90 | 14,04 | 2,98 | 17,02 | 11,06 |
| **P15** | 19,39 | 4,08 | 23,47 | 15,31 | 18,73 | 2,76 | 21,49 | 15,97 |

N10: Latência da onda N10, P15: latência da onda P153, M: média, DP: desvio-padrão, Máx: média mais 1DP, Mín: média menos 1DP, oVEMP: potencial evocado miogênico ocular. Fonte: própria.

## CONCLUSÃO

O equilíbrio corporal pode ser considerado um dos sistemas mais complexos do corpo humano, e tem sua importância específica em cada fase da vida do indivíduo. Seu desenvolvimento inicia na vida intrauterina, e acompanha o ser humano enquanto este viver. Não há fase da vida em que o equilíbrio seja prescindível – ele é sempre fundamental.

Dito isso, estudar o equilíbrio corporal é dedicar a atenção para o desenvolvimento infantil, para o crescimento saudável do adolescente, para a capacidade laboral do adulto, para a segurança do idoso e para a qualidade em todas as esferas do longevo.

Portanto, avaliar o equilíbrio corporal de quem sofre com vestibulopatia é um desafio comum a muitos profissionais. A equipe que acompanha o paciente acometido por doença de origem vestibular deve acolher as suas queixas, as suas experiências e as suas fragilidades do dia a dia.

Da mesma forma, reabilitar esse paciente representa adotar uma conduta de tratamento indicada para o caso, eventualmente de forma isolada, outras vezes associando diferentes intervenções, individualizando a pessoa, e não a doença.

Durante as reabilitações, é importante que haja monitoramento da eficácia da abordagem selecionada, para que seja mantida a escolha inicial, ou combinada outra estratégia que possa otimizar o que vem sendo feito, ou em alguns casos, modificar a conduta em sua totalidade.

Este capítulo trouxe à discussão a utilização do VEMP como ferramenta de monitoramento da reabilitação vestibular. Considerado um exame rápido, não invasivo e livre de desconforto, mostra-se como possibilidade viável para avaliar se a reabilitação ou conduta terapêutica está auxiliando o paciente da melhor forma possível, fortalecendo a importância da indicação do VEMP pré e pós-RV por parte médica.

Na aplicação clínica, o VEMP permitiu a comparação objetiva entre os resultados pré e pós-treinamento e, de forma particular, o aparecimento de ondas no oVEMP após a intervenção. Ratifica-se que a reflexão posta não foi sobre a efetividade da proposta terapêutica apresentada, mas sim de contemplar o VEMP como um recurso de monitoramento da RV.

**Palavras-chave:** potenciais evocados miogênicos vestibulares; reabilitação; função sensorial; sáculo e utrículo; monitoramento de resultados.

## REFERÊNCIAS BIBLIOGRÁFICAS


BAYDAN, M. *et al.* Does vestibular rehabilitation improve postural control of subjects with chronic subjective dizziness? **PLoS ONE**, v. 15, n. 9, e0238436, 2020.

BRANCO-BARREIRO, F. C. A.; GRECO, M. C. Reabilitação vestibular: princípios e aplicação clínica de protocolos. In: TAGUCHI, C.K. et al. **Tratado do Equilíbrio Corporal da ciência à prática**. Santana de Parnaíba: Manole: 2023.

CAL, R. *et al.* Potenciais Evocados Miogênicos Vestibulares (VEMP). In: MAIA, F.C.Z.; ALBERNAZ, P.L.M.; CARMONA, S. **Otoneurologia Atual**. Rio de Janeiro: Revinter, 2014.

CHOI, S.Y. *et al.* Effect of vestibular exercise and optokinetic stimulation using virtual reality in persistent postural-perceptual dizziness. **Sci Rep**, v.11, n. 1, p. 14437, 2021.

DEKUN, G. *et al.* Clinical characteristics of vestibular evoked myogenic potentials in children with recurrent vertigo of childhood. **Int J Pediatr Otorhinolaryngol**, v. 161, n. 111257, 2022.

FORTES, C.C.; AMARAL, C.M.S. Realidade virtual na reabilitação vestibular. In: TAGUCHI CK et al. **Tratado do Equilíbrio Corporal da ciência à prática.**

GANANÇA, F. F.; GANANÇA, C. F. Reabilitação Vestibular – Princípios e Técnicas. In: GANANÇA, M.M. *et al.* **Estratégias Terapêuticas em Otoneurologia**. São Paulo: Editora Atheneu, 2000.

GANANÇA, M. M. *et al.* Introdução: Conceitos em Otoneurologia. In: GANANÇA, M.M. *et al.* **Otoneurologia Ilustrada**. São Paulo: Editora Atheneu, 2005.

GONÇALVES, D. U. *et al.* Vertigem na Infância. In: MEZZALIRA, R.; BITAR, R.S.M.; ALBERTINO, S. **Otoneurologia Clínica**. Rio de Janeiro: Revinter, 2014.

HALL, D. C. *et al.* Vestibular Rehabilitation for Peripheral Vestibular Hypofunction: An Evidence-Based Clinical Practice Guideline. **APTA**, v. 40, p. 124-154, 2016.

IONESCU, E. *et al.*, How sacculo-collic function assessed by cervical vestibular evoked myogenic Potentials correlates with the quality of postural control in hearing impaired children? **Int J Pediatr Otorhinolaryngol,** v. 130, n. 109840, 2020.

JANKY, K. L., RODRIGUEZ, A. I. Quantitative Vestibular Function Testing in the Pediatric Population. **Semin Hear**, v. 39, n. 3, p. 257-274, 2018.

MAIA, F. C. Z. *et al.* Otoneurologia Atual. 1. ed. Rio de Janeiro: Revinter. 2014.

McGARVIE, L. A. *et al.* Spontaneous Recovery of the Vestibulo-Ocular Reflex After Vestibular Neuritis; Long-Term Monitoring With the Video Head Impulse Test in a Single Patient. **Front Neurol**, v. 11, p. 732, 2020.

MUROFUSHI, T. Clinical application of vestibular evoked myogenic potential (VEMP), **Auris Nasus Larynx**, v. 43, n. 4, p. 367-376, 2016.

NASCIMENTO, G. F. F. *et al.* Reabilitação vestibular na infância. In: CABRAL A. (Org.). **Tratado de Otoneurologia Infantil**. Ribeirão Preto: Book Toy, 2023.

RAMOS DE MIGUEL, A. *et al.* The Superiority of the Otolith System. **Audiol Neurootol,** v.25, p. 1-2, 2020.

ROGATTO, A. R. D. *et al.* Proposta de um protocolo para reabilitação vestibular em vestibulopatias periféricas. **Fisioter. Mov**, v. 23, n.1, p. 83-91, 2010.

ROMERO, M. V. *et al.* Proposta de programa de treinamento do equilíbrio corporal para público infantil por meio de revisão integrativa da literatura. **Rev Cefac,** v. 23, n. 2, 2021.

ROMERO, M. V. Leitura e Equilíbrio corporal: avaliação, correlação e treinamento. **Tese [doutorado]**, 210p., 2019.

ROSIAK, O. *et al.* Evaluation of the effectiveness of a Virtual Reality-based exercise program for Unilateral Peripheral Vestibular Deficit. **Journal of Vestibular Research**, v. 28, n. 5-6, p. 409-415, 2018.

Santana de Parnaíba: Manole: 2023.

# ÍNDICE REMISSIVO

Entradas acompanhadas por um *f* ou *q* itálico indicam figuras e quadros, respectivamente.

## R



## S



## T

## V